国家中医药管理局

▶中医类别全科医师岗位培训规划教材◀

医学心理与精神卫生

主编　杜文东

中国中医药出版社

·北　京·

图书在版编目（CIP）数据

医学心理与精神卫生/杜文东主编 . —北京：中国中医药出版社，2008.11
（2021.9 重印）

中医类别全科医师岗位培训规划教材

ISBN 978 - 7 - 80231 - 526 - 6

Ⅰ . 医…　Ⅱ . 杜…　Ⅲ .①医学心理学 - 教材②精神卫生 - 教材

Ⅳ. R395.1　R749

中国版本图书馆 CIP 数据核字（2008）第 166015 号

中 国 中 医 药 出 版 社 出 版
北京经济技术开发区科创十三街 31 号院二区 8 号楼
邮政编码 100176
传真　010 64405721
廊坊市晶艺印务有限公司印刷
各地新华书店经销

＊

开本 787×1092　1/16　印张 20.25　字数 354 千字
2008 年 11 月第 1 版　2021 年 9 月第 10 次印刷
书　号　ISBN 978 - 7 - 80231 - 526 - 6

＊

定价　62.00 元
网址　www.cptcm.com

如有质量问题请与本社出版部调换（010-64405510）
版权专有　侵权必究
服务热线　010 64405720
读者服务部电话　010 64065415　010 84042153
书店网址　csln.net/qksd/

国家中医药管理局

中医类别全科医师岗位培训规划教材

编审委员会

主　任　于文明

副主任　洪　净　王国辰

委　员　（按姓氏笔画排序）

王希利　李灿东　张　敏　林　勋

呼素华　周　杰　周景玉　赵　明

洪　雁　顾　勤　徐金香　郭　栋

郭宏伟　崔树起

《医学心理与精神卫生》

编委会

主　　编　杜文东（南京中医药大学）

副 主 编　王乃信（浙江省立同德医院）

　　　　　楚更五（云南中医学院）

　　　　　张　颖（陕西中医学院）

编　　委　（以姓氏笔画为序）

　　　　　王　蓓（南京中医药大学）

　　　　　石其昌（浙江省精神卫生工作办公室）

　　　　　刘　瑶（贵阳中医学院）

　　　　　刘福友（成都中医药大学附属医院）

　　　　　余　方（广西中医学院）

　　　　　陈　炜（浙江大学医学院附属邵逸夫医院）

　　　　　金卫东（浙江省立同德医院）

　　　　　赵法政（黑龙江中医药大学）

学术秘书　孙秀娟（南京中医药大学）

前　言

　　社区卫生服务是城市卫生工作的重要组成部分，是实现人人享有初级卫生保健目标的基础环节。大力发展社区卫生服务，构建以社区卫生服务为基础、社区卫生服务机构与医院和预防保健机构分工合理、协作密切的新型城市卫生服务体系，对于坚持预防为主、防治结合的方针，优化城市卫生服务结构，方便群众就医，减轻费用负担，建立和谐医患关系，具有重要意义。因此，国务院《关于发展城市社区卫生服务的指导意见》以及人事部、卫生部、教育部、财政部、国家中医药管理局联合下发的《关于加强城市社区卫生人才队伍建设的指导意见》，明确提出了"到 2010 年，全国地级以上城市和有条件的县级市要建立比较完善的城市社区卫生服务，并实现所有社区卫生专业技术人员达到相应的岗位执业要求"的目标。

　　社区卫生服务具有综合、便捷、低廉、持续的特点，治疗的病种以慢性病、老年病为主，强调要将预防、保健、康复、健康教育、基本医疗、计划生育等六个方面为一体，而中医药在这些方面恰恰具有鲜明的优势，能够在社区卫生服务工作中发挥重要作用。

　　为落实国务院关于发展城市社区卫生服务的要求，提高中医药在城市社区卫生工作中的服务能力，国家中医药管理局先后发布了《中医类别全科医师岗位培训管理办法》和《中医类别全科医师岗位培训大纲》，对中医类别全科医师岗位培训工作提出了具体目标和要求。同时，国家中医药管理局人事教育司组织编写了本套"中医类别全科医师岗位培训规划教材"，并委托中国中医药出版社出版，以确保中医类别全科医师岗位培训的实施。

本套教材编写吸收、借鉴了"新世纪全国高等中医药院校规划教材"等系列教材编写的成功经验，专门举行了"中医类别全科医师岗位培训教材的编写工作研讨会"，邀请全国部分省、自治区、直辖市中医药管理部门分管人员以及中医全科医学专家参会，讨论并确定编写教材的目录框架以及参编人员的遴选条件。然后，进行全国招标，确定各门教材主编及主要编写人员，明确要求，统一认识，成立核心编写组，实行主编负责制，确保编写质量。

　　根据《中医类别全科医师岗位培训大纲》内容及学时数要求，本套教材共分八门，包括：《中医全科医学概论》《医学心理与精神卫生》《预防医学概论》《中医养生保健学》《中医康复学》《社区基本诊查技能》《社区中医适宜技术》和《社区临床常见病证及处理》。整套教材着眼于中医全科医学理论及相关知识的培训，注重体现中医特色，重点突出基本理论、基本知识和基本技能的传授。在培训内容的筛选、理论与实践课程的比例等方面均根据城市社区工作的特点和对从业人员的要求，力争满足城市社区卫生服务的需求。

　　"中医类别全科医师岗位培训规划教材"是我国第一套中医全科医学的培训教材，是一项开创性的工作，没有现成的模式可以参照，加之从启动到完成时间较短，故难免有疏漏、不完善之处，希望各地培训机构在使用过程中，及时反馈意见，以便再版时修改、完善，也为该专业其他层次教材的编写积累经验，提供借鉴。

国家中医药管理局人事教育司

2008 年 10 月

编写说明

　　世界进入了高速发展的新时代，随着人们生活节奏加快，应激频繁，竞争加剧，商品社会对人的物役作用以及生活环境中各类压力的增加，心理因素对人类健康的影响越来越大，心理健康问题也越来越受到重视。人类对疾病与健康规律的认识也由生物医学模式向生物心理社会医学模式转变。这一情势提示人们，心理健康已成为健康结构的核心内容之一。随着社会主义市场经济体制的建立，医疗卫生事业必须面向市场，适应市场的要求，也就是要求医疗卫生为最广大的人民群众服务。WHO提出的"21世纪人人享有健康"的理念与我国卫生事业的发展方向延伸至城市社区、农村乡队，更好地为这些最基层的人群服务的实践是吻合的。社区医疗卫生服务，不仅要解决躯体健康问题，解决治疗问题，也要解决预防问题。

　　我国自改革开放以来，由于社会发展的巨大变革，心理疾患、心身疾病呈逐年上升的态势。据报道，我国亚健康人群已占全部从业人员的30%以上，其中绝大多数都表现为心理疾患与社会适应不良等问题，每年因就医、误工带来的经济损失多达数千亿人民币；而且某些个体因心理与精神疾病造成的反社会行为，不时引发严重甚至惨烈的民事或刑事案件。这些现象的发生虽属偶然，但直接影响到建设和谐社会的大局。

　　中医类别全科医师岗位培训规划教材中的《医学心理与精神卫生》，正是为基层的医务工作者充实这方面的知识，掌握处理与转诊的原则，更好地为社区群众的心理健康普及与精神障碍的预防服务。

《医学心理与精神卫生》分为上、下两篇。上篇介绍医学心理学的基本知识及与临床有关的心身疾病的防治等；下篇介绍精神疾病的知识及常见精神障碍诊治、精神卫生工作的要点与内容。

按编写章序，编者分别为：第一章杜文东（南京中医药大学）；第二章余方（广西中医学院）；第三章张颖（陕西中医学院）；第四章刘瑶（贵阳中医学院）；第五章楚更五（云南中医学院）；第六章王蓓（南京中医药大学）；第七章赵法政（黑龙江中医药大学）；第八章王乃信（浙江省立同德医院）、陈炜（浙江大学医学院附属邵逸夫医院）；第九章金卫东（浙江省立同德医院）、刘福友（成都中医药大学附属医院）、陈炜；第十章金卫东、陈炜；第十一章石其昌（浙江省精神卫生工作办公室）。最后全书的统稿由主编与王蓓、金卫东完成。

在编写过程中，编者们得到了南京中医药大学教务处与浙江省立同德医院的支持与协助，使得编写工作能够顺利完成，在此表示谢意。

中医类别全科医师岗位培训规划教材的建设，正处在探索与完善之中，本教材对编写者来说是一个新的尝试，疏漏之处在所难免，希望同行们不吝指正，使其在今后修订时更臻完善。

杜文东于仙林大学城

2008 年 8 月

目　录

上篇　医学心理

下篇　精神卫生

上篇 医学心理

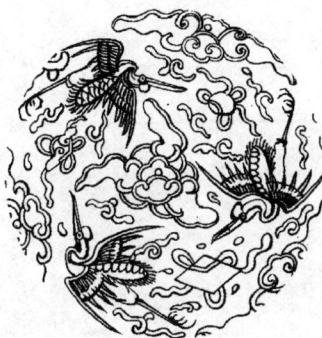

第一章

绪　论

医学心理学是心理学和医学相交叉的一门学科。这门学科将心理学的知识、理论和实验技术应用于医学领域，研究心理行为因素在人类健康与疾病及其相互转化过程中的作用规律。就学科性质而言，医学心理学既是自然科学也是社会科学；既是理论学科也是应用学科；既是基础学科也是临床学科。目前，作为医学和心理学发展的结晶，医学心理学已成为现代医学理论的三大支柱之一。

第一节　医学模式的转化

医学心理学的兴起是医学和心理学两门学科发展到一定阶段的必然结果，是伴随新的、更完善的医学模式——生物心理社会医学模式的形成应运而生的。

一、医学模式的沿革

医学模式是人类在自身发展的某一历史时期，对疾病和健康总的特点和本质的认识与概括，它集中体现了一定时期内医学研究的对象、方法、范围及指导实践的原则。人类对疾病与健康的认识，与人类对自然界及人类本身的认识密切相关，生产力水平的发展、科学技术水平的提高，导致哲学思想的衍变，医学模式便在某一时期发生相应的转变，迄今已经历了四种类型。

1. 神灵主义医学模式　在人类发展的初始阶段，人类对自然界及自身的起因知之甚少，对许多生命本质的问题尚不能解决。因此，常将疾病看成是神灵处罚或魔鬼作祟所致，在治疗手段上主要采用祈祷神灵或驱鬼避邪的方法。在科学不发达的时代，有些治疗方法可通过暗示作用给人们以内心的安宁。

2. 自然哲学的医学模式　伴随着朴素的唯物论和辩证法的诞生，人们开始摆脱迷信与巫术，摒弃"神"对人体及环境的束缚，以自然哲学来解释疾病。如中医学中的"天人相应"、"形神合一"的思想，古希腊希波克拉底的"四体液病理学说"均属于此种模式。

3. 生物医学模式　随着文艺复兴后工业生产的发展，物理、化学及生物科学的不断进步，医学家们得以采用新的研究手段探索人体的奥秘，把人体分解为各个部分，认为每一种疾病都可在器官、细胞或生物大分子上找到形态或化学变化，确定其生物的或理化的特定原因，并相应找到特异的治疗手段。由于这一时期的医疗活动反映出明显的生物科学属性，故称其为生物医学模式。近百年来，生物医学模式极大地促进了医学科学的发展，使得生物致病因素引起的传染病、寄生虫病、营养缺乏等疾病逐渐得到有效控制，不再成为威胁人类健康的元凶。

4. 生物心理社会医学模式　随着人类的进步和科学技术的发展，人口高速增长，人们的生活环境和生活方式发生了巨大的变化。由之而来的生活节奏加快、竞争激烈、环境污染、生态失衡等一系列心理社会因素越来越严重地威胁着人类的健康，使人类的疾病谱、死亡谱发生了明显变化。当今威胁人类健康、造成死亡的主要疾病已不是昔日的传染病和营养不良，而是心脑血管病、恶性肿瘤和意外伤害。生物医学模式已不能概括和解释现代医学面临的全部课题，明显地不适应现代医学的发展，表现出内在的缺陷和消极影响。

1977 年美国医学家恩格尔在《科学》杂志上发表了题为《需要一种新的医学模式——对生物医学的挑战》的文章，批评了生物医学模式的"还原论"和"心身二元论"的局限，率先提出用多重取向来考虑健康和疾病的问题，并且采用了生物、心理和社会的方式来描述这一取向，称之为"生物心理社会医学模式"与简单的生物医学模式相区别。这一模式提出，人的心理与生理、精神与躯体、机体的内外环境是一个完整的、不可分割的统一体，心理社会因素与疾病的发生、发展和转归有着十分密切的关系。它要求医学把人看成是一个多层次、完整的连续体，即在研究人类的健康和疾病问题时，既要考虑生物学因素的作用，同时又要十分重视心理、社会因素的影响。

据卫生部的统计资料表明，2003 年部分市县的死亡率排名依次是：恶性肿瘤、脑血管病、呼吸系病、心脏病等。研究者发现，现代社会中最主要的致死性疾病往往与人们的生活方式或行为方式有关，如吸烟、酗酒、滥用药物、过量饮食与肥胖、运动不足及对社会压力的不良反应等。心理社会因素恰恰是这些行为问题直接或间接的原因。此外，随着生活节奏加快与社会竞争加剧，心理失衡、情绪失调等问题对人类的内部适应能力提出了更高的要求。生物行为科学家们通过几十年的研究，深入了解了心理社会因素与健康和疾病的中介关系，实验与临床证据表明，心理活动及其能否合理调节对维持健康具有重要作用。

此外，在医疗活动中，医学家们发现原有的生物医学模式不足以说明人类疾病与健康的全部特点与本质，疾病的治疗也不能单凭药物或手术，患者不仅要求解决身体上痛苦，也需要减轻精神上的痛苦，躯体与心理的健康是密不可分的。因此，由生物医学模式向生物心理社会医学模式的转化不可避免。

二、医学模式转变的意义

1. 强调了生物、心理和社会因素在更高水平上的整合 新的医学模式的提出，不是对传统的生物医学模式的简单否定，而是强调了生物、心理和社会因素在人类健康和疾病转化过程中的共同作用，反映了社会发展的进步观点。

2. 促进了对人类健康和疾病的全面认识和医学的全面发展 生物医学模式只重视疾病是生物学因素的作用，强调对疾病这一具体概念的认识和处理，忽视了对健康和疾病相互转化过程的全面认识。新医学模式促进了人们对健康和疾病的全面认识，拓展了医学研究的范围，促进医学的全面发展。

3. 促进了疾病治疗与预防的统一 心理社会因素既可成为致病因素，也可能成为疾病治疗与康复过程中的重要因素，新的医学模式改变了以往治疗与预防在实际工作中的脱离状况，强调生物、心理和社会因素在治疗和预防工作中的连续和共同作用。

4. 强调整体健康 新的医学模式强调人的整体健康，克服传统医学模式只强调躯体健康和生命的存在，忽视人的生存质量问题，促进了生命存在和生存质量的统一。

5. 促进了卫生观念的转变 医疗卫生的经济效益是以保护人民的健康为前提的，社会效益则以维护人民的健康为基础。医学模式的转变带来了卫生观念的转变，使人们树立"大卫生观"，促进了医疗卫生事业的社会效益与经济效益的统一。

生物心理社会医学模式的形成，存在有多种原因，早期的医学心理学思想在其中起了重要的促进和推动作用。由于医学心理学的发展，人们重视了心理社会因素的致病作用以及在疾病预防和康复中的影响。只有使广大医务工作者普遍接受医学心理学思想，才能从理论上彻底动摇生物医学模式二元论的心身观，才能最终实现医学模式的根本转变；医学模式的转变反过来也给医学科学及医疗卫生事业带来了巨大变化，加速了医学和心理学的结合，在医学心理学的形成和发展的过程中起到了积极作用。

三、医学心理学的兴起

"医学心理学"一词最早是由德国心理学家洛采·赫尔曼提出的，他于1852年出版了名为《医学心理学》的著作，力图从心理与生理的联系出发研究健康和疾病问题。此后，这一思路得到了医学界的关注与认可；大量的科学研究成果逐渐奠定了医学心理学的科学地位，尤其是近30年来在临床应用领域中的贡献使其成为现代医学结构中不可或缺的组成部分。

医学心理学的兴起是医学模式转化的需要，是生物心理社会医学模式的核心组成之一。目前，医学模式的转变是世界性的，医学心理学的发展也是全球的。世界上许多国家都是在普及医学心理学的过程中完成了新旧医学模式的更替。为了促进我国医学模式的转变，从20世纪80年代初开始，国内医学院校已陆续设置医学心理学课程。1987年，我国卫生部医学专业基础教材编委会确定了医学心理学作为医学生的36门必修课之一。广大的医学生和医学工作者通过各种途径系统学习医学心理学理论及其临床应用技能，使我国的总体医疗卫生服务水平有了显著提升。

在医学的知识结构中，医学心理学兼具基础理论与临床应用两种性质。作为基础理论课程，医学心理学揭示了行为的生物学和社会学基础，心理活动与生物活动的相互作用；从全新的角度，提出了健康的概念；研究疾病的发生、发展、转归、预防中的心理行为因素的作用规律。作为临床应用课程，医学心理学将其理论、方法、技术应用于各个临床基础设施及临床各科，具体指导保持健康、促进疾病康复。

当前，医学心理学在医学上的应用已十分广泛，它是临床医学各个专业普遍应用的防治工作的辅助手段。许多临床研究工作都把心理因素的作用放在重要地位，探索心身相关联的健康和疾病的转化规律及防治措施。由于健康观的转变，人们在注重躯体健康的同时也越来越关注心理健康问题，心理卫生与心理健康促进已成为预防医学经常性的一项实际工作。

国内外已广泛开展医学心理咨询和心理治疗工作，这是医学心理学的重要应用领域。我国有许多医院开设了心理门诊、心理病房，有些省市办起了心理保健医院，重点是满足人民日益增多的心理疾病和神经症等心理疾病诊治需要。

国家职业心理咨询师培训与鉴定标准的启动与实施，人事部执业心理治疗师认定制度的出台，都标志着医学心理学在医学实践中的应用将会进入一个新的发展阶段。

第二节　中医心理学思想的发展

美国心理学家墨菲曾说过："世界心理学的第一个故乡是中国。"现代心理学的诞生仅百余年的历史，然而人类在生产和生活实践中对心理活动的认识并上升为理论的心理学思想，却可上溯到数千年前。中国是世界心理学思想的发源地之一。在现代心理学的数千年孕育过程中，中国心理思想以东方哲学认识世界的独特方法为核心，在理论和实践上都熠熠生辉。中国历代医家将其应用于临床，指导对健康与疾病规律的认识，创造出独树一帜的中医心理学思想，成为心理学宝库中的一朵奇葩。

一、中医心理学思想的源流

1. 先秦哲学的影响　春秋战国时代，是我国历史上各种学术思想发展的第一个昌盛时期。诸子峰起，百家争鸣。当时许多哲学家如老子、墨子、荀况、宋钘、尹文、韩非、鬼谷子等从不同角度对心理活动的规律进行探索。这些认识和理论，成为中医心理学思想的坚实基础。

荀子是这一时期最重要的哲学家之一，《荀子》一书，蕴藏着丰富的心理学思想。他首先提出了"形具而神生"的唯物主义一元论的观点："天职既立，天功既成。形具而神生。好、恶、喜、怒、哀、乐藏焉，夫是谓之天情。"形，指人的躯体；神，即心理活动。形体完备，才有健全的心理活动。荀子还提出了"精合感应"的论点，指出人的心理乃是外物作用所引起的人的反应。再如"心者，形之君也，而神明之主也"，这些观点直接体现在《黄帝内经》的认识中。

《老子》关于"形神合一"、"守静"、"保精"、"和气"等认识；鬼谷子"心舍神"的观点；宋尹学派"天精"与"地形"合而为人并产生精神的论述等，都出现于中医基础理论形成之时，在如此丰富的哲学思潮中产生中医心理学思想则是顺理成章的了。

2.《黄帝内经》的奠基作用　　《黄帝内经》（以下简称《内经》，包括《素问》与《灵枢》两部分）是我国现存最早、最系统的古典医籍。成书于 2000 多年前，是中医基础理论的奠基之作。在辩证法和朴素唯物主义的哲学思想指导下，《内经》中蕴含着丰富的心理学和医学心理学思想。《内经》的心理学思想主要体现在"形神观"、"天人观"和"人贵论"之中。在《内经》中，对现代心理学所涉及的基本范畴，均有不同程度的论述。如对知、情、意等心理过程的认识体现在"魄"、"魂"、"意"、"思"、"虑"、"智"、"情"、"志"的论述中；对个性的认识体现在"阴阳五态之人"、"阴阳二十五人"的论述中。其中医心理学思想的框架，以"五神脏"理论为核心；病理心理则着重阐发了情志致病的发病机理；诊断心理突出了"得神者昌，失神者亡"和"顺志"的观点；治疗心理则以"标本相得"为原则；心理卫生则强调"治未病"和"养神"的要旨。《内经》心理学思想中的科学理论，至今仍然有效地指导着中医的临床实践，并影响着此后中医心理学思想的发展，堪称中医心理学思想的奠基之作。

二、历代医学心理学思想的发展

1. 汉至隋唐时期　　春秋战国之前的远古时期，我们的祖先主要是以心理治疗的手段应对疾病。当时心理治疗的实施者主要是"巫"。他们通过"祝由"的疏导与暗示等方法为主，通过"移精变气"，有效地解决患者的病痛。可以说在我国的医学史上，心理疗法的产生与实践远较物理的（如针刺、艾灸）和化学的（如草药、矿物药、虫类药）方法为早。至汉代前后，《内经》的面世，总结并升华了当时理化诊疗的成就，并将躯体与心理视为不可分割的整体，以此为基础来考虑个体健康与疾病及其转换，将中医心理学思想的研究引入了科学的轨道并赋予了强大的生命力。

东汉张仲景著有《伤寒杂病论》，在确立中医临床辨证医学体系的同时，也确立了心理、情志疾病的辨证论治原则。他将异常心理与躯体症状联系起来认识，为脏躁（癔症）、惊悸、失眠、百合病等常见的一些与心理因素有关的疾病确立了完整的理、法、方、药的治疗原则，至今仍有临床实用价值。三国时名医华佗，也擅长心理治疗，《后汉书》就记载了华佗一些心理疗法的经典案例。

西晋以后中医心理学思想的发展主要是对《内经》的心理学思想进行整理、注释与阐发。西晋医学家皇甫谧编纂的《针灸甲乙经》开宗明义强调针灸治疗的要旨为"精神五脏第一"。

唐代著名医学家孙思邈著有《备急千金要方》，对《内经》中的养生思想有所发展，提出"养性"乃养生要旨的观点，他本人身体力行，活到 103 岁高寿。

2. 宋、金、元时期　这一时期文化繁荣，学术活跃。中医心理学思想进入了一个较大的发展期。宋代陈无择著《三因极一病证方论》，在《内经》理论的基础上将喜、怒、忧、思、悲、恐、惊明确为"七情"，提出七情是三大类致病因素之一的著名论断。

金、元时期的四大医学家都将《内经》的心理学思想融会贯通，形成了各自学术特点的组成部分。如"主火派"的刘完素在阐发《内经》的"病机十九条"时，大量描述了异常的心身现象，并作为辨证论治的依据。"补土派"的李东垣擅治脾胃病，他十分重视心理因素在发病学上的意义。"养阴派"的朱丹溪，以"阳常有余，阴常不足"立论，提出"收心养心"以调养神明，主张"节欲以养阴精，淡泊以涵神气"，从而补不足之阴，泻有余之阳。"攻下派"的张子和是这一时期的杰出代表。他不仅对中医心理学思想的许多理论问题有所发挥，而且堪称心理治疗大师。从现存古代医籍中他的心理治疗医案的质与量而言，均无人可及。他将《内经》"以情胜情"的疗法进行了实用化的完善和发展，是中医心理治疗实践的积极开拓者。

3. 明、清时期　明、清时期是我国封建社会的晚期，此时文化、科技水平都有整体的较大发展。这一时期中医心理学思想的研究，一方面表现在对脑为心理器官的认识上。《内经》中将脑列为"奇恒之腑"，但认为其功能仅是"藏髓"。而很长一个时期，受"心之官则思"的影响，人们都认为"心"是心理的主要器官。明代名医李时珍在《本草纲目》中首先提出了"脑为元神之府"的科学论断。清代王清任根据其对人体解剖的研究和医疗实践，在《医林改错》中明确提出"灵机记性不在心在脑"，从而首创了心理器官的"脑髓说"，是中医心理学思想对科学心理学的杰出贡献。

另一方面，这一时期的中医心理学思想文献十分丰富。由于印刷业的发展，医学全书、类书、丛书得以大量刊行。明代徐春圃著《古今医统大全》，龚廷贤著《寿世保元》，张介宾著《景岳全书》，尤其是清雍正年间官方编纂的《古今图书集成》，其中有《医部全录》520 卷，这些著作都收集整理了大量医学心理的资料。这一时期心理治疗的案例极为丰富和精彩，擅长心理治疗的医学家有明代的张景岳、龚廷贤、万全等，清代的喻嘉言、徐迴溪、叶天士、程杏轩等。明代江瓘编的《名医类案》、清代魏琇编的《续名医类案》、戴震编的《古今医案按》等都较为系统地汇集了名家的心理治疗案例精粹。

中医心理学思想的产生与发展表明其是中医基础理论密不可分的组成部分。其在临床实践中不断完善、升华，不仅是中医理论的瑰宝，也是民族优秀文化的结晶。

三、中医对心理发病机理的认识

（一）导致疾病的心理因素

中医理论认为，情志因素在心理发病机理中占有重要地位。《素问·调经论》说："夫邪之生也，或生于阴，或生于阳。其生于阳者，得之风雨寒暑；其生于阴者，得之饮食居处，阴阳喜怒。"这段论述是中医病因学的纲领。《素问·阴阳应象大论》说："喜怒不节，寒暑过度，生乃不固。"《灵枢·口问》指出："百病之始生也，皆生于风雨寒暑，阴阳喜怒，饮食居处。大惊卒恐。"《内经》从理论上详细阐述了情志致病的规律。宋·陈无择明确将"七情"列为三类病因之一。他强调："内所顺唯属七情交错，爱恶相胜为病，能推而明之。"这些论述表明，情志不节导致脏腑气血功能异常在病机上称为"情志内伤"，即心理因素导致心身关系失去平衡而致病。

中医很早就注意到个性因素与疾病的关系，把个体的心理特征也作为发病的依据来考虑。《素问·经脉别论》说："度水跌仆，喘出于肾与骨，当是之时，勇者气行则已，怯者则着而为病也。"这里指出勇敢与怯弱之人对疾病的易感性大不一样。同样的外部环境刺激，勇敢者通过自我调节不致患病，而性格怯弱者则发生疾病。

中医理论中对人的社会适应及受到挫折打击后的反应与疾病发生的关系也有认识。《素问·疏五过论》指出："故贵脱势，虽不中邪，精神内伤，身必败亡。始富后贫，虽不伤邪，皮焦筋屈，痿躄为挛"。这是说，曾经身为权贵的人，一旦失势，虽无外邪入侵，但由于精神上的创伤，使正气内耗，身体逐渐衰败，甚至死亡。先富后贫的人，虽未感受外邪，但由于精神抑郁，精血暗耗，以致皮肉憔悴，筋脉曲屈不利，发为"痿躄"证，表现为拘挛不能行走。这些都是由消极的心理状态造成的。同篇还指出："暴乐暴苦，始乐后苦，皆伤精气，精气竭绝，形体毁沮"。这是指出短期内环境反差太大，不利于人的适应，以致影响健康。《素问·汤液醪醴论》也指出："嗜欲无穷，而忧患不止，精气弛坏，荣泣卫除，故神去之而病不愈也"。这也是说对客观物质刺激，不能正确对待，必将内伤情志，产生疾病。

（二）情志因素与疾病

正常的情志活动是人对客观事物是否符合自己需要而产生的内心体验及外部表现。中医认为，各种情志活动必须适中、平衡而节制。《中庸》曰："喜怒哀乐之未发谓之中，发而皆中节谓之和"。这说明平衡的情绪反应是正常心理的表现。而一旦情志失节，平衡被打破，则导致心身损害，成为疾病的诱因。

情志因素与疾病的关系，主要表现在三个方面。

一是情志失调扰乱心神导致发病。《灵枢·本神》对此作了详尽阐述："悲哀忧愁则心动，心动则五脏六腑皆摇"。这是说消极的情志影响脏腑正常功能而致病。"是故怵惕思虑者则伤神，神伤则恐惧流淫而不止。因悲哀动中者，竭绝而失生。喜乐者，神惮散而不藏。愁忧者，气闭塞而不行。盛怒者，迷惑而不治。恐惧者，神荡惮而不收"。对情志的临床表现及预后又进一步描述："心怵惕思虑则伤神，神伤则恐惧自失，破䐃脱肉，毛悴色夭，死于冬。脾愁忧而不解则伤意，意伤则悗乱，四支不举，毛悴色夭，死于春。肝悲哀动中则伤魂，魂伤则狂忘不精，不精则不正当人，阴缩而挛筋，两肋骨不举，毛悴色夭，死于秋。肺喜乐无极则伤魄，魄伤则狂，狂者意不存人，皮革焦，毛悴色夭，死于夏。肾盛怒而不止则伤志，志伤则喜忘其前言，腰脊不可以俯仰屈伸，毛悴色夭，死于季夏。恐惧而不解则伤精，精伤则骨酸痿厥，精时自下"。

二是疾病可导致情志异常，其病过程为"脏腑失调"、"阴阳相倾"、"气血相并"等。《灵枢·本神》指出："血气有余，肝气实者善怒；血气不足，肝气虚者善恐；神有余，心气实者善喜；神不足，心气虚者善悲。"这是由脏腑气血之虚实，表现为怒、喜、恐、悲等情志症状。《素问·调经论》说："血并于阴，气并于阳，故为惊狂……血并于上，气并于下，心烦惋善恐；血并于下，气并于上，乱而喜忘"。《素问·脏气法时论》曰："肝病者，两胁下痛引少腹，令人善怒，虚则目䀮䀮无所见，耳无所闻，善恐，如人将捕之。"《素问·宣明五气篇》曰："五精所并：精气并于心则喜，并于肺则悲，并于肝则忧，并于脾则畏，并于肾则恐，是谓五并，虚而相并者也"。

三是个性因素致情志紊乱而造成病症。如《幼幼集成》曰："有痴由贪起，利令智昏者；有雪案萤窗，刿心喷血者；有粟陈贯朽，握算持筹，不觉形衰气痿者；有志高命蹇，妄念钻营，以致心倦神疲者。凡此耗本伤元"。形象地列举了个性行为偏差干扰情志致病的现象。再如俞震《古今医案按》说得更为具体："怔忡本非重病，而居官者多患之，因劳心太过，或兼惊忧所致"。

（三）情志致病的机理

中医理论中情志致病的机理是从多方面去认识的，其主要的中介机制是"气机紊乱"。此外还有神志异常损伤脏腑等。《素问·举痛论》中对此阐述得较为透彻：

"余知百病生于气也，怒则气上，喜则气缓，悲则气消，恐则气下，寒则气收，炅则气泄，惊则气乱，劳则气耗，思则气结，九气不同，何病之生?"对黄帝的提问，岐伯分析道："怒则气逆，甚则呕血及飧泄，故气上矣；喜则气知志达，荣卫通利，故气缓矣；悲则心气急，肺布叶举，而上焦不通，荣卫不散，执气在中，故气消矣；恐则精却，却则上焦闭，闭则气还，还则下焦胀，故气不行矣；寒则腠理闭，气不行，故气收矣；炅则腠理开，荣卫通，汗大泄，故气泄；惊则心无所倚，神无所归，虑无所定，故气乱矣；劳则喘息汗出，外内皆越，故气耗矣；思则心有所存，神有所归，正气留而不行，故气结矣。"

情志异常所致气机失调的机制具体表现分析如下。

怒则气上：是指过于愤怒，使肝气失于条达，疏泄功能失常，则肝气上逆，甚至血随气逆，并走于上。怒则气上的临床病症有：眩晕、头痛、呕逆、胸满胁痛、喘促等。

喜则气缓：过度的狂喜，可致心气涣散，故气缓。所致的主要临床症状有：精神不能集中，周身软弱无力，甚至发狂，心悸不寐。

悲则气消：过度的悲哀，以致意志消沉，心神沮丧，致肺气消耗。其临床表现为：少气不足以息，肢体麻木，肌肉、筋脉疼痛等。

恐则气下：过于恐慌，可致肾气不固，气陷于下，精气内却。临床常见的病症有：心悸，遗精，阳痿，腰脊酸痛等。

惊则气乱：突然受惊，以致心无所依，神无所附，虑无所定，慌乱失措，致气机紊乱。临床常见病症有：惊悸，不寐，痴呆，癫痫，僵仆，不省人事等。

思则气结：思则心有所存，神有所归，正气留而不行，故气结。近年有学者研究指出，"思"作为情绪致病因素，联系其发病的心身表现，应是"抑郁"。其临床病症也是抑郁导致的后果，如倦怠乏力，嗜卧，脘腹痞满，不思食，胁痛，胸膈烦闷，善太息，便溏等。

忧则气聚：过度忧愁，亦可损伤肺气，使气聚而不行。其临床表现有：闷闷不乐，烦躁而若有所失。

中医理论总结情志紊乱所致的临床病症主要有心悸、不寐、厥证、郁证、健忘、癫狂、痫病、中风等。其病机不外乎是气机紊乱、神志异常等。

（四）中医诊断中注重心理因素

受朴素唯物辩证法的影响，中医学的诊断方法含有丰富的心理学特色。早在《素问·疏五过论》中就曾指出："凡诊者，必知终始，有知余绪，切脉问名，当合男女，离绝菀结，忧恐喜怒，五脏空虚，血气离守，工不能知，何术之语。尝富大伤，斩筋绝脉，身体复行，令泽不息，故伤败结，留薄归阳，脓积寒炅。粗工治之，亟刺阴阳，身体解散，四支转筋，死日有期，医不能明，不问所发，唯言死日，亦为粗工"。这是说在诊病时，必须了解发病的全过程，婚姻及性生活的情况，有没有因生离死别引起的情志郁结。这些都能使五脏空虚，血气难以持守。如果医生不知道这些，还有什么医术可言？诊断中"受术不能，人事不明"，往往是诊断失误的主要原因。

《素问·征四失论》也指出："不适贫富贵贱之居，坐之薄厚，形之寒温，不适饮食之宜，不别人之勇怯，不知比类，足以自乱，不足以自明……诊病不问其始，忧患饮食之失节，起居之过度，或伤于毒，不先言此，卒持寸口，何病能中…"这是说，不理解贫富贵贱所处的环境不同，地气的状态、形体的寒温，不了解饮食的宜忌、性情的勇怯，只能使自己头脑混乱。诊病不问起因，是由于情志因素刺激、饮食不节制、生活起居失常，还是感受毒瘴之气，只知凭脉诊臆断，怎么能做出正确的诊断呢！

历代医家不断补充、丰富和发展了中医诊断心理思想。皇甫谧在《针灸甲乙经》中认为，诊病除应对脏腑经络、血气色候加以考察之外，还必须注意天时、地理等自然变化，人情、心理、社会等因素的影响。宋·沈括在《苏沈良方》中指出，诊断中"必察其声音、颜色、举动、肤理、性情，问其所为，考其所行"，"视其人老少肥瘠，贵贱居养，性术好恶，忧喜劳逸……"张景岳在《类经》中解释《内经》的"不失人情"的诊断原则时，把"人情"分为"素禀之情"、"好恶之情"、"富贵之情"、"贫贱之情"、"得失之情"、"习俗之情"、"成心之情"等具体依据。这些都成为中医诊断中把握的尺度。中医诊断的手段，以望、闻、问、切而著称，其中都融汇了许多心理思想。

（五）中医心理治疗思想

中医的心理治疗思想及实践与躯体治疗相互融汇，一直在中国的临床治疗中发挥着重大作用。《素问·汤液醪醴论》曰："病为本，工为标，标本不得，邪气不服。"这是说，治疗过程应有良好的医患关系，医患相互配合才能为治愈疾病打下基础。这一原则无疑是很先进的。同篇还指出，疾病能否痊愈与精神状态关系极为密切："精神不进，志意不治，故病不可愈"。这一原则也成为中医临床治疗的重要信条。以下是中医临床常用的一些心理疗法的原则。

1. 劝说开导　劝说开导，即针对病人不同的个性和情况，有针对性地去解释开导，这一疗法类似于现代的精神支持和疏导等疗法。《灵枢·师传》说："且夫王公大人，血食之君，骄恣纵欲，轻人无能禁之。禁之则逆其志，顺之则加其病，便之奈何。岐伯曰：人之情，莫不恶死而乐生，告之以其败，语之以其善，导之以其所便，开之以其所苦，虽有无道之人，恶有不听者乎？"这里提出了劝说开导的四个方面的内容。"告之以其败，语之以其善"，即指出疾病的危害性，引导病人只要治疗及时，措施得当，医患配合，是可以恢复健康的，以增强战胜疾病的信心。"导之以其所便"，即教给病人如何进行调养的方法。"开之以其所苦"，即开导病人解除消极的心理状态，放下思想包袱，克服内心的苦闷、焦虑和紧张。

2. 以情胜情 以情胜情疗法，是中医心理治疗的一大特色，始见于《素问·阴阳应象大论》："怒伤肝，悲胜怒；喜伤心，恐胜喜；思伤脾，怒胜思；忧伤肺，喜胜忧；恐伤肾，思胜恐。"以情胜情疗法的基本精神，就是有意识地采用后发的另一种情志活动去战胜、控制因某种情志刺激过度而引起的疾病，以达到治愈疾病的效果。以情胜情疗法对后世医家影响极大。正如吴昆在《医方考》中所说："情志过极，非药可愈，须以情胜，《内经》一言，百代宗之，是无形之药也。"

金元时期的医学家张子和对以情胜情疗法运用得独具匠心，疗效卓著，深化和发展了这一疗法。他在《儒门事亲卷三·九气感疾更相为治衍二十六》中说："悲可以治怒，以怆恻苦楚之言感之；喜可以治悲，以谑浪亵狎之言娱之；恐可以治喜，以迫遽死亡之言怖之；怒可以治思，以污辱欺罔之言触之；思可以治恐，以虑彼志此之言夺之"。

以情胜情的基本观点，是将情志分属五脏，以五行生克的原理来诠释其中的约束制化关系。需要指出的是，以情胜情疗法，并不是简单机械地按图索骥，而是须将其原理灵活而巧妙地运用，不必拘泥。古代许多医家的实践也证实了这点。

第三节　医学心理学概况

一、医学心理学的对象和任务

医学心理学既是医学的重要分支，也是心理学的重要分支。它研究和服务的对象是人，是既有躯体生理活动，又有更为复杂的心理活动的统一体。人的心身活动始终是相互作用、相互制约、相互影响的，所以人类的疾病与健康是个体的生理现象与心理现象共同活动的结果。医学心理学就是要从心身的统一性上来认识和把握健康与疾病及其转化规律。

因此，医学心理学认为，在人的健康和疾病转化中，要注意生物学因素的作用，更要注意心理因素，特别是心理因素与生物因素之间的相互作用，以及这些因素与人所处的社会环境之间的变化关系；医学心理学所关注的不仅是躯体某一器官、组织的疾病及其病理生理现象，它把心理学中关于人的心理活动、心理状态和人格特征的基本理论用于医学，用以探讨疾病的发生、发展、转归以及康复、预防疾病、战胜疾病和维护健康的规律，并探求有效方法，提高养生保健和医疗质量，保障和促进心身健康。

医学心理学认为，人有病是人身体的整体发病，因此应以整体作为研究对象，具体包括有：

（1）研究人的生理、病理生理与心理状况的相互关系。

（2）研究心理因素在健康与疾病相互转化过程中的作用。

（3）研究人所处的社会文化环境在健康与疾病转化中的作用。

（4）研究病人与医务人员、医疗环境间的关系，以及这些因素对人的心理与生理的影响。

（5）研究如何将心理行为知识与技术应用于健康的保持与疾病的防治。

（6）研究如何矫正人的行为、习惯、态度和情绪反应以适应环境。

作为医学的分支，医学心理学研究医学中的心理行为问题，包括各种疾病的心理行为及变化、各种病人的心理行为特点；作为心理学的分支，医学心理学研究心理学知识、技术对疾病诊治、健康保持的作用与影响。作为医生，不应仅限于了解病情，还应了解病人的心理状态、人格特征、情绪变化、病人所处具体环境和人际关系等心理社会因素，以及这些因素在病人的疾病过程中可能产生的作用。不仅给病人提供技术性帮助，更要满足病人心理上的需求。

二、医学心理学的研究方法

医学心理学是一门交叉学科，既有自然科学属性又具社会科学属性，决定了其研究方法的多样性。因此，在研究方法上要兼顾自然科学方法和社会科学方法，主张定性研究和定量研究相结合，纵向研究与横向研究相结合。根据所使用的方式分类，可分为观察法、实验法、调查法、测验法和个案法。在实际工作中，针对研究对象、时间、场所等因素，往往综合使用几种方法。

（一）观察法

观察法在心理评估、心理咨询和心理治疗中被广泛应用。是通过对被观察者的动作、表情、言语等外显行为的观察，来了解人的心理活动的一种方法。通过对研究对象的科学观察与分析，研究各种环境因素影响人的心理行为的规律。即使在主要采用其他研究方法时，观察法也是不可缺少的，通过各种方法搜集来的资料也常常需要用观察法加以核实。

1. 主观观察法与客观观察法 主观观察法是个人对自己的心理活动进行观察和分析，传统上称作内省法。这种方法存在较大的局限性，因为只有当事人自己的体验，往往影响对结果的验证、推广和交流。有时对研究的对象不可能进行直接的客观观察，也可采用听口头报告（或录音报告），查看书信、日记、自传和回忆录的形式进行间接的主观观察与分析。

客观观察法是研究者对个体或群体的行为进行观察和分析研究。科学心理学广泛地采用客观观察法开展研究工作。这种方法要求按严格的客观规律真实地记录，以正确地反映实际情况，并对观察获得的资料进行科学的分析，以解释心理活动变化的本质。

2. 自然观察法与控制观察法 自然观察法是在自然情境中对被观察者的行为进行直接观察、记录，然后分析研究，其优点是不改变被观察者的自然生活条件，所获取的资料比较真实；控制观察法则是在预先设置的某种情境下进行的直接或间接的观察，这样能较快地、集中地取得观察资料，但由于人为设置的情境可能会对被试者产生影响，因此不易反映真实情况，而且观察的质量在很大程度上依赖于观察者的能力。

3. 临床观察法 通过医学临床的观察记录来获取资料进行分析研究。临床观察在医学心理学研究中十分重要，可以借此探讨行为变异时人心理现象的病理生理机制和深入研究病人的超限内心冲突与心理创伤所造成的心理障碍、心身疾病及精神疾病等。

（二）实验法

实验法是一种经过精心的设计，并在高度控制的条件下，通过操作某些因素，来研究变量之间相关或因果关系的方法。根据实验方式的不同，可分为实验室实验、现场实验和临床实验。

1. 实验室实验 是在实验室的条件下借助于各种仪器设备，严格控制实验条件的情况下进行的。它不仅便于观察某一操作变量引发的行为反应，而且可通过仪器精确记录所致的生理变化。实验室可以实现程序自动化控制的各种模拟环境，借此可以研究特殊环境中的生理机制、心理现象和健康状况，故具有实际应用价值。

2. 现场实验　是在工作、学习或各种社会生活情境中，通过实验技术上的改进，尽量使现场条件单一化，分析研究其中的规律的实验方式。现场实地研究可避免由于过度改变习以为常的环境条件对被试者造成的心理活动误差。但现场实验对实验设计的要求很高，期限长，一般成本较大。

3. 临床实验　临床实验是现场实验的特殊形式。对医学心理学研究更为重要。例如，神经外科曾经为人的心理学研究提供大量的宝贵资料，Sperry 关于割裂脑病人的研究为大脑优势半球学说作了重大修正。临床实验对心身疾病的生理与心理、病理与心理、心身交互作用的研究，不仅可通过仪器等手段探讨病因，确立诊断，还可通过反馈系统进行治疗。随着现代医学技术的进步，临床实验法将取得更为重大的发展。

（三）测验法

测验法又称心理测量，是指以心理测验或评定量表作为心理或行为评定的主要依据，使用经过信度、效度检验的现成测验工具或量表，包括人格测验、智力测验、症状量表等。目前我国多采用的是经修订的韦氏智力测验、明尼苏达多相人格测验、艾森克人格测验等。由于个体的心理特性极为复杂，心理测验的量表种类繁多，因此要有针对性地选择适宜的测验量表，严格按照心理测量规范实施，正确看待并解释测量结果，不要轻率地做出结论。

（四）个案法

个案研究是对个体单一案例的研究，一般是由训练有素的研究者实施，依据被试者的历史记录、晤谈资料、测验或实验所得到的观察结果，构成一个系统的个人传记。这种深入的、发展的描述性研究，非常适用于医学心理学心理问题的干预、心身疾病或心理障碍的疗效分析，进行心理行为疗法的前后自身比较研究等。个案法特别适用于一些少见案例，例如对狼孩、猪孩等全面、深入的考察、研究。个案法十分重视研究结果对于样本所属整体的普遍意义，有时作为大规模抽样研究的准备阶段。

（五）调查法

调查法一般在不能用直接手段获得可靠资料时使用。它通过会谈、填写问卷、调查、访问等方式获得资料。调查范围包括家庭、学校、工作单位，有时还包括医学和司法档案。调查获得的信息，要特别注意其真实程度。应细致地加以分析、取舍，以科学的态度做出结论。

三、医学心理学的研究领域

医学心理学是医学与心理学相结合的学科，是心理学在医学领域的应用。其涉及的研究领域相当广阔，可以说在医学领域中与人有关的几乎所有问题都存在心理学问题。因此医学心理学与许多心理学、医学的学科交叉关联。

（一）医学心理学的理论支柱

在理论方面，医学心理学以生理心理学和社会心理学作为两大支柱学科。生理心理学研究心理和行为的生理基础以及心理与生理的相互关系；社会心理学研究心理与社会环境的相互关系，它包括人的心理发展的社会化问题，个体间的心理作用和行为的影响，也探讨个体与群体、群体与群体间的心理和行为相互作用。

（二）医学心理学的关联学科

从医学心理学服务于医学的意义上说，它必然涉及医学的各个领域。包括基础医学（神经心理学、变态心理学）、临床医学（临床心理学、心理障碍、医患关系、病人心理、护理心理学等）、预防医学（健康心理学、心理卫生等）、康复医学（康复心理学、缺陷心理学、药物心理学等）。此外，行为医学也在许多研究内容上与医学心理学有密切联系。

1. 神经心理学 研究人的高级神经系统功能和心理行为之间的相互关系和相互作用，即研究脑与行为的学科。它的任务在于确定心理活动的大脑物质基础，并采用最新的心理学方法研究脑的功能。神经心理学可分为实验神经心理学和临床神经心理学两部分。前者主要通过实验的方法研究心理行为的脑机制；后者则侧重应用临床心理学的方法对脑损伤的病人进行心理学的诊断与治疗。

2. 变态心理学 研究心理活动和行为的异常现象，即研究心理异常现象的发生、发展、变化的原因和规律，如幻觉、妄想等精神症状。变态心理学的研究有许多方面依赖精神病学的临床资料，同时其研究成果也应用于临床精神疾病的诊断、心理评估及其治疗，其对心理健康的维护也具有重要的意义。

3. 临床心理学 基于遗传学、心理动力学、心理生物学和心理社会学的原则发展起来的学科。它的研究领域与医学心理学重合。在美国心理学会中，有40%以上的会员是临床心理学家。美国医学心理学家主要在医院工作，研究也主要侧重于心理学的生物方面；而临床心理学家主要在学校、机关、商业、法律、政府、军事等部门工作，研究主要侧重于实验心理学方面，从事心理评估等工作。我国在1979年成立了中国心理学会医学心理学专业委员会，并在有条件的高等医学院校开设医学心理学课程，我们根据医学心理学定义的内涵和外延，将临床心理学作为医学心理学的分支学科，这点与美国不同。

4. 护理心理学 从护理情境与个体（护理人员和病人）相互作用的观点出发，研究特定的护理情境中个体的心理活动发生、发展和变化的规律，以取得最佳整体心理护理的学科。

5. 健康心理学 研究维护和促进心理健康，预防精神病、神经症、病态人格、心身疾病和适应不良等。讲究胎教，关注不同年龄阶段的心理健康问题。它涉及良好的心理状态的保持和心理疾病的预防等问题，主张采用心理学的方法和手段改变或矫正有碍于人们身心健康的行为方式和生活习惯。

6. 康复心理学 康复医学中的重要组成部分。它主要研究解决伤残、慢性病人和老年病人的心理行为问题，促进其适应社会、适应生活、适应工作，最大限度地降低残废程度。

7. 缺陷心理学 研究躯体器官缺陷者（如盲、聋、哑、残疾等）的心理学问题。通过行为的补偿和技能的训练，使缺陷者能自理生活，从事力所能及的工作，解决其社会、家庭适应等问题。

8. 药物心理学 研究药物对心理和行为的作用以及控制心理活动和行为的生物化学基础，前者对发挥人的潜能具有重要意义。

9. 行为医学 形成于20世纪70年代末，将行为主义心理学、行为科学的成果与生物医学的知识与技术整合而应用于医学领域的学科。行为医学学者们主要从事根据经典条件反射、操作条件反射和社会观察学习的理论技术来矫正不良行为，如吸烟、酗酒、肥胖、吸毒、A型行为、C型行为、高盐饮食行为、过度应激行为、超负荷工作等对健康的影响，也研究行为因素与疾病发生、诊断、治疗、预防诸问题。所以，其实际应用的理论、技能和知识都属于医学心理学的行为学派。从这一角度看，则可将行为医学归于医学心理学的分支。

四、医学心理学的发展

美国心理学家莫菲在《近代心理学历史导引》中指出："世界心理学的第一个故

乡是中国"。我国传统的中医理论及实践体系，是经过数千年科学积累发展起来的，其中蕴含了丰富的医学心理学思想。在古代医学巨著《黄帝内经》中就已经形成了中医心理学理论思想的雏形。如强调"形神合一"的心身观；"七情致病"的病因观，提出情绪失宜（心理因素）会导致个体生理上的异常；"阴阳二十五人"的个性分类，指出不同的个性特征，其生理表现不同、病理特征不同，治疗及养生方法各异；独具中医特色的心理治疗方法，以情胜情、移情易性等。"顺自然，和喜怒"的心理健康思想，不仅在当时领先于世界医学，而且至今仍对现代医学心理学有所启迪。

20 世纪 20 年代，现代心理学及医学心理学开始影响我国。1921 年中国心理学会成立；1922 年创办《心理学》杂志。此后一些大城市的医学院校开设了心理卫生的有关课程。1936 年，中国心理卫生协会在南京建立，逐渐在一些医院、学校、儿童福利机构与医学研究部门设有心理卫生组织及专职的心理学工作者、社会工作员，从事心理卫生心理诊断和心理治疗、心理咨询等工作。20 世纪 50 年代初期，心理学界普遍学习巴甫洛夫学说，用其指导对神经衰弱的治疗，并辅以积极心理治疗的快速综合疗法，收到较好疗效。随后又将这一疗法施用于高血压、溃疡病及精神分裂等慢性病的治疗上，都收到一定疗效。20 世纪 50 年代中期，医学心理学的教学、临床研究同其他心理学研究一样因故中断，但仍有许多医学心理学工作者以不同方式坚持研究工作，其中高级神经活动规律、病理生理等实验研究还取得了一定成果。20 世纪 60 年代在许多实验研究及临床实践中，都普遍借鉴了国外的心理测量和心理治疗技术。

近三十年来，我国医学心理学蓬勃发展，形势喜人。1978 年 11 月在保定召开的中国心理学会第二届年会和 1979 年 6 月在北京举行的医学心理学学术座谈会，标志着医学心理学进入了一个新的发展阶段。1979 年冬，在天津召开的中国心理学会第三届年会上，成立了全国医学心理学专业委员会，从此使我国医学心理学的发展走上了正轨。1979 年底在广州召开的全国医学辩证法学术会议上，医学心理学专题吸引了众多的有识之士的兴趣，这使医学心理学与其他学科联系与渗透，促进了医学心理学在全国发展。1980 年以来卫生部在北京举办了三届全国医学心理学师资进修班，许多省市也相继举办各种讲习会、学习班，培养了能承担医学心理学教学、科研和临床工作的大批骨干。1985 年 3 月，中国心理卫生协会在山东泰安恢复成立，对于组织与指导我国心理健康事业的发展，普及与提高心理健康工作，维护人民心身健康起到了积极的作用。

　　目前，医学心理学的应用正在向城乡的社区延伸，成为社区医疗的重要内容。卫生部文件规定，二级甲等以上医院，必须设置心理咨询科。同时，国家执业医师考试已将医学心理学列为必考的公共科目，体现了在医学模式转化的今天，对从医人员在医学心理学的知识和技术方面有了更高的要求。这些行政支持成为社区医疗结构整合的依据与强大推动力量。当前形势凸显出我国的医学心理学专业人才缺口极大。虽然自 2001 年起，南京中医药大学、安徽中医学院在国内医学院校中率先招收医学心理学专业五年制本科生，此后全国相继有 60 多所医学院校开设了临床心理学或医学心理学专业方向，但从发展来看仍不能满足社会需求。社区医生通过进修培训的形式了解与掌握医学心理学与精神卫生学在社区中的应用与实践，是一个能够迅速开展该方面工作的好方法。

第 二 章

心理学基础知识

第一节 心理现象与心理学

一、心理学概述

(一) 心理学的发展简史

德国著名心理学家艾滨浩斯说:"心理学有一个漫长的过去,但只有一个短暂的历史。"也就是说,心理学在人类的历史中早已存在,但成为一门系统的学科却只有近百年。

早在古希腊时代,有关心理学的许多问题就已经是哲学家们思考的内容。古希腊哲学家亚里士多德所著《论灵魂》一书,被认为是最古老的心理学论著。西方医学之父希波克拉底提出的气质分类学说至今仍被沿用。可以说,关于古代的心理学还有许多有价值的观点。但是,那时对心理现象的研究用的是哲学思辨和总结自己经验的方法,因此只能说是一种心理学思想,而没有形成独立的心理学学科。在19世纪以前,心理学一直隶属于哲学范畴。

直到19世纪中叶,德国心理学家冯特于1879年在莱比锡大学创建世界上第一个心理学实验室,将实验方法引入对心理现象的研究中,在世界范围内产生了重大影响,使得心理学成为一门实证科学。这一时期心理学产生了许多成果,尤其是实验研究方面的成果。例如,德国生理学家韦伯1840年发现了差别感觉阈限的定律,即韦伯定律;1860年德国心理学家费希纳在韦伯定律的基础上开创了心理物理学新领域;德国心理学家艾滨浩斯通过记忆实验研究发现了遗忘进程的规律等。所有这些研究,宣告了心理学的独立及科学心理学的诞生。

　　为了纪念冯特对心理学的贡献，人们将他1879年在德国莱比锡大学建立世界上第一个心理实验室，看做是科学心理学诞生的标志。

　　自此之后，以实验方法研究心理现象的影响迅即扩展到欧美各国，并根据研究的方法、角度、理念的不同而形成了八大学术思想体系：

　　1. 构造主义　创始人是冯特及其学生铁钦纳。该学派主张心理学研究应采用实验内省的方法，即由被试者在严格控制的实验条件下进行自我观察的方法，来分析构成各种心理复合体的元素，认为一切心理现象都是由心理元素构成的，企图从构造方面来说明人的心理。由于将心理学的内容规定得太狭窄，脱离了实际，又将内省法作为主要研究方法，而实验法只是其辅助手段，因此遭到许多心理学家的反对，并由此促成了其他心理学派的崛起。

　　2. 机能主义　创始人为詹姆斯和杜威，是19世纪末在实用主义哲学和进化论的影响下建立起来的美国的心理学派，他们强调研究各种心理机能，把心理现象看做是有机体有效地适应生活条件的活动过程，强调心理的适应功能。由于它强调心理在适应环境中的机能作用，所以被称为机能主义心理学。至今美国心理学研究仍保持了这种倾向；它不仅促进了动物行为研究，还推动了对儿童、智力落后者和精神错乱者的研究。

　　3. 行为主义　创始人是华生，这一学派主张心理学应该只研究可以用语言来客观地加以描述和可观察得到的行为、动作，查明刺激与反应之间的规律性关系，进而可以预测行为，并通过控制环境去塑造人的心理和行为。在20世纪30年代该学派发展为新行为主义。华生在心理学研究客观化方面具有很大的影响，其方法论是现今美国心理学的主流，并对行为疗法的产生有重要影响。

　　4. 完形心理学　创始人是韦特默，该学派强调行为的整体性，认为每种心理现象都是一个格式塔（德文"整体"的译音，中文译为"完形"），但整体并不等于部分的总和，整体先于部分并决定部分的性质。因而反对把心理现象分解为组成它的元素，主张从整体上来研究心理现象。此学派不仅冲击行为主义使其改变方向，还对认知心理学的崛起有重大影响。

　　5. 精神分析　创始人为弗洛伊德，他探讨了潜意识动机的存在，这些动机力量之间的冲突，以及这些冲突对个人行为的影响。这一理论对心理学的发展产生了深远的影响。精神分析疗法一度在临床上被广为应用，但它的体系大部分还没有被心理学的主流所吸收。精神分析理论至今也有了重大修正，新精神分析学派的许多概念已有较大的发展，如心理防御机制等。

6. 人本主义心理学 以美国心理学家马斯洛和罗杰斯为代表，认为心理问题的根源在于缺乏对人的内在价值的认识。因此提出心理学应关心人的价值和尊严，研究人的自身发展的潜能。主张以正常人为研究对象，研究人类异于动物的一些复杂经验，如动机、价值、快乐、爱情等。他们既反对把人的行为归结为本能和原始冲动的精神分析；也反对不管意识，只研究刺激和反应之间联系的行为主义，因而被称为继行为主义和精神分析两大传统流派之后心理学上的第三势力。由于人本主义认为人性是善的，人有自我的纯主观意识，有自我实现的需要，只要有适当的环境，人就会努力去实现自我，完善自我，达到自我实现的境界，故又被称为自我心理学。

7. 认知心理学 它不由某人独创，而是 20 世纪 60 年代发展起来的心理学研究的新方向。奈瑟写的《认知心理学》一书被看做其开端。其基本观点是：人不是被动的刺激物接受者，人脑是不断地对信息进行着积极加工的，这就是认知过程。他们认为，人的心理活动，是在感觉登记的基础上，进行着编码、译码、存储和提取的过程，是知觉、记忆、思维、推理、概念形成、创造性解决问题的过程。由于以信息加工理论为基础，因此也称为信息加工心理学。

8. 生理心理学 这是现代心理学中研究的一种新方向，它探讨的是心理活动的生理基础和脑的机制，从生理学的角度研究脑与行为的演化；脑的解剖与发展及其和行为的关系；认知、运动控制、动机行为、情绪和精神障碍等心理现象和行为的神经过程和神经机制。认为一切有关人性的问题离不开身与心两大层面，属于身体层面的就必须以生理心理学的知识来解释，因而其研究的范围较广，当前已发展为一个交叉和综合性的学科，其迅速发展必将成为推动心理学发展的新动力。

（二）心理的发生与发展

人的心理的发生与发展包括三方面：第一，心理的种系发展。指的是动物种系演进过程中的心理发展，认识到心理现象是物质发展到一定阶段才出现的，并随着动物神经演化而逐步发展，最后产生人的心理。第二，人类心理的发展。指的是人类历史发展过程中的心理发展。认识到人类的心理会随着社会条件的变化而改变和发展。第三，心理的个体发展。指的是人的个体从出生到衰老的整个生命历程中的心理发展，认识到个体心理的发展是遗传、生理发展和环境之间相互作用的复杂过程。

1. 遗传、后天环境与人类心理和行为 遗传就是父母通过细胞核里的染色体把自己的某些特征传给子女。通过对一些双生子的调查研究和动物的实验表明，遗传对学习方式、智力和情绪能力存在着影响。有人做过双生儿智力行为的调查，发现遗传基因相同的同卵双生儿比遗传基因有差异的异卵双生儿具有更大的一致性；还有人在人类婴儿和猩猩婴儿之间、养育在一个家庭里的产生于不同父母的孩子之间进行研究，发现遗传结构不同者尽管接受相同的社会影响和训练，仍然产生不同的发展结果，说明了遗传对智力行为的影响是客观存在的。这在临床上因苯丙酮尿症而基因畸变的患者以隐性遗传的方式传给后代，导致后代心理发育也出现异常的事实中进一步得到了证明。

遗传对心理存在影响虽得到了证明，但是由于遗传本身的变异范围很大，因此世界上出现两个完全相同的人是很少的。

人类心理的发展虽与遗传相关，但后天环境、经历、教育的影响更为重要。通过遗传得到的潜能能否实现还决定于环境刺激的作用。由于环境刺激的差异，即使是同卵双生有着相同遗传构成的个体，遗传潜能的实现也不相同，其心理存在着差别。影响遗传潜能实现的环境有内环境和外环境两个方面。这两类环境既可以实现，也可以阻碍遗传特别规定的潜能。

2. 生理的发育和心理的发育　个体的遗传潜能不是一出生就充分实现的，而是通过其生活过程在环境的作用下逐步表露的，随着生理的发育，心理也得到了发展。

在有充分营养和刺激的前提下，个体的生长发育虽然在速度和时间的先后上有所差异，但都是遵循着从头到脚，从中轴到边缘的顺序由量变到质变发展的。其中大脑的发育状况是，脑细胞出生六个月以后就不再生长新的了，但细胞的大小、活动的效率、细胞间的纤维连接还在继续发展，对触觉、视觉、听觉和味觉四种基本感觉起作用的和直接参与肌肉运动的相关脑部位先成熟，最后成熟的是和复杂的智慧活动相联系的所谓联合区，脑电活动也有一个发展成熟的过程，大约十三四岁基本接近成人。

生理的发展是心理发展的基础，在生理发展的过程中心理的发展与之相并行。如心理机能的发展，控制身体各部分的能力是随着生理成熟程度而发展的。尽管正常个体同一动作出现的时间有差异，但其出现的顺序是相同的。

（三）人的心理本质

根据辩证唯物论的观点认为，人的心理是脑的机能，是人脑对客观现实主观能动的反映。

1. 心理是人脑的机能，人脑是心理活动的主要器官　心理是人脑的机能。正常发育的大脑为心理的发展提供了物质基础，没有脑的心理是不存在的。人的大脑是最为复杂的物质，是物质发展的最高产物。

生物的发展产生了神经系统，伴随着神经系统的产生而有了心理现象，随着神经系统的不断发展和完善，心理现象也不断地由初级发展到高级。无机物、植物以及没有神经系统的动物没有心理；环节动物（蚯蚓）只有一条简单的神经链，他们只有感觉的心理现象；脊椎动物有了脊椎和大脑，就有了知觉的心理现象；灵长类动物大脑有了相当高度的发展，便有了思维的萌芽；人类有了发育完善的大脑，才有了思维、意识等更高级的心理现象。因此，从心理现象的产生和发展过程，说明了心理是神经系统，尤其是大脑活动的结果，神经系统，特别是大脑是从事心理活动的器官。这一认识，经大量的临床事实以及脑解剖、生理实验研究等也得到了证明。

2. 心理是客观现实的主观能动反映　大脑是从事心理活动的器官，有反映外界事物产生心理的功能，但是心理并不是它自身所固有的。事实上，心理现象是客观事物作用于人的感觉器官，通过大脑活动而产生的。客观现实才是心理产生的源泉和内容，没有客观世界就没有人的心理活动。例如，外部世界有一棵树，我们的眼睛看到它时，便在头脑中形成树的映象，这就是初级心理现象——感知觉。同样的，思维、想象、情感、意志等心理现象的产生，也离不开人脑对客观世界的反映。就是神话故事中那些超越现实的形象，也由客观现实的材料而构成。所以，人的一切心理活动均是人脑对客观现实的反映，心理反映的内容总会受到客观存在的制约。对人类而言，客观现实既包括自然界，也包括人类社会和人类自己。

人的心理的反映具有以下特点：第一，心理不是机械的、镜子般的反映，而是一种能动的、有变化的过程。第二，任何外部作用都是通过早先形成的内部特点进行折射而产生心理反映的。因此，不同的人，甚至同一个人，在不同的时间和不同的条件下，对同一客观作用的反映也不尽相同。第三，人的心理反映具有社会制约性。心理不仅人有，动物也有，人的心理是动物心理发展的继续，但又因具有高度的目的方向性和能动性而与动物心理有本质的区别。心理发展到高级水平的人的心理，又称为意识。人的心理或意识的发生和发展不仅受生物学规律的制约，也受社会历史规律所制约。社会历史条件、生产发展水平都影响人的心理。

二、心理现象的内容

心理现象是心理活动的表现形式。现代心理学把心理现象划分为心理过程和个性心理两大部分。其内容表示如下：

```
                       ┌ 认识过程（感觉、知觉、意识、记忆、想象、思维）
              ┌ 心理过程 ┤ 情绪情感过程（情绪、情感）
              │        └ 意志过程
   心理现象 ┤
              │        ┌ 个性心理倾向（需要、动机、兴趣、理念、信念、世界观）
              └ 个　 性 ┤ 个性心理特征（能力、气质、性格）
                       └ 自我意识（自我认识、自我体验、自我调整）
```

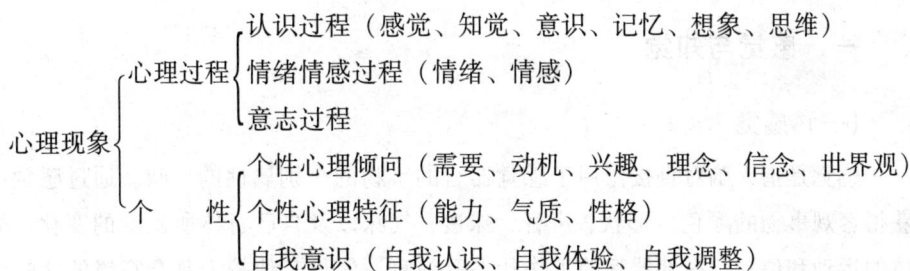

心理过程可分为认识、情绪情感和意志三个方面，简称知、情、意过程。认识过程包括感觉、知觉、意识、记忆、想象、思维，是为了了解事物的性质和规律而产生的心理活动。人在认识事物的基础上，会产生对事物的态度（接受、拒绝等），并因此而产生相应的体验（愉快、厌恶等），这就是情绪情感活动。人不仅能认识世界，对事物产生情绪情感，还能在自己的活动中自觉地确定目标并据此规划行动、克服困难去能动地改造世界，这就是意志活动过程。这三个过程相互影响，认知是情感和意志的基础，认知可激起情感和意志，情感和意志又对认知有重要作用，积极的情感和意志可推动认知深入进行，消极的情感和意志对认知起阻碍作用。同样的，情感和意志之间也是相互影响的。

心理过程在每个人身上表现时总带有个人特征，表现出很大的差异性，这就是个性。个性包括了个性心理特征（如能力、气质、性格）、个性倾向性（如需要、动机、兴趣、理想、信念等）以及自我意识（自我认识、自我体验、自我调整）。

人的心理过程和个性既有区别又密切联系不可分割。心理过程是一个动态的、不断发生及变化着的过程，它具有共性的规律。个性心理则静态（稳定）特征明显，较稳定地展示出个体表现有别于他人的特征，具有差异性规律。

在现实的人身上，心理的各个组成部分之间存在着相互联系、相互依存、相互影响的辩证关系，因此，人的心理具有高度的整体性。

第二节　认识过程

认识过程是指来自客观世界的信息，通过感官被人脑所接受并进行加工处理，进而用于支配人的行为的过程。它包括了感觉和知觉、学习和记忆、思维和想象等心理活动的过程。

一、感觉与知觉

（一）感觉

感觉是指人脑对直接作用于感觉器官的事物的个别属性的反映。通过感觉我们获得客观事物的颜色、形状、声音、味道、气味以及自己身体所发生的变化，如躯体的运动和位置、内部器官的工作状态等信息，使得其他较为复杂高级的认知活动和心理现象得以产生。因此，感觉是认识的入口，是一切知识的直接来源和其他心理现象的基础。

感觉的内容很多，根据信息的来源，可将其分为外部感觉和内部感觉两大类。

外部感觉接受外部世界的刺激并反映它们的个别属性，包括视觉、听觉、嗅觉、味觉和皮肤感觉。内部感觉接受机体内部的刺激并反映它们的个别属性，包括运动觉、平衡觉和内脏感觉。

临床上一般将感觉分为四类：①脑神经所传导的特殊感觉：视觉、听觉、味觉、嗅觉、前庭感觉；②脊神经及某些脑神经的肌肉分支所传导的表面或皮肤感觉：触压觉、温觉、冷觉、痛觉；③脊神经及某些脑神经的肌肉分支所传导的深部感觉：肌肉、肌腱、关节敏感性或深部感觉；④自主神经系统的纤维所传导的内脏感觉：内脏痛觉和有机感觉如疼痛、饥饿、恶心等。

感觉对人具有重要意义，人若缺少感觉的刺激就会影响身心的发展及健康，那些感觉输入量少的单调的环境会使人感到厌烦、无聊和不安，甚至出现思维紊乱和幻觉的事实，就证明了人有感觉刺激的需要。

人对作用于感觉器官的适宜刺激的感受能力，称感受性。感受性的高低用感觉阈限的大小来衡量。感觉阈限是一个范围，来自于客观事物的刺激很多，但并不是任何量的刺激都可以引起感觉，只有那些在人的感觉范围内的刺激才能引起感觉，在这个范围内，能够感觉到的最小刺激强度叫下限，能够忍受的最大刺激强度叫上限。那种刚刚能引起感觉的最小刺激量，也就是下限，称为绝对感觉阈限，绝对感觉阈限表示的是绝对感受性。也就是说，能够令其产生感觉的刺激强度越小，则绝对感受性越高。

在感觉阈限范围内，当相同的刺激具有强度上的差异或同一刺激在强度上产生变化，而这个差异又达到了一定的量时，便可以被人感觉得到，这就是对差别的感觉。刚刚能够引起差别感觉的最小变化量叫差别感觉阈限。同样的，差别感觉阈限越小，差别感受性越高。可见感觉阈限和感受性之间成反比关系。

日常生活中，感觉阈限因个体体质的差异而不同，个体的感受性也因各种因素的作用而会发生变化。例如，"入芝兰之室久而不闻其香"、"入鲍鱼之肆久而不闻其臭"，就是在外界刺激持续作用下感受性发生变化的现象，这种现象称为感觉适应。感觉适应可出现升高和降低两种情况。

除感觉适应外，在感觉现象方面，还有感觉后象、感觉对比和联觉。

外界刺激停止作用后，还能暂时保留一段时间的感觉形象叫感觉后象。如电灯灭了，眼睛里还保留着亮灯泡的形象。不同刺激作用于同一感觉器官，使感受性发生变化的现象叫感觉对比。如同时看两张明度相同分别置于黑色和白色背景上的灰色纸，会觉得黑背景上的灰色纸比白背景上的要亮。一种刺激在引起与之相应的一种感觉的同时，还引起了另一种不相干的感觉的现象叫做联觉。如红颜料在产生红色视觉的同时让人产生温暖的感觉。

（二）知觉

知觉是人脑对直接作用于感觉器官的事物整体属性的反映。同一物体可以具有多种属性并对人的不同感官形成不同的刺激，使人对同一物体得到各种不同的感觉，将这些感觉结合起来，就形成了对该物体的整体知觉。可以说知觉来自于感觉，但已不同于感觉。由于知觉受个人知识经验的影响，当我们认知事物的时候，一经感觉到事物的个别属性时，立即就能根据以往的知识经验而知觉到该事物的整体，使得现实生活中很难有单独存在的感觉，因此有时我们将感觉和知觉统称为"感知觉"。

知觉是多种感觉器官协同活动产生的，在这些协同活动中，由一种感觉器官占主导地位，根据占主导地位的感觉器官，知觉可分为视知觉、触知觉、听知觉等。根据知觉所反映事物的特性，又可分为空间知觉、时间知觉和运动知觉等。空间知觉反映物体的空间特性（距离、大小、形状、方向等），时间知觉反映事物的延续性和顺序性，运动知觉反映物体在空间的位置移动。

知觉具有以下特点：①整体性。知觉是对物体整体的反映。就是说，对物体我们总是把它的各个部分、各种属性结合起来，作为具有一定结构的同一整体来知觉的。观察图2-1时，我们不会把它感知为不成整体的四条直线、虚线或几个圆，而是一开始就把它看成正方形、圆形和三角形。②选择性。每一时刻作用于感觉器官的外部事物是很多的，人不可能将所有可作用于他感官的事物都纳入意识范围，对其产生知觉。人们总是根据事物的特点、个人的兴趣和需要等把一部分事物当作知觉的对象，知觉得格外清晰，而其他的对象则当作背景，知觉得比较模糊。这种有选择性地知觉外部事物的特性，就是知觉的选择性。作为知觉对象和背景的事物并不是固定不变的，随着条件的变化，二者可以发生转换。图 2 – 2 是一个双关图形，知觉的对象和背景之间相互转换，就可以看到花瓶或两张相对的人脸。③理解性。人在感知事物时，总是用以往所获得的知识和经验来理解这一对象的。图 2 – 3 是一个斑点图，从来没有见过狗的人就无法看懂图中有什么，但是，如果我们一开始就说里面有一只斑点狗，那么见过狗的人很快就可以看出那只狗来，这就是知觉的理解性。④恒常性。在一定范围内，知觉的条件（如距离、缩影比、照明度）发生了变化，知觉的影像却保持相对不变的特性就是恒常性。如图 2 – 4，由于门的角度变化导致门在一定的视角下形状发生了改变，但是它的影像并没有因此而改变。

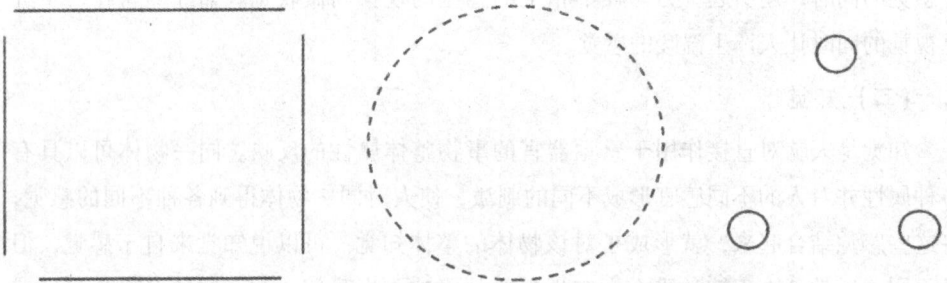

图 2 – 1　整体性

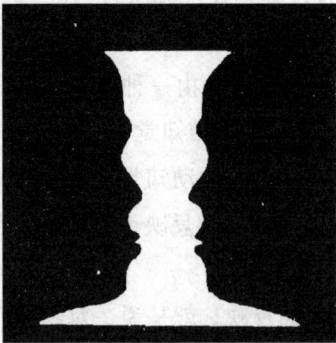

图 2 – 2　选择性

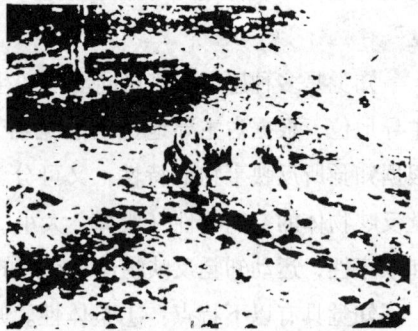

图 2 – 3　理解性

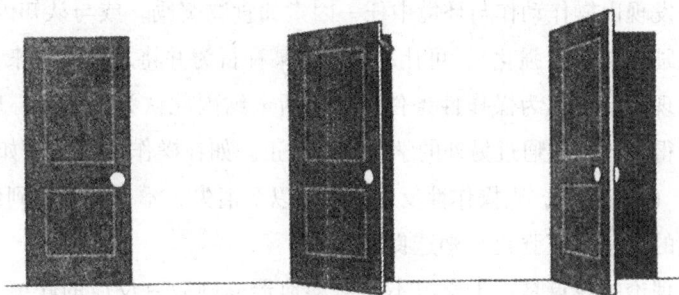

图 2 - 4　恒常性

　　知觉在特定的条件下会被歪曲，形成对外界事物失真的或错误的知觉，这就是错觉。错觉有时是难以避免的，通过验证可以纠正的错觉是正常现象，不可纠正的是病理现象。健康人在感知不清晰、情绪紧张和处于期待心理时，也可出现错觉，病人在感染、中毒等引起精神症状时也可产生错觉。日常生活中，错觉也会产生积极的效用。建筑和美术等方面，有时就会利用错觉使人产生特殊的心理效果。

二、学习与记忆

（一）学习及学习理论

　　学习是由经验引起的行为发生比较持久变化的过程。人类的学习是个体适应社会环境和自然环境的需要。通过学习可获得处理事务的知识经验和适当的行为。

　　国外心理学家们从不同的观点出发，采用不同的研究方法，从而构成了不同的学习理论。有人将西方不同的学习理论进行归纳，分为两大理论体系：刺激－反应的联结理论；认知理论。

　　学习的联结理论认为学习是刺激与反应之间建立的一种联结关系。通过练习，使一种刺激能引起一种反应，这种新的联结形成的过程就是学习。其中最具代表性的有桑代克的"尝试错误说"、巴甫洛夫的经典条件反射学说和斯金纳的操作性条件反射学说。桑代克在对猫进行实验后认为学习过程是渐进性的"尝试与错误"直至最后成功的过程，并依据动物和人类学习的实验材料，创立了学习的联结说，认为学习就是在情境与反应之间形成的一定的联结。巴甫洛夫对狗进行的经典条件反射实验证明，由条件刺激物和非条件刺激物在时间上结合，并经训练学习，可使动物对信号刺激做出条件反射，由此创立了条件反射学说，认为条件反射的形成是在中枢神经系统内形成了"暂时性神经联系"。斯金纳在自己设计的"斯金纳箱"中对白鼠进行实验，发现由操作动作与环境中任一因素如食物奖励，或与认知因素、欲望、动机、情感奖励相结合（强化），可让动物学会某种行为并将之保留下来，在这个过程中动物所出现的反射称为操作性条件反射。斯金纳因此认为，有些心理疾病是不良的行为的习得，故可以通过另外的学习进行矫正。如在操作性反应（如不良行为）之后给予惩罚（负强化），则操作性反应会减少以至消失，不良行为得到纠正。同样的也可用积极的奖励（正强化）塑造良好行为。

认知学习理论的观点是：①学习不是被动地形成刺激－反应的联结，而是主动地形成认知结构；②学习的本质是认知结构的组织与重新组织，强调思维活动、理解或顿悟在学习过程中的重要作用；③重视个体已有的知识经验在后继学习中的作用。总之，把学习理解为意义的获得和改造，也可以是改造外部行为。认知－发展说由布鲁纳提出，他认为学习应是主动地发现，而不是被动地接受。发现是一个人按照自己的方式把获知的事物组织起来的一种活动。学习包括知识的获得、转化和评价这三个过程。学习顿悟说是德国心理学家苛勒提出的，他通过对黑猩猩的研究，认为学习不是错误的尝试，而是经过重新组织知觉环境并突然顿悟其中关系而进行的。顿悟学习不是对个别刺激物产生反应，而是对整个情境、对象间的整体关系理解的结果。这种学习必须通过思维活动才能完成。社会学习理论代表班杜拉则认为人类的社会行为大多是通过观察和模仿他人的行为方式而习得的。认知学习理论还认为，错误的观念或不正确的认知过程是导致不良行为和情绪的原因，因此可以通过认知学习加以纠正和改变。

总之，关于学习虽然有两大学派，但它们都不能单独对所有学习行为给出满意的解释。实际上，学习是复杂的过程，如动作、语言和技能等的学习更多的是属于刺激反应间建立关系的过程，而抽象概念、问题推理则是知识和理解其重要作用。因此大多数学习是各种因素综合作用的结果。

（二）记忆

1. 记忆的定义　记忆是过去的经验在头脑中的反映。人在生活过程中曾经感知过的、思考过的事物，体验过的情感，从事过的活动，都可以映象的形式储存在大脑中，当他们再次出现时能够辨认出来，或者需要时可以回想起来，这个过程就是记忆。从信息加工的观点来看记忆就是对输入的信息进行编码、储存和提取的过程。

由于记忆可将人过去的经验和现在的心理活动联系起来，在时间上把人的心理活动联系成一个整体，因此人们通过记忆可以不断地积累知识和经验，认识事物的本质和事物之间的内在联系，并通过记忆积累自己所受到的影响，逐渐形成自己的人格。

2. 记忆的种类 记忆按其内容可分为五种：①形象记忆，即对感知过的事物形象以及声音、气味和味道等的记忆；②情景记忆，对亲身经历过的，有时间、地点、人物和情节的事件的记忆；③情绪记忆，对体验过的情绪和情感的记忆；④语义记忆，又称语词－逻辑记忆，是用语词概括的各种有组织的知识的记忆，包括事物的意义、性质、关系等内容；⑤动作记忆，对身体运动状态和动作技能的记忆。

根据输入信息编码加工方式不同和储存时间长短不同可分为：①感觉记忆，又叫感觉登记或瞬时记忆，信息保持的时间仅有几秒钟，若信息受到注意可进入短时记忆；②短时信息储存的时间稍长，但不超过 1 分钟，其信息经过复述可进入长时记忆，否则将随着时间延长而消失；③长时记忆，指保持时间在 1 分钟以上直至许多年甚至终身的记忆，可从短时记忆经复述而来，也有印象深刻的信息一次就可转入长时记忆。

3. 记忆过程 记忆是一个复杂的过程，包括识记、保持、再认或回忆三个基本环节。

记忆从识记开始，识记是学习和取得知识经验的过程，念书、听讲、经历某个事件的过程就是识记的过程。将识记获得的知识经验和技能在大脑中编码和储存巩固的过程叫保持，对识记过的事物，当它再次呈现时仍能认识的过程叫再认，对经历过的事物不在眼前时能够在脑中回想起来叫回忆。可见，识记是记忆的开始，是保持和回忆的前提，识记的遍数越多，识记的目的任务越明确，理解得越深刻，知识经验在大脑中就保存得越牢固。没有识记就没有保持，没有保持就没有回忆。记忆的过程是一个完整的过程，这个过程的三个环节之间是紧密联系不可分割的，缺少任何一个环节记忆都无法实现。

对识记过的材料不能再认和回忆，或发生错误的再认和回忆叫遗忘。德国心理学家艾滨浩斯最早用实验的方法对记忆的保持进行了系统研究，后人依据其实验取得的数值绘成曲线，称为艾滨浩斯遗忘曲线或保持曲线。遗忘曲线表明了遗忘进程的规律：遗忘的进程是先快后慢。从而提示了我们，要巩固获得的知识经验，避免或减少遗忘，就应进行及时和经常的复习。

三、思维与想象

（一）思维

思维是以已有的知识为中介，对客观现实间接的和概括的反映。人的思维是借助概念、表象和动作，在感性认识的基础上认识事物的一般的和本质的特征及其规律性联系的心理过程。

思维的主要特征是间接性和概括性。思维的间接性是指人能以其他事物作媒介来对没有直接作用于感觉器官的客观事物加以认识。人们对客观事物及其规律的认识，不可能全都来自于直接实践，对许多事物和现象的认识是通过媒介间接进行的。人之所以能对事物进行间接的反映，是因为人对事物之间内在联系的认识。思维的概括性是指人可以把一类事物的共同属性抽取出来形成概括性的认识。思维的概括性是借助概念（词）来实现的。人们用一些概念归纳性质相同的事物，这不仅扩大了认识范围，也使人的认识活动摆脱了具体事物的局限性和对事物的直接依赖。对事物概括性的认识来自人类对事物和现象的多次感知，并从中概括出同类事物之间的联系和关系，以及它们之间的共同本质和特性。

思维是一种探索和发现新事物的过程，是对已有知识经验不断更新和重组的过程，虽然它超出了感知觉的范围，但仍然是在感知觉获得的信息基础上，利用语言对信息加工、改造才能进行的。因此，感知觉的材料是思维活动的源泉和根据。曾经感知觉过的事物的形象在脑中再现的过程，以及头脑中所出现的事物的形象叫表象，表象在解决问题的思维活动中也起着重要的作用。鲜明生动的表象有助于思维的顺利进行。

思维对客观事物间接的和概括的反映，是借助语言实现的，语言是思维的工具。人之所以能进行抽象的思维，正是因为掌握了大量具有概括性的词汇的结果。

思维的过程是一个复杂的心理操作过程，包括了对输入信息与储存的知识经验进行分析、综合、比较、分类、概括与抽象等一系列的活动。所谓分析是把事物的整体分解为各个部分或各种不同的特征；所谓综合是把事物的各个部分、各种属性，根据它们之间的联系和关系组合成一个整体；分析和综合是相反而又紧密相连的同一思维过程中不可分割的两个方面。思维的分析和综合还派生出比较和分类等。抽象是抽出事物的共同的、本质的特征，舍弃非本质特征的过程。概括是把事物的共同的、本质的特征综合起来，并推广到同类事物中去的过程。上述思维过程是彼此相连，密切相关的。

（二）想象

人的高级的认识活动，除思维之外还有想象。想象是人脑对已有的表象进行加工改造形成新形象的过程。这个过程是形象化思维的过程。这种思维最后的结果是表象之间的新的组合。因此，想象不是表象的简单再现，而是对表象的改造或新形象的创造。

根据内容可将想象分为再造想象和创造想象。再造想象是通过语言的描述或图表模型的示意，在头脑中形成相应形象的过程。人通过再造想象能取得间接经验。利用再造想象，可以使我们作为认识基础的经验事实得以无限扩大。创造想象是不依据现存的描述和图示而独立创造出新形象的过程，是一切创造活动的基础。创造想象是思维积极活动的结果。

第三节　情绪、情感和意志过程

一、情绪与情感

（一）情绪和情感的概念

情绪和情感是人对客观外界事物的态度的体验，是人脑对客观事物与人的需要之间的关系的反映。生活中，只有那些与人的需要相关的事物才会引起人的情绪和情感。符合人的需要的事物，一般引起积极的情绪和情感，不符合人的需要的事物，通常引起消极的情绪和情感。

情绪和情感都是主体的一种主观感受，指的是心理的同一过程和同一现象，但是，情绪和情感又是两个不同的概念，分别反映了同一心理现象的两个不同方面。情绪是指那些与机体的生理需要是否得到满足相联系的体验，是人和动物所共有的。情感是与人的社会需要是否得到满足相联系的体验，为人类所特有。在人的精神生活中，情绪与情感的区分是相对的，很难截然分开。人的情绪和情感总是受人的社会生活方式、社会习俗和文化教养的影响和制约的。

（二）情绪及情感的分类

情绪及情感的表现形式很多，最基本的有喜悦、愤怒、恐惧、焦虑、抑郁等形式，在这些形式的基础上，可以出现许多复合的形式，并可赋予各种社会内容。如：

与感觉刺激相关的情绪有疼痛、厌恶、愉快；与自我评价相关的情绪有骄傲与羞耻、罪过与悔恨；与他人相关的情绪有爱和恨。

情绪按照其状态可分为心境、激情和应激。心境也称心情，是影响人的整个精神活动的一种比较持久的情绪状态，具有持久、平稳和弥漫性的特点。当具有某种心境时，看任何事物都会带有相应的色彩，所谓"忧者见之则忧，喜者见之则喜"，不限于特定的反应，而成为一段时间内一般的情绪倾向。影响人的心境的主要原因是生活中的重大事件。如工作的顺逆、事业的成败等。心境对人的生活影响很大，积极良好的心境有助于积极性的发挥，提高工作学习效率，反之使人厌烦、消沉。激情是由生活中有重大意义的事件所引起的一种暴发式的强烈而短暂的情绪反应。激情有积极和消极的两面。积极的一面是可成为人积极行动的巨大力量，消极的一面是有时也会使人的认识活动范围缩小，分析问题和控制行为的能力降低，因此，人应该善于控制自己的激情，学会做情绪的主人，这对于良好个性的培养是很重要的。应激是在突发事件产生时或危险情景下出现的高度紧张的情绪状态，包括了一系列的生理反应和心理反应。在感知到危难事件发生时，必须迅速地采取决定的时刻，容易出现应激状态。应激状态只能是一时的，如长时间处于这种状态，则对身心健康不利。

情感是人具有的高级心理现象，通常与人的精神性需要和社会性需要密切相关，人的情感依其性质和内容可分为道德感、理智感和美感。道德感是关于人的举动、行为、思想、意图是否符合社会道德行为标准和客观社会评价而产生的体验，是由对那些能满足人的社会道德行为准则的需要而产生的情绪体验。如义务感、集体感、责任感、友谊感、爱国主义情感等。理智感是在智力活动过程中产生的情感体验。人在认识活动过程中有新的发现时产生的惊讶感、在科学研究过程中有了新突破时产生的喜悦感、在不能判断问题时产生的犹豫感等，都是理智感的表现。美感是对事物美的情感体验。艺术作品、社会的和谐现象、自然景物都能给人以美的感受，并伴随着愉快的体验。这就是美感。人的高级的社会情感总是受社会环境条件的制约，美感也一样，不同的历史阶段、制度、风俗习惯都会对美有不同的评价从而对审美及美感产生影响。

二、情绪理论

在心理学发展过程中，心理学家提出了许多关于情绪的理论，在不同发展阶段上具有代表性的理论主要有：詹姆士－兰格理论、坎农－巴德理论、麦独孤理论、沙赫特理论等。詹姆士－兰格理论认为情景刺激通过生理本能性反应先引起生理变化，而后这些肌肉、内脏外周变化成为刺激反馈到脑才产生情绪体验。也就是说，他们认为，人快乐是因为笑，人伤心是因为哭，人恐惧是因为战栗。总之，情绪由生理上的变化引起。坎农的理论认为，情绪并非外周变化的必然结果，情绪产生的机制不在外周神经系统，而在中枢神经系统的丘脑，外界刺激作用于感觉器官，经感觉神经传入丘脑，激发情绪的刺激在丘脑加工，丘脑将由此而产生的神经冲动，向上传至大脑皮层，引起情绪的主观体验，向下传至交感神经系统，引起机体的生理变化。坎农的理论得到巴德的支持和发展，故称为坎农－巴德理论。麦独孤理论认为所有有目的的行为都是由愉快和痛苦这两种基本情感来决定的，但人远比这样的描述更为复杂，人有认识的能力并具有期望，人会把许多体验相融合，正因为如此才使人与其他动物相区别，并使他不只是感到愉快和痛苦，而且不断感受到复杂的情感。沙赫特理论是情绪的认知学说，他认为情绪的产生不单纯决定于外界的刺激和机体内部的生理变化，而是外界刺激、机体生理变化和认知过程三者之间整合作用的结果。在这三个因素中，认知因素起着决定的作用。沙赫特等人用实验证明了生理唤醒与认知评价之间的密切联系和相互作用决定着情绪，情绪状态是以交感神经系统的普遍唤醒为特征的。每种情绪状态在形式上都可能略有不同。人们通过环境的暗示和知觉的典型模式对这些状态加以解释和分类。生理唤醒的出现使人依靠对它的认知确定其情绪的发生。

三、情绪与健康

情绪具有明显的生理反应成分，直接与躯体相联系，同时所有心理活动又都在一定的情绪基础上进行，因此，情绪与躯体之间因联系密切而相互影响。一般来说，情绪影响躯体健康的规律是：消极的情绪损害健康，积极的情绪促进健康。而躯体健康对情绪的影响是：健康状态良好者情绪状态相对也较好，较易产生积极情绪体验，情绪反应及情绪控制也较好，反之则较易产生消极情绪体验，情绪反应及情绪控制较差。

对于情绪影响躯体健康的机理的认识有：情绪情感也是脑的机能，人的情绪活动总是与神经系统多种水平的机能相联系的，它既受大脑皮层的调节，又与边缘系统、脑干网状结构、植物神经系统以及内分泌系统有着密切联系，因此，情绪活动可影响人的躯体健康。还有，消极情绪如愤怒、悲伤、焦虑、痛苦等可引起人的整体的生理生化变化，最敏感的常常是心血管系统和消化系统。如人在恐惧或悲痛时胃黏膜苍白，胃液分泌停止，可引起消化不良；在焦急、愤怒、怨恨时，胃黏膜充血，胃酸分泌增多，常常导致胃溃疡；在惊慌时感到心慌；愤怒、激动时心跳加快、血压上升，交感神经处于兴奋状态，若持续下去，会导致心、脑血管疾病加重甚至死亡。当然，消极的情绪有时也有积极的意义，如愤怒和仇恨这种消极情绪就可以使交感神经系统兴奋性增强，肾上腺素分泌增多，血糖升高，血压上升，肌肉紧张度增强，身体的潜能因此得到动员，起到增力的作用，以有效地应付当前的环境。而积极的情绪对人体的健康起到良好的作用。情绪的高涨总伴随着身体运动的活跃，使有机体的能源动员起来，血糖增加，呼吸和脉搏加快，这些都是肌肉工作所需要的条件。因此，积极的情绪能提高人脑力劳动的效率和耐久力，使人体内各器官系统的活动处于高水平的协调一致状态。乐观、愉快的情绪还能使人增强对疾病的抵抗力，临床上，不少人是通过自身的调节，由于良好的情绪而使疾病自愈。但是，积极的情绪也要适度，过分的高兴而造成狂喜，有时也会对身体造成不良影响以至形成严重后果。

四、意志

（一）意志的概述

意志是在需要和动机的基础上有意识地确定目的，并根据目的来支配、调节自己的行动，克服困难，从而实现预定目的的心理过程。意志对行动的调节作用包括发动和抑制两个方面。前者表现为促使人们从事具有目的性的必要行动，后者则表现为制止与预定目的相矛盾的愿望和行动。意志不仅调节人的外部动作，还可以调节人的心理状态。如对注意、情感和思维的调节。

意志与认识、情感之间的关系是：认识协助意志确定目标、制订计划、采取克服困难的合理办法。情感则是意志的动力，对自己所追求的目的具有积极肯定的情感，会推动人去追求目的。意志可推动认识活动的深化，也可控制情感，使情感服从于人的理智向健康的方向发展。

人的意志行动具有以下基本特征：第一，意志行动是自觉的、有目的的行动；第二，意志行动是与克服困难相联系的，也就是说，无意识的、习惯的、可自然而然完成的行动不是意志行动；第三，意志行动是以随意活动为基础的。随意活动是指有意识指引的活动，是在生活实践中学会的动作，是意志行动的必要组成部分。以上三个基本特征是相互关联的，目的是意志行动的前提和方向，克服困难是意志行动的核心，随意动作是意志行动的基础。

（二）意志的品质及培养

意志的品质可归纳为四个方面：自觉性、果断性、坚韧性、自制性。

1. 意志的自觉性　意志的自觉性是指一个人对行动的目的有深刻的认识，能自觉地支配自己的行动，使之服从于行动目的的品质。与自觉性相反的是意志的动摇性（或称暗示性）和独断性。有动摇性的人缺乏独立性和首创精神，对自己的行动缺乏信心，易屈从环境的影响，随大流。有独断性的人，则行事武断，固执己见，刚愎自用，拒绝任何人的批评和劝告。

2. 意志的果断性　意志的果断性是指迅速地、不失时机地采取决定的品质。这种品质以深思熟虑和大胆勇敢为前提，能当机立断，敢作敢为，在不需要立即行动或情况变化时，又能及时停止已做出的决定。那些在机会面前优柔寡断，或遇事鲁莽草率、随便决定者，都是和果断性背道而驰的。

3. 意志的坚韧性　意志的坚韧性是指坚持不懈地克服困难，永不退缩的品质。与坚韧性相对立的是执拗。执拗的人只承认自己的意见和论据，尽管出现错误，也不能正视现实，放弃错误决定，不接受他人的正确建议，而是一意孤行。与坚韧性相对立的还有见异思迁、虎头蛇尾的品质。

4. 意志的自制性　意志的自制性是指善于管理和控制自己的情绪、约束自己的行动和言语的品质。具有自制性的人，能够克服懒惰、恐惧、愤怒和失望等因素的干扰，既善于使自己做与自己兴趣不合的事情，又能够放弃一些自己感兴趣但妨碍目标实现的事情及其他难以兼顾的目标，执行已确定的目的和计划。任性和怯懦都是缺乏自制性的表现。

意志的品质受世界观、信念、理想的制约，并与人的认知、情感、修养等有着极为密切的联系，因此，通过在这些方面的锻炼和培养，可以提高意志的品质。一般培养和锻炼意志品质，可采取以下措施：第一，明确目标。在人生道路的每一阶段，都给自己设置一个可接受的、具体的、有一定难度的目标，制订相应的计划，逐步实现目标，在实现目标的过程中培养意志。第二，运用集体的力量。集体的力量对意志品质的培养有很大的影响，主要表现在集体可以给人以归属感，并会对一个人的努力、才智、决断力和自制力给予奖赏，这种奖赏可成为推动其努力的动力。第三，参加实践活动。实践活动，尤其是有困难的活动，能使人的意志得到巩固和强化。意志是在克服困难中体现，并在克服困难中成长的。因此，参加各项活动，不仅能增长知识才干，同时更能锻炼意志。第四，加强自我培养。自我培养对意志品质的形成起着关键的作用，在正确的世界观指导下，从小事做起，培养自己的自制力，克服懒散的不良品质，并要持之以恒。通过以上措施，培养形成优良的意志品质。

第四节 个 性

一、个性概述

（一）个性的概念

个性也称人格。对于个性的概念，心理学家有着不同的界定。综合各心理学家的看法，可将个性界定为：个性是指一个人的整个的精神面貌，即具有一定倾向性的和比较稳定的心理特征的总和。

也就是说，人类通过认识、情绪和情感、意志等心理活动认识、反映外界事物，体验着各种情感，支配着自己的行动。但是，各人在进行这些心理活动时并不是一样的，在心理活动的优势方面、强度、速度、灵活性方面、行为表现的模式等方面，每人都有着自己的特点。这些特点构成了一个人区别于他人的独特的心理面貌，这就是个性。

（二）个性的基本特征

个性具有以下四种心理特征。

1. 独特性与共同性 一个人的个性是在遗传、成熟和环境、教育等先后天因素的交互作用下形成的。不同的遗传、生育以及教育环境，可形成不同的心理特点，没有哪两个人的个性是完全相同的。这就是个性的独特型。而另一方面，生活在同一社会群体中的人由于受一定的群体环境、自然环境和社会环境的影响，也会有一些相同的个性特征，即个性中还存在着共性。这些共性和个性的关系显示为，个性中包含着共性，共性又通过个性表现出来。

2. 稳定性和可塑性 由各种心理特征构成的人格结构是比较稳定的，即无论在什么时间、地点，个性都对人的行为形成一贯的影响，这就是个性的稳定性。那些非一贯的、偶尔表现的心理特征，不能称为个性。俗话说"江山易改，禀性难移"，指的就是个性具有稳定性。当然，强调个性的稳定性并非代表着它一生中一成不变，随着生理的成熟和环境的改变，个性也会发生或多或少的变化。

3. 整体性 个性的各种心理特征在多层次、多维度上彼此交织、相互影响，形成了具有高低、主次之分的一个复杂的有机的整体。这种整体性使人的内心世界、动机和行为之间保持着和谐一致，体现了其独特的精神风貌。那些个别的心理特征，则必须在个性的整体系统中，在与其他个性心理特征的联系中才有确定的意义。

4. 生物制约性与社会制约性 个性是在一定的社会环境下形成的，因此必然会反映出相应的社会文化特点及他受到的社会教育的影响，受到所处社会的制约，这说明个性具有社会制约性。但是，个性和其他心理现象一样，也是大脑的机能，个性的形成必然要以神经系统的成熟为基础，受生理发育的制约，所以，个性又具有生物制约性。

二、个性心理特征

个性心理特征是人的多种心理特征的独特组合。它集中反映了一个人的精神面貌的稳定的类型差异，影响着个人活动的效能和风格。个性心理特征包括了能力、气质和性格。

（一）能力

1. 能力的定义及分类 能力是顺利、有效地完成某种活动所必须具备的心理条件，是个性的一种心理特征。视、听觉分辨力、观察力、想象力、思维能力等能力，都是在活动中形成和发展，并在活动中表现出来的。能力的高低可直接影响活动的效果。各种能力可以在完成某种活动的过程中进行有效结合的称为才能。各种能力在活动中能达到最完美结合，并能经常创造性地完成一种或多种活动的，称为天才。

通常将能力划分为一般能力和特殊能力。一般能力是指从事任何活动都需要具备的能力，如观察力、记忆力、思维能力、想象力、言语能力和操作能力等。特殊能力是指从事特殊活动或专业活动所必需的能力，如音乐的节奏感受力、色彩的鉴别力、模仿及表演能力等。一般能力是特殊能力发展的基础和内部条件，特殊能力是一般能力在活动中的具体化和专门化的发展。

2. 智力 智力是指认识方面的各种能力的综合，包括观察力、记忆力、思维能力、想象力等，其中，思维能力是核心。智力属于一般能力。智力在获得知识、技能的动态过程中，表现为对复杂事物的认识、领悟能力和分析解决疑难问题的正确性、速度和完善等方面，即主要集中在认识活动和创造活动上。

不同的个体智力是不同的，其差异包括①智力水平的差异：就群体而言，智力优、劣者处于两端，大多数人在中间水平，呈正态分布；就个体而言，在不同的发展阶段，智力发展水平也不同。表现为出生到青春期，智力伴随年龄迅速增长，以后渐缓，20 至 34 岁达到高峰，中年保持在稳定水平，至老年开始衰退。②智力结构的差异：不同的个体之间存在着质的差异，表现为不同的人其特殊能力或能力类型是不同的。③智力发展早晚的差异：如有的人早慧，有的人大器晚成，但均为少数，一般人智力得以充分发展在 30 至 40 岁之间。

智力的高低用智商（IQ）表达，一般来说，一个人的智商在一生中是有发展变化的，而成年人的智商则保持在一个相对稳定的水平。

智力既然是各种认识能力的综合，则其功能就不是单一的，其结构也因包含于内的多种能力因素的结合而相当复杂，对智力结构进行分析的理论和学派很多，其中较主要的有：

（1）**二因素说**　由斯皮尔曼提出。即智力由两种因素构成，一般因素和特殊因素。完成任何作业都由这两种因素决定，而这两种因素是相互联系的，两种因素中一般因素是智力的基础和关键。

（2）**群因素说**　由塞斯顿提出，认为智力是由一群彼此无关的原始能力或因素组成。他对大量智力测验进行了因素分析，结果找到了 7 种因素，即词的理解、词的流畅性、计数、记忆、推理、空间知觉和知觉速度。他把这 7 种因素作为原始能力，并以此构造了一个智力测验。按照他的理论，这些原始因素之间是彼此独立的，但是实际结果并不这样，它们之间仍有一定的相关，所以看来还是有某种在所有的智力活动中都起着必要作用的一般的智力。

（3）**液体与晶体智力说**　由卡特尔和霍恩提出，此理论将智力中有较大易变性的部分称为液体智力，液体智力牵涉解决问题时的适应性和灵活性，较多地依赖于感知觉、注意、记忆等心理品质，一般认为与神经系统的特点有关，更多地受生物因素的影响。将智力中较少改变的部分称为晶体智力，晶体智力主要涉及以往的教育、训练和知识的积累，一般认为与后天的环境有关，形成后一般较少改变。

（二）气质

1. 气质的概述　气质是心理活动表现在强度、速度、稳定性和灵活性、指向性等方面动力性质的心理特征。即俗话所说的脾气、秉性或性情。心理活动的动力特征表现在人的知、情、意过程中，如言谈举止的敏捷性、注意力集中的程度、情绪产生的快慢、强弱程度、稳定性、意志努力的强度、心理活动指向于外部事物还是指向于内部体验等，都是心理活动动力特征的表现。气质与人的生物学素质有关，有明显的天赋性，是人的高级神经活动类型在人的行为和活动中的表现，它使人的心理活动表现均染上个人独特的色彩。由于气质的心理活动动力特征不依赖于活动的时间、条件、目的和内容，因此不具有社会评价的意义。

在能力、气质、性格等个性心理特征中，气质更具稳定而不易改变的特性。但在生活环境和教育的影响下，也会有一定程度的掩饰或改变。

2. 气质的类型　对气质的分型有多种提法。希波克拉底认为，人体内有血液、黏液、黄胆汁、黑胆汁四种液体，根据每个人体内这四种液体的多寡来区分和命名气质，便有了多血质、黏液质、胆汁质和抑郁质四种类型。这一提法虽缺乏科学根据，但在生活中能见到这些气质类型的典型代表。巴甫洛夫根据神经过程的基本特性（强度、均衡性、灵活性）的不同结合，把人的高级神经活动分为活泼型、安静型、兴奋型、抑制型四种类型，这四种类型与希波克拉底的四种气质类型相吻合，具有对应关系。（表 2 - 1）

表 2 - 1　　　　气质类型、高级神经活动类型及行为表现特征

类型	高级神经活动类型	行为特征
多血质	活泼型	活泼好动，敏捷而不持久，适应性强，注意易转移，兴趣易变换，情绪体验不深刻且外露
黏液质	安静型	安静沉着，注意稳定，善于忍耐，情绪缓慢且持久而不外露，容易冷淡、颓唐
胆汁质	兴奋型	精力充沛，动作有力，性情急躁，情绪易爆发，体验强烈且外露，不易自制，易冲动
抑郁质	抑制型	反应迟缓，敏感怯懦，情绪体验深刻，持久且不易外露，动作缓慢，易伤感，孤僻，善观察小事细节

3. 气质的生理基础　关于气质的生理基础有各种不同的学说，其中影响较大的是巴甫洛夫的神经活动类型说。巴甫洛夫认为，高级神经活动类型是人的气质的主要生理基础。他通过实验研究发现，神经系统最基本的过程是兴奋和抑制过程，它有三种特性：强度（神经细胞或神经系统受强烈刺激或持久工作的能力）、均衡性（神经系统兴奋和抑制两种过程的相对关系）和灵活性（兴奋与抑制过程之间相互转化的速度）。这三种特性在人与人之间存在着个别差异，其不同的组合就构成了高级神经活动的不同类型。其中四种最主要的类型是：强 - 不均衡型、强 - 均衡 - 灵活型、强 - 均衡 - 不灵活型、弱型，这四种类型和四种气质类型的对应关系为：

表2-2 气质类型、特征与高级神经活动类型的关系

气质类型	高级神经活动	神经过程的特性						气质特性		
		强度	均衡性	灵活性	感受性	耐受性	敏捷性	可塑性	兴奋性	倾向性
多血质	活泼型	强	均衡	灵活	低	高	快	可塑	高而不强	外倾
黏液质	安静型	强	均衡	不灵活	低	高	慢	刻板	低而强烈	内倾
胆汁质	兴奋型	强	不均衡	灵活	低	高	快	可塑	高而强烈	外倾明显
抑郁质	抑制型	强	不均衡	不灵活	高	低	慢	刻板	高而体验深刻	内倾明显

4. 气质的意义 气质是心理活动的动力特征，其类型本身无好坏之分，每种气质都有积极和消极的两面。如多血质的人反应灵活，容易适应新环境，但注意力易分散，兴趣易转移等，从表2-1的行为特征中就可以看出其他类型的两面性。由于气质不同，其心理活动的动力特征不同，因此，不同气质类型的人从事相同的活动时，活动效率就会有所不同。有的气质类型在进行某类工作时效率较高，而另一些类型的人则会在别的工作中效率较高，因此在择业时，应该考虑到气质的特点。但气质对实践活动不起决定作用，气质不能代表一个人活动的价值和成就的高低，同一领域的杰出人物气质类型不一定相同，不同领域可以找到相同气质的优秀人物就是很好的证明。

气质对人的身心健康有着不同的影响，情绪不稳定、易伤感、过分性急、冲动等特征不利于心理健康。

（三）性格

1. 性格的定义 性格是个人对现实稳定的态度及与之相适应的习惯化的行为方式。性格是个性特征的核心，是个人活动中与特定的社会环境相互作用的产物，是在社会生活实践中尤其是儿童早期的生活经历中发展起来的，受人的个性倾向性制约，反映一个人的生活经历和本质属性。但作为人生活历程反映的性格特征，随现实环境的变化和各种重大转折，也会在一定程度上发生改变。

2. 性格的基本特征

（1）性格的态度特征 主要指的是一个人如何处理社会各方面的关系的性格特征，包括他对社会、集体、工作、劳动、他人以及自己的态度的性格特征。好的态度是忠于祖国、热爱集体、关心他人、勤劳节俭、认真负责等。

（2）性格的意志特征 主要指的是一个人对自己的行为自觉地进行调节的特

征。按照意志的品质，良好的意志特征是有远大理想、行动有计划、独立自主、果断、勇敢、自制力强等。

（3）性格的情绪特征　指的是一个人的情绪对他活动的影响，以及他对自己情绪的控制能力。良好的情绪特征是善于控制自己的情绪、情绪稳定、乐观等。

（4）性格的理智特征　是指一个人在认知活动中的性格特征。如认知活动中的独立性和依存性：独立者能根据自己的任务和兴趣主动地进行观察和思考；依存性强者则易于受无关因素的干扰，愿意借用现成的答案等。

3. 性格的类型　性格的分型有多种理论，主要的有以下几种：

（1）机能类型说　按情绪、意志、理智等心理功能何者在性格结构中占优势，将人的性格分为情绪型、意志型和理智型。情绪型者情绪体验深刻，言行受情绪控制和支配；意志型者行动目标明确而积极主动；理智型者以理智来衡量一切并支配行动。

（2）向性说　按个体心理活动倾向于外部还是内部将性格分为外倾和内倾两类。外倾者活泼、开朗、热情、善于交际；内倾者则沉默寡言、反应缓慢、性格孤僻。

（3）独立－顺从说　按个人独立程度分为独立型和顺从型。独立型的人善于独立发现和解决问题，易于发挥自己的力量，不易受次要因素干扰，沉着镇静，但喜欢将自己的意志强加于人；顺从型的人常处于被动、服从、被支配的地位，易不加分析地接受别人的意见，遇事常惊慌失措。

（4）特性分析说　按性格多种特性的不同组合，把人的性格分为多种类型。其将性格特征当作性格的基本单位，由于种种性格特征在一个人身上的不同组合就构成了一个人不同于他人的独特性格。

三、个性的形成和发展

（一）影响个性形成和发展的因素

个性的形成极为复杂，可以说是在多种因素的影响下发展起来的，主要的因素有：

1. 生物遗传因素　脑是产生心理的器官，为个性的形成和发展提供了物质基础和可能性，高级神经活动类型对形成气质和性格具有制约作用，而这些生理基础都具有遗传性，大量的实验也证明，遗传是个性形成不可缺少的因素。

2. 社会文化因素　每个人从出生开始就处在特定的社会文化环境中，参与社会实践，与周围的人交往，并向他们产生认同，朝着相似性的方向发展，形成具有相应的文化背景的个性特征。如在不同的文化背景下，东方人形成了具有含蓄、内向共性的个性特征，西方人形成了具有直率、外向共性的个性特征等，个性的这种相似性具有维系社会稳定的功能。由于社会文化因素对个性形成的影响具有决定性的作用，因此，刚出生的婴儿，如果没有机会经历正常的人类社会生活，就不可能形成健全的人格，也就无法成为社会人。

3. 家庭环境因素 家庭是社会的细胞，是人出生后最早接触的社会环境，家庭的经济状况、社会地位，家庭成员之间的关系、父母的文化素质、价值观念和行为方式，还有父母对儿童的教养态度和方式，都会在儿童的个性中打下深深的烙印，影响着个性的形成。

4. 学校教育因素 学校是社会文化对社会成员施加正规影响的场所，教育部门通过教学计划、培养目标向学生灌输或形成影响。学校中教师对学生的态度和要求、学校的人际关系，学生学业成就的高低等也都对个性的发展有着重要影响。

5. 早期经验 每个人的经历不同，经验也不一样。某些特殊的经历，如早年丧失父母、家庭破裂、长期的疾病状态、迁居等事件的发生都会对个性的形成与重塑产生影响。但是，早期的经验不能单独对个性起决定性作用，它必须与其他的个性因素共同决定个性的形成和发展。

（二）个性发展的各个阶段

关于个性的发展，不同的心理学派有不同的认识，然而最有特色的是埃里克森提出的个性形成和发展理论。埃里克森把个性的形成和发展划分为八个相互联系的阶段。他认为，在个性的发展过程中，每个人都要经历一系列顺序不变的发展阶段，每一阶段的身心发展都有其代表性特征。

1. 婴儿期（出生到 18 个月） 学习信任的阶段。婴儿所面临的危机是要获得基本信任或克服不信任。所谓基本信任，就是婴儿的需要与外界对他需要的满足保持一致。如果婴儿得到适当的照顾、关心、爱抚，则会对照顾她的父母或代理人产生信任，他感到所处的环境是安全的，周围的人是可以信任的。由此就会扩展为对一般人的信任，反之，婴儿得不到关心照顾，就会害怕与怀疑周围的人，形成对周围世界的不信任感。

2. 童年期（18 个月至 4 岁） 成为自主者阶段。儿童所面临的危机是要培养自主性，避免产生对自己能力的怀疑感和羞怯感。此时，儿童开始有了独立的要求，开始去探索周围的世界，若父母允许他们独立地去做一些力所能及的事情，予以鼓励，则儿童就能逐渐体会到自己的能力，养成自主的个性。反之，父母过分溺爱和保护，或过分严厉，使孩子遭到许多失败的体验，就会产生自我怀疑与羞耻感。

3. 学前期（4 至 6 岁） 发展主动性阶段。儿童开始对发展其想象力与自由地参加活动感兴趣。如果成人对孩子的好奇心及探索行为给予鼓励，让他们有更多机会自由地参加各种活动，耐心地解答他们的问题，则孩子的主动性就会得到进一步的发展，表现出很大的积极性和进取心。反之如果成人采取否定和压制的态度，就会使孩子产生内疚感与失败感，还会影响下一阶段的发展。

4. 学龄期（6 至 11 岁） 获得勤奋感而避免自卑感的阶段。他们所面临的危机是勤奋上进或失败自卑。这一阶段的儿童开始接受正规教育，他们开始追求各种活动成就及由此得到的认可与赞扬，并为此而勤奋学习，同时也体验着唯恐失败的情绪。如果儿童在学习过程中不断体验到成功，就会逐渐形成勤奋的品质，反之，则产生自卑的特点。

5. 青春期（12 至 18 岁） 建立个人同一性阶段。这一阶段的核心问题是自我意识的确定和自我角色的形成。所谓同一性是指青少年对自己的本质、信仰和一生中的重要方面前后一致及较完善的意识，亦即个人的内部状态与外部环境的整合和协调一致。此时，青少年的意识分化为理想的自我和现实的自我，要建立起自我同一性就必须使理想自我和现实自我达到统一。为此，他们要么努力改变现实的自我，要么改变理想的自我，才能使之保持一致。埃里克森认为，这种同一感可以帮助青少年了解自己与各种人、事、物的关系，并加以调整，以便能顺利地进入成年期。自我同一性的建立与前几个发展时期有直接关系，前期的发展任务顺利完成，则自我同一性就易建立，否则就会产生自我同一性混乱或消极同一感，使人无法发现自己，也不知道自己是个什么样的人，因此给他们的适应带来麻烦。消极同一感是指一个人感到被一定的社会文化环境认为是否定的角色。有研究表明，同一感混乱和消极同一感的产生，是青少年犯罪的重要心理基础。

6. 青壮年期（18 至 30 岁左右） 承担社会义务、建立家庭生活获得亲密感及避免孤独感阶段。亲密感是人与人之间的亲密关系，包括友谊和爱情。亲密的社会意义，是个人能与他人同甘共苦、互相关怀。亲密感在危急情况下往往会发展成为一种互相承担义务的感情，它是在共同完成任务的过程中建立起来的。如果一个人不能与他人分享快乐与痛苦，不能与他人进行思想情感的交流，不相互关心与帮助，就会陷入孤独寂寞之中。

7. 中年期（30 至 65 岁） 这是经由成家立业而获得创造感避免自我专注的阶

段。这一阶段有两种发展可能性。一种是向积极的方面发展，个人除关怀家庭成员之外，还会扩展到社会上的其他人。他们在工作上勇于创造，追求事业的成功，而不仅是满足个人的需要；另一种是向消极的方面发展，即所谓的"自我专注"，就是只顾自己及自己家庭的幸福，而不顾他人的困难和痛苦，即使有所创造，其目的也是为了自己的利益。

8. 老年期（65 岁起） 获得完美感避免失望感的阶段。如果前面的七个阶段积极成分多于消极成分，就会在老年期汇集成完美感。回顾一生觉得过得很有价值，生活得很有意义。反之，消极成分多于积极成分，就会产生失望感，甚至有绝望感，精神萎靡不振，心境低落。

第 三 章

心理应激

现代社会，随着社会变革和生产力的发展，人们的生活与工作环境发生了巨大变化。生活节奏的加快，工作压力的加大，社会竞争的加剧等，均会加重人们适应生活的负担。国内外大量的研究表明，强烈的、持久的心理应激和不适当的应对，不仅会造成人们心理上的不安和情绪痛苦，而且会损害人们的心身健康，造成亚健康状态，甚至心身疾病及心理障碍。这些还会造成生活质量、工作绩效下降和社会恶性事件的增多。有鉴于此，应激与健康的关系问题已经成为人类共同面临而亟待解决的问题之一，也是许多学科共同研究的重大课题。

第一节　应激概论

一、应激与心理应激

应激是由英语"stress"一词翻译而来。塞里（1936）首先将这个词引入到生物和医学领域，并逐渐发展成为被公认的应激学说。

（一）早期的应激概念

在应激这一概念的历史演进过程中，有三位著名学者作出了重要的贡献。他们是克劳德·伯纳德、沃尔特·坎农和汉斯·塞里。

伯纳德的学说里阐述了有关应激概念的一些重要内涵。他认为，复杂的生命机体的功能既取决于外界环境，又取决于内环境。外界环境是变幻不定的，对有机体的完整性的各种挑战，会诱发身体做出种种反应以抗衡其所造成的威胁。生命的维持之关键就是保持内部环境的稳定。他的这一思想对现代应激概念的产生起着重要的影响作用。

坎农继承了伯纳德的思想，他的很多研究涉及有机体为保持最适当的功能而对外界环境变化做出反应的具体机制，认为在外界刺激的情况下，个体体内存在着明显的、复杂的缓冲系统和反馈机制，驱使个体恢复原先的平衡状态。他将这一过程称作"内稳态"。同时，他观察了在实验条件下暴露于寒冷、缺氧和失血的个体后发现，个体往往会出现一系列的战斗－逃避反应，认为此时就是一种应激状态，其反应主要是通过交感－肾上腺髓质轴的激活起作用的，由此提出了"应激反应"学说。坎农的应激稳态学说，是塞里应激学说的重要基础，也为整体生理学建立了一个理论和实验框架。

塞里是应激问题研究历史上第一个系统使用应激概念解释机体受到威胁时所发生的生理调节反应的生理学家。1936 年，塞里分析了一系列伤害性刺激对机体的影响，结果发现许多处于不同疾病状态的个体，都出现了食欲减退、体重下降、无力、萎缩不振等全身不适和病态表现。通过大量的动物实验他注意到，处于失血、感染、中毒和情绪紧张等有害理化刺激作用下以及其他紧急状态下的个体，均存在肾上腺皮质肥大、胸腺萎缩、外周血中淋巴细胞减少等变化，他将这一组症状群称为"一般适应综合征"（GAS）。根据塞里的观点，这些 GAS 与刺激的类型无关，是机体对有害刺激所做出的防御反应的普遍形式。

因此，塞里认为，应激是机体对向它提出各种要求的外界环境做出的非特异性反应。他将引起应激的因子称为应激原，他认为不管应激原是愉快（如结婚）或不愉快（如亲友亡故）的，产生的应激反应在生理上都没有差异。

塞里的理论只强调应激中的生理因素，忽略了心理因素在应激中的作用，而且对在应激中出现的生理生化改变的阐述也并不完备。尽管如此，塞里的理论是应激理论的开端，为以后的应激研究奠定了基础。

（二）应激概念的发展

自 20 世纪 30 年代起，应激问题受到了心理学家们的重视和研究，应激的含义也被不断地扩充。概括这些研究，可以将其归纳为三种途径。

1. 应激是一种刺激物　这条研究途径把应激作为自变量加以处理，研究各种有害刺激物的性质和特征。显然，继塞里应激理论提出之后，至少有一段时期心理学家把应激的概念等同于应激原来研究。但区别于塞里的是，他们认为造成应激反应的刺激物不限于躯体性的，还包括心理的、社会的和文化的应激原。

2. 应激是一种反应　这条研究途径把应激作为因变量进行探讨，研究的重点放在对不良刺激或应激情境的反应方面。这是由塞里的定义发展而来的。但其研究不仅关注应激状态下的生理反应，更重视心理反应和行为变化，以及生理反应和心理反应之间的相互作用。

3. 应激是应激原和应激反应之间的中间变量　这方面的研究着重探讨应激原和应激生理心理反应之间的中介变量。现已发现有许多因素可成为中介变量，如认知评价、应对方式、社会支持、个人经历和人格特征等，其中认知评价被认为是应激的关键性因素。这些中间变量可影响应激原作用的大小及应激反应的强弱。

（三）心理应激

应激是一种多变量概念的认识已被广泛接受。上述三种途径侧重点有所不同，但都重视心理社会因素在应激中的作用。目前，在医学心理学领域里，倾向于将上述三种途径作为一个整体过程来认知。

从应激原的出现到应激反应的产生，以及中间变量对应激过程的影响，无一不涉及个体身心两个方面，以及与环境之间的交互作用。心理应激是指应激现象的心理方面。近年来，国内学术界普遍将心理应激看作是以认知因素为核心的一种多因素相互影响过程。认为心理应激是指个体在面临和察觉到环境变化对机体有威胁和挑战时，倾向于通过整体心理和生理反应，所表现出来的多因素作用的适应过程。其结果可以是适应的和不适应的；应激原可以是生物的、心理的、社会的和文化的；应激反应可以是生理的、心理的和行为的；应激中间变量有内部资源（如认知评价、应对方式、人格等）和外部资源（如社会支持），其中，个体的认知评价在应激作用过程中起关键性的作用。其模式如图3-1所示：

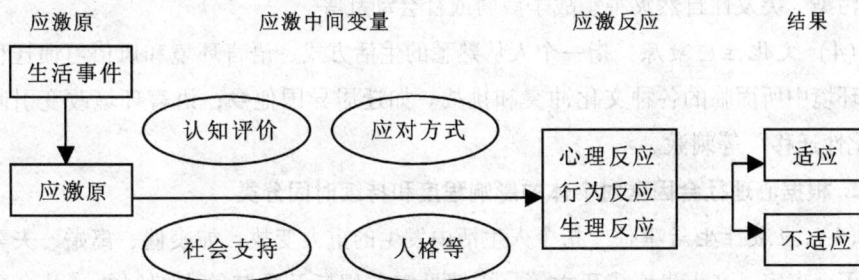

图3-1　应激过程的心理模式示意图

二、应激原与生活事件

应激原也称压力原，是指向机体提出适应要求，并可引起应对反应、稳态失衡的客观变化的生活事件或情境。并不是所有客观的刺激都可以成为应激原。一个刺激物能否成为应激原，除了同该刺激物本身的性质和特点有关外，还取决于当事人对它的态度、认知评价和适应能力等主体因素以及情境特点等客观因素。

（一）应激原分类

目前关于应激原的分类，临床心理学家尚未形成一致意见，没有公认的分类体系。下面介绍三种常用的分类标准。

1. 根据应激原的属性分类 布朗斯坦（1981）将人类常见的应激原分成四类：躯体性应激原、心理性应激原、社会性应激原和文化性应激原。

（1）**躯体性应激原** 指直接作用于躯体而产生的生物学刺激物，即是塞里早年提出的生理应激原。如温度、湿度、噪音、振动、毒物、感染、外伤、睡眠障碍、各类寄生虫及感染等。

（2）**心理性应激原** 指来自人们头脑中的紧张性信息。维顿和罗伊德（2003）认为，挫折、冲突、变化和压迫感是心理应激原的四种主要成分。心理性应激原与其他类应激原的显著不同之处是它直接来自人们的头脑，但也常常是外界刺激物作用的结果。

（3）**社会性应激原** 指造成个体生活上的变化并要求个体对其适应和应对的社会生活情景、生活事件或变故，如升学、考试、离婚、亲身经历的车祸、个人地位急剧改变、个人安全受到严重威胁、受罪犯侵袭、家中被盗、家中失火、亲人死亡、空气污染、突发性自然灾害、战争威胁或社会动乱等。

（4）**文化性应激原** 指一个人从熟悉的生活方式、语言环境和风俗习惯迁移到陌生环境中所面临的各种文化冲突和挑战。如迁居异国他乡；语言环境改变引起的"文化性迁移"等刺激。

2. 根据心理社会因素对个体的影响程度和持续时间分类

（1）**应激性生活事件** 指个人生活中发生的重大变故，如丧偶、离婚、夫妻争吵、子女离家、亲人患病或死亡等。详情见霍尔姆斯及雷赫等人编制的《社会再适应评定量表》。

（2）**日常生活的困扰** 指人们所受到的来自生活中的频繁而轻微的影响。日常生活的困扰虽然不像生活事件那么严重，但由于它们频繁或长期出现，其影响也不可低估。事实上，日常生活的困扰是造成许多人生活应激的更为主要的原因。拉扎勒斯等（1981）将此类应激原称为困扰或微应激原。他们对100名男女作一年随访，用问卷调查被试者的困扰及心身健康，结果发现，困扰可预测近期健康，而重大生活事件对健康有长远影响。

（3）工作相关应激原　又称为职业性应激原，大体分为两类：①职业内在的应激原。指职业劳动本身固有的应激原，包括劳动条件、劳动范围、工作负荷等。②企、事业中的政策及其执行有关的应激原。包括组织的结构与气氛，职业性人际关系，个体在组织中的角色、负责程度、个人职业经历等。

（4）社会、环境应激原　指人类生存的自然环境的突然变故（如地震、洪水、风暴）以及社会环境的意外与持续变动（火灾、战争、政治变革、核事故、空气污染、噪音污染等）。流行病学调查表明，高应激地区（根据社会经济条件、犯罪率、暴力行为、人口密度、迁居率、离婚率来确定）人群高血压发病率高于低应激地区人群。这说明社区的综合因素可以成为应激原。

3. 根据应激原的性质分类

（1）正性生活事件　指个体认为是美好的，具有明显积极意义从而产生积极的体验的事件，如晋升、提级、立功、授奖等。美好的事件之所以会引起应激反应，主要是因为当个体要满足自身需要时，他们就必须去改变或调适。

（2）负性生活事件　指个体认为能给自己带来不愉快，并具有消极作用的事件。这些事件都具有明显的厌恶性质或带给人痛苦悲哀心境，如亲人死亡、患急重病等。大部分应激原均属于这类。

大量的研究证明，负性生活事件与心身健康相关性明显高于正性生活事件。因为负性生活事件对人具有威胁性，会造成较明显或较持久的消极情绪体验，而导致机体出现病态或疾病。

（二）生活事件与健康的相关研究

生活事件又称生活变化，是指生活中面临的各种问题，可造成心理应激并可能进而损伤躯体健康的主要刺激物，亦即应激原。

生活事件是最早被注意到的影响健康的心理应激因素之一。研究表明，在质的方面，生活事件的致病性与其性质有关。国内姜乾金等（1987）通过癌症病人的临床对照研究显示，家庭不幸事件、工作学习过度和人际关系不协调三者在疾病发生中有重要意义。霍曼（2005）认为，在过去20年不断增加的研究已经表明，应激与近80%的主要躯体疾病有关，其中包括心血管疾病、癌症、内分泌和新陈代谢疾病、皮疹、胃溃疡、偏头痛和紧张性头痛等。

在各种生活变化中，那些伴有心理上丧失感的心理刺激，对于健康的危害最大。这种丧失感可以是具体的事或物，例如亲人死亡等；也可以是抽象的丧失感，例如工作的失败等。其中，居丧的影响最大，居丧状态可抑制机体的免疫能力。郑延平等（1990）的调查也证明，负性生活事件，特别是丧偶、家庭成员死亡等与疾病关系最密切。有些研究工作者指出，丧失或亲人的死亡能引起个体一种绝望无援或者束手无策的情绪反应，此时个体难以应付环境的需求，常导致疾病或死亡。

此外，过度紧张的学习或工作、人际关系不协调等应激也对健康有重要影响。

生活事件的数量也决定其对健康和疾病的影响程度。寻求变化是人的一种基本特性。然而，生活变化过大、过快、过多或带来的压力持续时间过久，都会造成相应的适应困难。当一个人在一定的时期内连续遭遇多种严重生活事件，即所谓祸不单行时，个体的承受力易崩溃，往往容易导致对健康的损害。

综上所述，生活事件不仅可以引起个体的应激反应，且可诱发疾病甚至死亡。

（三）生活事件的量化评估

美国华盛顿大学医学院的心身医学家霍尔姆斯及雷赫（1967），首次根据对5000多样本的病历分析和研究所获得的资料，搜集到美国成年人生活中可能会遭受到的一些生活事件，并将其分成不同等级进行排序编制成社会再适应量表（SRRS），并以生活变化单位（LCU）定量，用以检测事件对个体的心理刺激强度。LCU代表了生活变故与疾病的相关程度。以配偶死亡为100分，根据事件的影响程度给予不同的指数，然后要求受试者勾选出某一段时间内他所遭受的变动事件，累加所选变动事件的指数就可以知道受试者所承受压力的程度。得分在150～199之间属轻度生活危机组，200～299之间是中度生活危机组，300及以上则为重度生活危机组。

研究发现，LCU与个体在10年内的重大健康变化有关。在中等生活变故的人群中，37%有重大的健康变化；有重大生活变故者中，70%呈现重大健康变化。霍尔姆斯等提出，LCU一年累计超过300，则预示今后2年内将有重大的病患；后来又进一步提出，若一年LCU不超过150，来年可能是平安的；LCU为150～300，则有50%的可能性来年患病。1976年他们报道，心脏病猝死、心肌梗死、结核病、白血病、糖尿病、多发性硬化等与LCU升高有明显关系。

SRRS发表后，国内外学者纷纷致力于生活事件的性质、种类、发生频度、持续时间等因素与有关疾病如神经症、躯体疾病和心身疾病之间关系的调查。国内学者张明园（1987）、杨德森（1983）等在霍尔姆斯和雷赫编制的SRRS基础上，结合中国的社会文化特点，也分别编制了生活事件量表，并已在国内广泛使用。

第二节 应激的中介机制

心理应激的中介机制是指机体将传入的信息（应激原，环境的需求）转变为输出信息（应激反应）的内在加工过程，是应激原至应激反应的中间环节。包括心理的和心理生理的两大中介机制。我们通常认为，一个事件是否成为应激原，取决于事件本身的性质。这是一件什么样的事，似乎更重要。事实上，环境中各种刺激是否引起个体应激反应，并不完全取决于刺激物本身的质和量，更重要的是在这个过程中，个人的认知理解、应对方式、社会支持、人格特征以及文化背景等诸因素均在直接或间接地发挥作用。这些因素影响心理应激反应强度和对应激的耐受力，调节心理刺激同疾病间联系。下面我们重点讨论心理的中介机制。

一、认知评价

认知评价是指个体从自己的角度对遇到的生活事件的性质、程度和可能的危害情况做出估计。个体对生活事件的评价是非常主观的，在生活中，如何定义、解释、认识事件和对事件做出的反应，与个体认为这些事件是否有压力有关。对事件的认知评价直接影响个体的应对活动和心身反应，因而是生活事件能否造成个体应激反应的关键中间因素之一。

拉扎勒斯和福克曼提出的"认知－动机－评价－互动"的理论特别强调在相同强度的应激原作用下，应激反应的可塑性和个体差异性。这一理论强调认知评价在心理应激中的核心作用。他们认为，个体对应激原的认知评价过程分为初级评价、次级评价和认知性再评价。

（一）初级评价

初级评价是指个体在某一事件发生时，立即对其进行的最初估计，判断情境与自己是否有利害关系，即回答"我是不是有麻烦？"等类似问题。初级评价得出的判断有三种可能：①与个体不相干。②对自身有积极意义——良好的。③应激的。应激的觉察又可以细分为三种可能：损害－丧失、威胁和挑战。虽然三者都对个体有不同的消极影响，但相比之下，挑战的积极性是最高的，会使个体产生包含兴奋、期待和努力应对的积极的情绪；而如果把压力看成是一种威胁，个体就会感受到焦虑；如果认为压力是个人的损失，则会产生愤怒或悲伤的情绪。

（二）次级评价

一旦得到事件与自己有关系的判断，个体立即会对事件是否可以改变即对个人的应对方式和适应能力做出估计，这就是次级评价。即要回答"这种情况下我该怎么做？"这类问题。这种评价对个体决定有无必要进行防御起重要作用。伴随着次级评价，个体会同时进行相应的应对活动：如果次级评价事件是可以改变的，采用的往往是问题关注应对；如果次级评价为不可改变，则往往采用情绪关注应对。如图3-2所示。

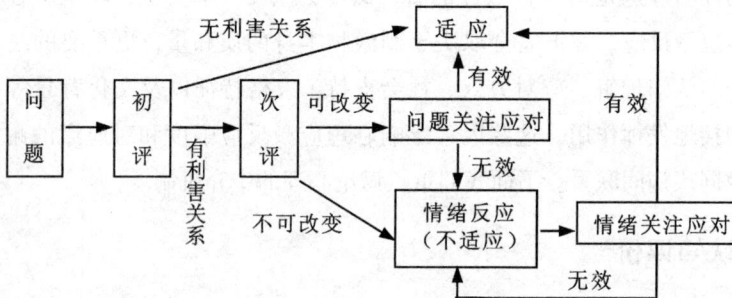

图3-2　认知评价在应激过程中的作用

（三）认知性再评价

上述两个问题得到回答后，则由大脑对情境进行认知性再评价。再评价是建立在前两级评价引起的反馈基础上，对情境意义及应对结果进行的再次评价，并决定这种潜在的应激原是否成为一种现实的应激原，其结果是心身应激还是不应激，并做出相应的应对技巧的调整。

二、社会支持系统

社会支持是指在社会生存环境下，个体受到的来自社会各方面的心理上和物质上的支持或援助。当某人遭遇不幸时，家庭、亲友、同事及社会各方面的关心、支持和理解可以有效地降低或缓解应激的强度，平稳地渡过应激，摆脱困境。社会支持概念所包含的内容相当广泛，包括一个人与社会所发生的客观的或实际的联系，例如得到物质上的直接援助和社会网络。这里的社会网络是指稳定的（如家庭、婚姻、朋友、同事等）或不稳定的（非正式团体、暂时性的交际等）社会联系的大小和获得程度。社会支持还包括主观体验到的或情绪上的支持，即个体体验到在社会中被尊重、被支持、被理解和满意的程度。许多研究证明，个体感知到的支持程度与社会支持的效果是一致的。

个体的社会支持程度受多种因素的影响，与多种应激中间变量交互作用。社会关系本身时常就是应激原或致病原。认知因素影响社会支持的获得特别是影响主观支持质量，当个体对某一社会环境刺激做出主观的认知评价而不符合社会的评价时，社会支持有助于个体重新认知自己所处的环境。社会支持与个性也有一定关系，孤独内向性格的人不易及时获得和充分利用社会支持，因而比外向者更易发生心理应激或患病。

缺少或不能很好地利用社会支持系统的个体，面对同样强度的应激刺激，心理和生理上的反应都较为显著。大量研究表明，社会支持与应激原引起的心身反应呈负相关，说明社会支持对健康具有保护性作用，可以降低心身疾病的发生和促进疾病的康复。事实上，社会支持本身对健康并无直接影响，但它给人们提供一个良好的平台，当应激事件发生时，起到一个缓冲或延缓的作用，使个体的应对能力增加，并维持个体良好的情绪体验从而有益于健康。

三、人格特征与应激

不同人格类型的个体在面临应激时可以表现出不同的应对策略，在应激过程中不同程度地直接或间接影响认知评价、应对方式、社会支持等系统。

（一）人格对认知评价的影响

态度、价值观和行为准则等人格特征，都可以不同程度影响个体在应激过程中的初级评价和次级评价。这些因素决定个体对各种内外刺激的认知倾向，如事业心太强或性格太脆弱的人就容易判断自己的失败。人格有缺陷的人往往存在非理性的认知偏差，使个体对各种内外刺激发生评价上的偏差，可以导致较多的心身症状，影响对个人现状的评估和应对方式。

（二）人格对应对方式的影响

人格特质在一定程度决定应对活动的倾向性即应对风格。不同人格类型的个体，在面临应激时可以表现出不同的应对策略。例如，日常生活中某些人对应激习惯于幽默自嘲，而有些人习惯于回避（借酒消愁）；有些人倾向于主动应对，而有些人则比较被动。

（三）人格对社会支持的影响

在社会支持方面，人格特征除间接影响客观社会支持的形成，还直接影响主观社会支持和社会支持的利用度水平。一位人格孤僻、不好交往、万事不求人的人，是很难得到和充分利用社会支持的。人格与应激反应的形成及其程度也有关。同样的生活事件，在不同人格的人身上可以出现完全不同的心身反应结果。人格通过与各因素间的互相作用，最终影响心身反应的性质和程度，并与个体的健康和疾病相联系。

（四）与应激相关的人格特征

人格特征不同类型中，与应激呈高相关性的，我们称之为应激相关的人格特征。所谓应激相关的人格特征，是指人格中那些倾向于增强心理应激反应的不良因素和心理行为特点，正是这些倾向或特点促使个体更容易发生心理障碍和心身疾病。

有人按人格对应激原易感或抵抗倾向程度进行分类，归纳出易感应激人格及抗应激人格。大量临床研究证明，A 型行为类型（TABP）具有争强好胜、时间紧迫感、追求成就、易激惹、不耐烦、急于求成、无端的敌意等，其个体表现应激高反应状态（中枢神经高唤醒状态、低习惯化水平、心血管高反应性），因而比与之截然相反的 B 型行为类型（TBBP）更易患冠心病，其冠心病患病率是 B 型者的 2 倍以上。C 型行为类型（TCBP）的主要特征为压抑情绪、克制愤怒不发泄、过分忍耐、回避矛盾、调和行为、易焦虑等，其应激反应强烈，导致免疫功能易受损而患癌症，因此也被视为应激易感人格。除此之外，像焦虑型人格、抑郁型人格、酒精中毒型人格等均属于应激易感人格。另一种最具代表性的人格是"坚韧人格"。这是一种由奉献、挑战及控制等三组分构成的抗应激人格特征，与降低应激相关疾病的发生有关。这种人在高度应激状态下很少引起负性后果。

第三节　应激反应及其作用

应激一旦发生，无论它是由何类应激原引起的，原则上都会产生心理反应和生理反应。在多数情况下，心理反应和生理反应是作为一个整体出现的。我们把个体因应激原所致的生物、心理、社会、行为方面的变化，称为应激的心身反应。

一、应激的生理反应

应激的生理反应最终影响心身中介机制，涉及神经系统、内分泌系统和免疫系统等。这些中介途径是一个整体，而且其中有关细节问题正是目前深入研究的领域。

坎农所描述的"搏斗或逃跑"反应以及塞里的一般适应综合征（GAS）都是以躯体反应为主的应激反应模式。前者是一种急性的应激反应，而后者乃是较为持久的应激过程。

应激反应长期存在并保持一定强度的情况下，各种疾病将随之而来。与应激反应有关的心身疾病，目前已经成为世界性的、严重威胁人类健康的、造成人们死亡的主要原因之一。另外，研究还发现，慢性应激可以延缓躯体性疾病的康复过程。有研究指出，应激反应影响身体健康的因素可能有三点：①破坏人的免疫系统，降低机体抗病毒、抗癌细胞能力；②人们面对应激事件时产生情绪激动，造成血压升高，破坏消化功能并容易引起疲劳，损害身体器官；③人们过于专注应激原，以至忽略了自身疾病的症状。

二、应激的心理反应

当个体处于应激状态时，会产生各种各样的心理反应。应激的心理反应可以涉及心理和行为的各个方面，从性质上可分为积极和消极两种。积极的心理反应包括适度的情绪唤起、注意力集中、动机调整、急中生智等。这些心理反应有助于维持应激期间的心理平衡，准确评价应激原的性质，做出合理的判断与决定，选择合适的应对策略。消极的心理反应包括过度的焦虑和心理紧张、情绪过于激动、行动刻板，甚至可以涉及人格的深层部分，如影响到自信心等。

（一）常见的情绪反应

与健康和疾病关系最直接的应激心理反应首先是情绪反应，由于受个体的差异的影响，情绪反应的强度也不同。最常见的情绪反应主要有焦虑、恐惧、愤怒和抑郁。

1. 焦虑 焦虑是应激反应中最常出现的情绪反应，是人预期将要发生危险或不良后果的事物时，所表现出的紧张、恐惧和担心等情绪状态。在心理应激条件下，适度的焦虑可提高人的警觉水平，伴随焦虑产生的交感神经系统的被激活，可提高人对环境的适应和应对能力，是一种保护性反应。但如果焦虑过度或不适当，就是有害的心理反应。因为它妨碍个体准确地认识、分析和考察自己所面临的挑战和环境条件，从而就难以作出符合实际情况的判断和理性的决定。

2. 恐惧 恐惧是一种企图摆脱已经明确的、有特定危险的、会受到伤害或生命受威胁时的情绪状态。恐惧属于人与动物共有的原始情绪，常具较高的紧张性，伴有交感神经兴奋，肾上腺髓质分泌增加，无信心和能力战胜危险，多采用回避或逃跑的方式来处理应激原。过度或持久的恐惧会对人产生严重不利影响。

3. 愤怒 愤怒是与挫折和威胁有关的情绪状态，由于目标受到阻碍，自尊心受到打击，为排除阻碍或恢复自尊，常可激起愤怒。愤怒时交感神经兴奋，肾上腺分泌增加，因而心率加快，心脏输出量增加，血液重新分配，支气管扩张，肝糖原分解。如果一个人认为目标是值得追求的，而障碍是不合理的、恶意的或有人故意设置的，便不仅会产生愤怒，还会产生怨恨和敌意。例如，在非典期间，那些感染SARS 的病人和治疗受挫的病人中常可见到这种情况。在愤怒和怨恨状况下，常常导致报复和攻击行为。病人的愤怒情绪往往成为医患关系紧张的原因。

4. 抑郁 抑郁是一组以情绪低落为主要特点的复杂情绪，表现为悲哀、寂寞、孤独、丧失感和厌世感等消极情绪状态，伴有失眠、食欲减退、性欲降低等。抑郁常由亲人丧亡、失恋、失学、失业，遭受重大挫折和长期病痛等原因引起。这里指的是外源性抑郁，还有一种内源性抑郁，与人的素质有关，如中年以后，事业无成者更易发生抑郁。抑郁有时还能导致自杀，故对有这种情绪反应的人应该深入了解有无消极厌世情绪，并采取适当措施加以防范。

（二）常见的认知反应

当个体面对紧张性环境要求时，他的警觉性会提高，感知觉敏锐，注意力集中，记忆力增强，思维变得活跃。这些积极的变化均有利于个体应对外界的挑战和威胁。然而，如果应激反应过于强烈，尤其是在强烈的情绪反应影响下，认知能力下降，出现意识狭窄的现象，这是由于唤醒水平超过了最适水平。

研究表明，"灾难化"是一种常见的认知性应激反应。主要表现为过度强调负性事件的潜在后果。例如，考试焦虑的学生常常低估自己的成绩。事实上，全神贯注于失败反而促使其失败，这是由于应激情境损害了人们思维过程的逻辑性，导致对后果的预期不良和消极的自我评价。有人认为这也可以看作是一种强迫思维。

应激也可以导致自我评价下降，并影响其动机和行为。研究发现，在应激情况下，自我评价越低的人，其焦虑水平越高。自我评价受到威胁的人工作成绩普遍下降，特别是那些自我评价本来就低的人更为显著。自我评价的丧失会直接影响人处理应激原的动机，使个体失去进取的信心和勇气。

（三）常见的应激行为反应

应激的行为反应伴随于应激的心理反应，机体在外表行为上也会发生改变，这是机体为缓冲应激对个体自身的影响，摆脱心身紧张状态而采取的应对行为策略，以顺应环境的需要。这些行为表现均可通过其面部表情、体态语言等方面观察到。

当应激所造成的心理和生理唤醒水平适度时，可观察到当事者镇定自若和专注于问题的神情。当事者对无关刺激似乎"视而不见，听而不闻"，并积极尝试着去解决问题。

当应激唤醒超过最适水平时，可表现出反常动作增加、变相依赖、替代性攻击，以及回避与逃避等行为倾向。

反常动作增加是指一些人在应激状态下，躯体活动的协调性出现异常而表现出来的行为特征。例如步履加快，讲话急促，无论做什么事都有一种迫不及待的倾向，有时还会出现颠三倒四或顾此失彼的现象。身体协调性或灵活性下降，肌肉僵硬、颤抖，或痉挛、动作刻板、或捶胸顿足、运动性不安，或活动减少，甚至呈木僵状态。

变相依赖是指个体在应激状态下常常依靠吸烟、饮酒、过量饮食等不良行为来对付环境。事实上，变相依赖对于应付环境是徒劳无益的。

更进一步的行为反应，或是发生替代性攻击，或是采取回避与逃避行为。替代性攻击是指个体为了减轻应激威胁，而选择某种替代目标进行发泄、攻击。一般来说，个体在这种情况下所选择的替代目标，往往是不具备反抗能力或报复性很小的人物，或是引起个人不快的物品。争吵也常常是一种因各种应激原引发的攻击行为。而当个体把攻击目标转向自身时，常会失去理智，做出一些危险举动，严重时甚至导致自杀行为。

逃避是指已经接触到应激原后而采取的远离应激原的行动；回避是指知道应激原将要出现，在未接触应激原之前就采取行动远离应激原。两者的目的都是为了摆脱应激，排除烦恼。例如离家、离校出走，改变生活环境，要求调动、辞职等。从某种角度看，自杀也是一种逃避行为。

（四）应激的综合反应

一般性应激反应可以分为躯体性、心理性和行为性三类，这是为了便于说明而从各个侧面去探讨的。实际上在强烈的应激原的作用下，三者是共同发生的，而这三种反应又是相互影响的。在我们实际生活中遇到的应激反应，是一种综合反应。近年研究的综合性应激反应有以下几种。

（1）亚健康状态 是指个体介于完全健康与疾病之间的状态。现代社会随着竞争和冲突的加剧，人们常感到身心疲惫，精力低下，"活得很累"等。这种慢性疲劳现象就是处于一种亚健康状态。亚健康状态精神状况的进一步恶化可导致崩溃的发生。

（2）崩溃 是指一种心身耗竭状态，通常是指由于强烈的心理应激而带来的一种无助、绝望的情感体验。崩溃的出现通常是长期超负荷的运转导致的体力与精神的极度耗损，在此基础上再遭遇一些重大的生活事件而造成的。个体感到心身疲惫，因而出现体力耗竭、情绪耗竭、精神耗竭甚至变态、自暴自弃，有时对人、对己、对周围一切均持消极态度。一些从事"助人职业"的人们（如教师、医生、护士、社会工作者、心理学家及咨询师等）比从事其他职业者更易有此体验。一些重点中学的毕业班学生在家长、学校、社会的舆论压力下会有此体验，许多体育竞技者在训练和竞赛后也常有此体验。

（3）创伤后应激障碍（PTSD） 有时人们处于严重的应激情境时并不表现为相应的应激状态，只是在事件过去后一段时间（三个月以上至数年）应激反应才相应严重。重大生活事件除了对健康造成即时损害以外，还会产生"余波"效应，也就是原发事件所引起的后续影响。这种在创伤经历一段时间后再发生的应激综合征称之为延缓应激障碍，中国精神障碍与分类标准第 3 版（CCMD–3）称之为"创伤后应激障碍"。

创伤后应激障碍是一种焦虑障碍，常见于自然灾害如洪水、台风、地震或者是突发的灾难性事故，如火灾、飞机失事及爆炸、恐怖活动等，以及被强暴的受害者、战俘和被绑架的人质。灾难的研究表明，只有少数人在事件发生时立即体验应激，而多数人均呈现延缓应激反应。由于该病发病率较高，加之往往病程迁延，严重影响患者的心理和社会功能，故成为近年的应激性心理障碍的研究热点。

三、应激对健康的影响

应激对于健康具有双重作用，一方面应激消耗精力与体力，耗损机体能量储备，增加机体负担；另一方面则是在维持稳态的过程中增长与发展适应和应对的能力。

（一）应激的积极作用

适度的应激可以引起机体轻微的心身兴奋效应，动员其机体非特异性的适应系统，以促进健康和功能活动，使人产生良好的适应结果。主要表现在：

1. 适度的应激是维持正常心身功能活动的必要条件 应激系统论认为，任何系统的平衡都是相对的，有机体必须不断与其他系统交流，把外界刺激变成活化的能量纳入本系统的活力耗散过程。否则，系统内的耗散会导致无活力的绝对平衡，即不发展的无效率的非动态平衡，标志着能量耗尽的死态，生命也就静止了。因此，适度的刺激和心理应激有助于维持人的生理、心理和社会功能。正是我们的体内有与"渴"有关的应激，我们才不致脱水而死；也正是我们内心有着与维护自尊有关的应激，我们的学业才会成功。

2. 适度的应激是个体成长和发展的必要条件　有人曾拿动物做过实验，结果发现，在早期生活中受到电击和其他应激的老鼠发育正常，并能在以后的生活中对应激很好地适应，而早期没有受到刺激的动物长大后往往胆小和行为异常。可见，早年的适度应激可以提高个体在后来生活中的应对和适应能力，从而能更好地耐受各种紧张性刺激和致病因子的侵袭。

3. 适度的应激有利于适应　适度的应激可以使个体处在维持一定张力的准备状态中，以利于在遇到突发事件时能迅速全面动员自身潜能，及时应对不良刺激，保持心身平衡。

（二）应激的消极作用

从消极意义上讲，持久的、频繁的、强烈而突发的应激，因为超过了个体的耐受能力，使得机体适应机制失效，正常的心理生理反应便向病理的心理生理障碍转变，损害人的健康。主要表现在：

1. 导致不同程度的心理生理障碍或疾病　这些症状有两种：①急性心理应激：常常表现出三种常见的临床综合征，即急性焦虑反应、血管迷走反应和过度换气综合征。②慢性心理应激：慢性心理应激下的人也可出现类似急性应激反应的症状和体征，但一般不像急性应激那么强烈。其典型综合征是"神经血管性虚弱"。

2. 加重已有的躯体或精神疾病　大量研究表明，心理应激引起的心理与生理反应，可以加重已有的疾病或造成复发。如紧张的球赛可以使一位冠心病患者在观看之后发生心肌梗死。

3. 其他　造成机体唤醒不足或过度，使机体易紧张疲劳，适应能力减弱，作业能力受损，工作、学习效率下降，引发事故。还可以造成个体认知上的悲观预测，易产生对新的应激的过度反应和退缩反应，出现自杀、物质滥用及依赖等行为障碍。

因此，学会正确应对应激，减少或免除不良应激因素对健康的消极影响十分重要。

第四节 应对与危机干预

一、应对概述

(一) 应对概念

应对又称应付。就其本质来讲，可理解为个体面对应激情境或事件时，调动自身内部或社会资源对该情境或事件做出认知调节和行为努力的动态过程。由于应对可以被直接理解成是个体解决生活事件和减轻事件对自身影响的各种策略，故又称为应对策略。

应对概念的形成有一个发展过程。应对一词最早由精神分析学派提出，被认为是解决心理冲突的自我防御机制。20 世纪 60 年代应对被视为是一种适应过程，70 年代又被认为是一种行为，80 年代则被看做是人的认知活动和行为的综合体。应对概念的这种发展和演化反映了人们对应对认识的不断深入。

近十几年来，人们在研究应激与健康间的机制过程中发现，个体的应对方式是介于应激与健康之间的中间因素，尤其是社会生活事件所导致的疾病，与应对的关系极为密切。有关应对在心理应激过程中的作用及其在心理病因学中的意义的研究也已成为心理应激研究中很活跃的领域。其中许多是围绕应对在心理病因学中的意义的。以癌症研究为例，姜乾金等研究资料显示癌症的发生、发展明显受到包括应对因素在内的心理社会因素的影响。通过对癌症患者应对活动特点、影响因素和作用规律的研究，可以为癌症临床制订和实施应对干预手段提供科学依据。

应对不仅在心理病因学中有其重要作用，其含义也是很广的。从应对与应激作用过程的关系看，应对活动涉及应激作用过程的各个因素和环节，包括生活事件（如面对、回避、问题解决）、认知评价（如自责、幻想、淡化）、社会支持（如求助、倾诉、隔离）和心身反应（如放松、烟酒、服药）。从个体应对活动的影响因素看，有个人的社会支持系统、文化背景、生活习惯、情绪、人格、年龄、性别等因素。认知程度不同，个体会采用不同的应对策略（包括行为的和心理的防卫机制）；消极的应对方式往往与疾病发生发展相关；在实践中形成的多种应对评定量表也已被证明在心理健康研究中具有良好的应用价值。

（二）分类

1966年拉扎勒斯和福克曼将应对分为问题集中性应对和情绪集中性应对。

1. 情绪集中性应对　情绪集中性应对或称作减轻法，改变个体对应激事件的反应，调节由应激引起的情绪上的不适，包括认知和行为的努力，如改变认知、对人诉说等。这种应对不是针对应激原的，而是通过改变个体对应激事件的反应来消除或减轻应激反应。一般来说，情绪集中应对见于一个人正在承受着强大的压力，并认为自己对应激原无能为力的情况下。

2. 问题集中性应对　通过改变自己的行为或改变环境来改善个人和环境的关系，是一种针对应激原的应对。例如寻找解决问题的方法，搜集信息和寻求帮助等，以降低应激原发生的可能性或改变应激原的强度。尽管大多数应激原都会引起这两类应对，但问题集中性应对在人们感到可控制时占优势。一般来说，问题集中应对多用于中度应激的情况下，特别是当事人认为应激原可以改变的时候。

（三）情绪指向应对

通常有防御机制、重新评价情境和减轻紧张三种方法。

1. 防御机制　面对应激原，个体有时也会通过一些防御性的行为来应对压力。心理防御机制是精神分析理论中的一个重要概念。当人们在心理冲突、挫折和应激时会产生焦虑和痛苦，为了减少或避免这种焦虑和痛苦，个体在心理上产生了一些自我保护的方式，心理防御机制便是这些方式中最主要的一种。是指个体内部心理活动具有自觉不自觉地解脱烦恼、减轻内心不安，以恢复情绪平衡与稳定的一种适应性倾向。

这样的一些行为通常是无意识的。例如：逃避、退缩、退行、否认、压抑等。有的人可能会因为害怕听见坏消息而避开医生，因为害怕口齿不清遭人嘲笑而拒绝说话；这样的一些应对问题的方法虽然暂时可能是有帮助的，但如果一个人经常以这种消极的防御机制作为应付应激原的手段，长此以往，可能不仅没能解决问题，反而导致应激的持续存在，导致人格的不良变化。因此，我们在面对问题时，也应该对防御机制在生活的适度运用有个客观的认识，尽量采用积极的问题解决策略。

2. 重新评价情境　重新评价情境又称认知性再评价，由于应激反应依赖于对事件的认知评价，所以可通过重新对情境做出估计以及将消极的、自我失败的认知系统用积极的、自我支持的、合理的思考方式来替代，就能够降低应激程度。例如，反复思索是应对努力中常见的问题。在等待牙医治疗的儿童中常常报告说他们有许多"可怕的"念头,这些念头增加了他们的焦虑感。但也有一些孩子却会自发采取一些积极的应对策略,如积极的自言自语("我试着想一些好的事情")、停止思想(消除消极的思想)和情绪控制的认知("尽量不要担心")等。他们还会从牙医那里获得信息和支持,让自己转移注意、放松或进行深呼吸以消除紧张。

3. 减轻紧张 减轻紧张可以直接抑制应激引起的生理唤起以及相关症状,是重要的应对应激的措施之一。常用的方法有:①镇静剂的使用:乙醇、巴比妥类、安定类等;②体育锻炼;③松弛训练:催眠、冥想、瑜伽、气功、渐进性放松训练等。

(四) 问题集中性应对

常用的方法包括预期应对、避开应激原和寻求社会支持三种。

1. 预期应对 预期应对主要是提高人们的应对能力。可作为对付即将出现的应激情境的技巧,减轻应激反应。具体方法有:①获得信息:做到"心中有数",为建立有效应对机制做好准备。②建立一种行动计划:限定问题,想出尽可能多的替代性的解决办法,权衡利弊,从中选出一种最值得一试的办法并设计一个行动计划,付诸行动以解决问题。如通过对应激情境的模拟想象、实践和演练等提高应对能力。③自我调剂:是一种通过认知控制应激反应的能力。这种过程的第一步是学会解释负性情绪、认知混乱和发现唤起应激反应的各个部分。

2. 避开应激原 在很多情况下,问题的解决依赖于一定的主、客观条件,当条件尚不具备时,暂避一时,等待合适的时机或采用迂回的策略,也是值得提倡的积极的应对方式。在这里,"避"是为了最终解决或消除问题。

3. 寻求社会支持 社会支持因素,例如个体与家庭成员及同伴的亲密关系,或其他非正式的社会网络,都是个体应对应激、保持心理健康的资源。通常包括:①信任支持:是指提供有关个体被信任和接受的信息。即无论遇到什么困难,无论其个人特质如何,个体的价值经验总会得到承认。这种信息将会提高个体的自信心。②信息支持:即有利于对问题事件进行说明、理解和应对的支持。又称作建议、评价支持或认知向导。③社会成员身份:即能够与他人共度时光,从事消遣或娱乐活动。这可以满足个体与人接触的需要,转移对应激原的忧虑或者通过直接带来正面的情绪影响来减轻应激反应。④工具性支持:指提供财力帮助、物质资源或所需服务等。工具性支持通过直接提供解决问题的工具,或者提供个体得以放松或娱乐的时间来帮助减轻应激反应。

二、心理危机

心理危机简称危机，是指个体面临突然或重大生活事件（如亲人死亡、婚姻破裂或天灾人祸等），既不能回避，又无法用通常解决问题的方法来应对时所表现出的心理失衡状态。危机即意味着平衡稳定的破坏。每个人在其一生中经常会遭遇各种应激或挫折，一旦某种应激或挫折难以自己解决或处理时，就会进入一种失衡状态，产生一系列身心反应，引起痛苦、混乱、不安。

（一）危机的特点

心理危机通常具有以下三个特点。

1. 存在具有重大心理影响的事件　这些事件往往有突发和不可预知性，如矿难、空难、交通事故、急性疾病、SARS 传播、地震等，它们一下子扰乱了个体的正常生活。

2. 因心理失衡而引发的身心改变　重大生活事件给个体带来巨大紧张和压力，引起急性情绪扰乱或认知、躯体和行为等方面的改变，但又均不符合任何精神疾病的诊断。

3. 惯常解决问题的手段暂时不能应对或应对无效　如对于夫妻感情破裂、亲人亡故、校园暴力事件、扩大性自杀事件等，当事者常用的处事方法根本不能解决问题、应对困境。

（二）危机的临床表现

当个体面对危机时产生的一系列身心反应主要表现在生理、情绪、认知、行为和性格等方面。这些反应通常最多持续 6～8 周。

1. 生理方面　出现肠胃不适、腹泻、食欲下降、头痛、疲乏、失眠、做噩梦、容易受惊吓、感觉呼吸困难或窒息、哽塞感、肌肉紧张等。

2. 情绪方面　暂时的震惊之后，随之出现否认、害怕、混乱、焦虑、恐惧、怀疑、不信任、沮丧、忧郁、悲伤、易怒、绝望、无助、麻木、孤独、紧张、不安、愤怒、烦躁、自责、过分敏感或警觉、无法放松、持续担忧、担心家人健康、害怕染病、害怕死去等。

3. 认知方面　问题解决能力与应对机制暂时受到打击，表现出逃避、不能接受、内疚、无用感、注意力不集中、缺乏自信、无法做决定、健忘、效能降低，不能把思想从危机事件上转移，甚至产生自杀念头，构想自杀计划等。

4. 行为方面 反复洗手，反复消毒，社交退缩，逃避与疏离，呆坐沉思，沉默寡言，不敢出门，害怕见人，暴饮暴食，重者出现自杀，酒精或药物滥用，故意违法等。

5. 性格方面 如果平时性格开朗，积极乐观者，危机事件出现后，其性格变得消极悲观，郁郁寡欢；如果平时性格内向者，或是变得更内向，或是变得暴躁，易怒、怨恨等。

（三）危机反应的四个阶段

心理学认为，危机是一个动态发展的过程，个体对危机的心理反应通常经历四个阶段，在不同阶段，个体会有不同的心理和行为表现。

1. 冲击期 通常在危机事件发生后不久或当时，感到震惊、恐慌、不知所措，出现不合理思维，个别人会意识不清。如突然听到 SARS 肆虐，大多数人会表现出恐惧和焦虑。在这个时期，个体会将情境视为一种威胁，也可能视为一种丧失或者是挑战。在这一阶段，如果问题没有解决，紧张还会继续加重。

2. 抵御期 随后会出现退缩、否认、合理化等防御反应，个体的紧张和焦虑达到难以忍受的程度，处于一种渴求解脱的状态，有强烈的求助愿望，容易接受别人的帮助。

3. 适应期 积极采取各种方法接受现实，寻求各种资源努力设法解决问题，焦虑减轻，自信增加，社会功能恢复。

4. 成长期 经历危机后变得更成熟，获得应对危机的技巧。但也有人消极应对而出现人格改变，或表现出敌意、抑郁、滥用酒精与药物；甚至罹患神经症、精神病或慢性躯体不适。严重的导致自杀或反社会行为。

（四）危机的后果

心理危机是一种正常的生活经历，并非疾病或病理过程。当个体面临危机时，由于处理危机的方法不同，后果也不同。一般有四种结果：第一种是顺利渡过危机，并学会了处理危机的方法策略，提高了心理健康水平，这是一种较为理想的结果；第二种是渡过了危机但留下心理创伤，影响今后的社会适应，如人格改变、身心功能失调、药物滥用等；第三种是经不住强烈的刺激而自伤自毁，如犯罪行为、自杀等；第四种是未能渡过危机而出现严重心理障碍，如创伤后应激障碍（PTSD）等。对于大部分的人来说，危机反应无论在程度上还是时间方面，都不会带来生活上永久或者是极端的影响。但是，如果心理危机过强，持续时间过长，会降低人体的免疫力，出现非常时期的非理性行为，给个人和社会造成更多的伤害和损失。

（五）影响个体对危机反应的因素

个体危机反应的严重程度并不一定与事件的强度成正比，也就是说个体对危机的反应有很大差异，即相同的刺激引起的反应是不同的。比如对待 SARS、禽流感等疾病的传播，有的人平静坦然，镇定自若，善于应付；有的人无所适从，惶惶不可终日。影响危机反应程度的因素主要有：

1. 人格特点　危机人格理论认为，容易陷入心理危机状态的个体在人格上有一定的特异性，通常表现为：看问题比较表面和消极；过分内向；做事瞻前顾后，犹豫不决；情绪不稳定；自信心不足；过于依赖他人；行为冲动等。这类人是危机干预的主要对象。

2. 对事件的认知和解释　应激的认知评价理论认为，危机的出现并不完全取决于事件本身的性质和强度，而是因为个体意识到了某一事件或情境超过了自己的应对能力，对自身构成了极大威胁。因此，对危机事件的不同认知会导致不同的反应。

3. 社会支持状况　社会支持系统包括两个方面，一是个体的社交网络，包括家庭、朋友、邻居、同事；二是社会机构，包括组织、社区、宗教等。社会支持可以为个体提供包括感情支持、信息交流、经验分享、陪伴和归属感等方面的支持，使其顺利渡过难关。

4. 危机的可预期性和可控制性　心理学研究认为，那些不可控和不可预期的事件更容易给个体带来紧张和不安，产生危机感。

此外，还有以前的危机经历、干预危机的信息获得渠道和可信程度、个人的健康状况和适应能力、所处环境等都会影响危机反应的程度。

三、社区危机干预的常见问题

危机干预的主要领域包括自杀、家庭暴力、灾难及丧失亲人等许多方面。

（一）自杀

在危机干预工作中，危机干预者总会面对有自杀意念或自杀未遂的求助者。虽然危机干预者不一定能够识别每一个有较高自杀危险的求助者，也不可能完全预防具有高度危险的求助者自杀，但事实证明，评估、提供支持和干预措施对这些人是有帮助的。对有自杀意念或自杀未遂的求助者的评估包括三个方面：危险因素、自杀线索、呼救信号。每一个求助者都有不同的特点，对危机干预者来说，不论求助者是否存在强烈的死亡愿望或绝望感，并伴随自杀方式，都必须评价自杀意念的强度和自杀危险的程度，制定干预策略进行干预。对于成年求助者，危机干预者要尽快和求助者建立起一种能够沟通和可信赖的关系，然后通过让其讲出自己现在的痛苦，来减少其无助感，最后重建求助者的希望感。

（二）灾难

人类社会总是难以避免天灾人祸。在我国仅各类自然灾害平均每年就使 2 亿人受到不同程度的影响，常见有地震、水灾、火灾、旱灾、海啸、泥石流、雪灾等，这类危机一般是突发的、强烈的、灾难性的。相当多的人会表现出躯体、情感及行为的反应。灾难后有效的心理干预可以帮助幸存者和遇难者家属积极应对，近期效果可以达到减轻痛苦，增强日常活动能力，尽快稳定身体、认知、行为和情绪反应；远期效果是使其在认识上把灾难作为生活的一部分，防止和减少精神疾病的发生。

（三）丧失

丧失通常涉及人员、财产、职业、躯体、爱情、职业、地位、尊严等人类基本需要的丧失。例如亲人亡故、失窃、破产、失业下岗、受奸或致残、失恋、离婚、吸毒和成瘾依赖、事业及追求受挫等。其中，明显的、较大的丧失如爱人或子女的死亡，可能导致危机。从这种丧失中恢复可能需要好几年，而且在一个人的余生中可能产生持续而深刻的影响。虽然这种丧失是永久的，危机干预者还是可以为丧失者提供帮助。危机干预者可以通过让悲伤的求助者进行回忆，在回忆中重构所有的危机，让丧失者加强自我，以有利于健康的方法解除悲伤。这种方法可以使丧失者从毁灭性的事件中吸取有意义的东西，从而激发自信心。需要注意的是，丧失亲人的悲痛和逐渐康复在每个人都有不同。危机干预者可以提供帮助，但丧失者只能自己来克服悲痛，抚平创伤。

（四）家庭暴力

家庭暴力是指家庭成员一方对另一方实施的身体暴力、精神暴力和性暴力。家庭暴力不仅是一个社会问题，也是一个医学和精神卫生问题。家庭暴力常常致使受虐待者身体受伤、致残，甚至死亡。心理健康也遭受损害，表现出自卑、恐惧、抑郁、焦虑、仇恨、情绪不稳定、情感淡漠等情绪问题，行为退缩、流浪、吸毒、酗酒等行为问题，导致或诱发精神疾病如抑郁症。受虐待者可能因为不能忍受而自杀或杀人。对家庭暴力的受害者在早期干预中以平衡模式干预效果最好，此时求助者往往失去自我控制，不能做出正确选择，所以重点在稳定其心理和情绪，尽量恢复到一定的平衡状态，然后调整其认知，强化理性和自强的部分，获得对生活的控制。另外，帮助求助者动员社会支持系统，包括其他家庭成员、朋友、亲戚、社会团体、法律保护服务等，及时对家庭暴力进行干预，避免进一步的伤害。对于家庭暴力所做的危机干预，不仅针对受虐者，施暴者也需要接受心理治疗。在美国的一些州，被判决的施暴者会面对选择：去监狱还是去参加愤怒控制训练。结果显示，接受过心理治疗的施暴者，一半以上的人可能停止暴力行为。

四、心理危机干预

所谓危机干预，又称危机介入、危机管理或危机调解，是给处于危机中的个体或人群提供有效帮助和心理支持的一种技术，通过调动他们自身的潜能来重新建立或恢复到危机前的心理平衡状态，使之战胜危机，重新适应生活。狭义的危机干预是对危机中的个体和人群的干预、帮助；而广义的危机干预既指对危机者和危机人群的干预，也包括危机前干预，即预防危机的发生。

（一）危机干预的目标

危机干预的目标主要有两个：一是预防危机状态的出现，二是避免自伤或伤及他人，恢复心理平衡与动力。可见，它既是一个干预性目标，也是一个预防性目标，主要通过公共卫生三级干预和医疗体系三级预防来实现。

1. 公共卫生三级干预目标　具体包括：① 第一级，努力减轻人们经历的危机状况；② 第二级，用干预降低危机状态的严重性，并缩短危机造成的功能受损的时间，减轻或消除功能失调的状况；③第三级，危机干预的基本目标是要预防病人在住院期间或在未来的家庭生活中精神崩溃。

2. 医疗体系三级预防目标　分为预防性的、有选择性的、象征性的。具体是：①第一级，预防性的干预是特殊人群所必需的，如对军人的减压计划，在学校训练青少年解决问题的技巧。其目的是让人们掌握应对危机的技巧，减少人们经历危机时的压力。②第二级，选择性预防的干预是针对群体或个人突然处于危机事件时所做的干预，如用开放性团体支持刚被诊断为对生活有威胁性疾病的人和紧急事件的心灵洗涤（debriefing）。③ 第三级，象征性的预防干预是提供给经历过突发性危机事件而出现功能失调、创伤后应激障碍（PTSD）和急性情感危机等症状的人。

（二）危机干预的首选人群

危机干预并无绝对的禁忌证，适用于人格稳定和面临暂时困境或挫折的人，以及家庭问题、婚姻问题、儿童问题、蓄意自伤、自杀或意外伤害等紧急事件发生时。一般认为以下四类人是危机干预的首选：

（1）目前的心理失衡状态直接与某种特殊生活事件相关的人。

（2）急性极度的焦虑、紧张、抑郁和失望等情绪反应或有自杀危险的人。

（3）近期暂时性丧失解决或处理问题能力的人。

（4）求助动机明确并有潜在改善能力的人。

（三）危机干预模式

人们所进行的危机干预基本可归纳为情绪干预和问题干预两大类。在现实中调整情绪和直接解决危机常常是同时进行的，没有一种方法对所有问题都有效。因此，危机干预常常采用基本的干预模式进行。目前国外常用的危机干预模式有三种：平衡模式、认知模式和心理社会转变模式。这三种模式为许多不同的危机干预策略和方法提供了基础。

1. 平衡模式 平衡模式认为，危机中的人通常处在一种心理或情绪的失衡状态，原有的应付机制和解决问题的技术不能满足需求，平衡模式的目的在于帮助人们重新获得危机前的平衡状态。平衡模式可能是最纯粹的危机干预模式，常用于早期干预。

2. 认知模式 认知模式认为，危机来源于对生活困难和创伤的错误思维和信念，而不是事件本身和与事件或境遇有关的事实。因此，该模式的基本干预原则是，通过改变思维方式，特别是改变非理性的认知和自我否定，人们就能获得对自己生活中危机的控制。

3. 心理社会转变模式 心理社会转变模式认为，人是遗传和环境学习交互作用的产物，危机是由心理、社会和环境因素引起，因此，危机干预的目的就是引导人们从心理、社会和环境三个范畴来寻找干预策略，获得对生活中的自主控制。

（四）危机干预的主要方式

危机干预的主要方式有电话热线心理援助、面谈个别危机干预、危机中的团体心理辅导、社区性危机干预等多种方式。

1. 电话危机干预 电话危机干预比较方便、及时，且经济、保密性强。但难度较大，因为互不见面，声音是获得信息、施行干预的唯一途径。治疗者的任务是迅速从音调、语气及简洁应答中判断求助者的心理状态，基本干预策略是先稳住对方的情绪，引导其倾诉，晓之以理。

2. 面谈个别危机干预　面谈个别危机干预的基本方法为倾听、评价及干预。干预措施包括：调整认知、改善应对技巧、松弛训练、充实生活内容、扩大交往、建立支持系统等。

3. 团体心理辅导　团体心理辅导在危机干预中效果非常好。此类方法的特色在于培养人的信任感和归属感，由对团体的信任到信任周围其他人，由对团体的归属感扩大到对学校、社会的认同感和归属感。团体中的分享，可以使当事者学会接纳自己的紧张、恐惧、担忧的情绪，通过观察别人的反应和探讨自己的反应，而找到应付危机的办法。

4. 以社区为基础的危机干预　具体内容包括成立各种自助组织，及时识别高危人群，如抑郁悲观者、绝症患者、老人、残疾人及天灾人祸后的当事人等。普及相关预防知识，在社区中宣传心理卫生知识，提高扶弱济困救危活动的公众意识，预防危机所产生的不良后果。

（五）危机干预技术

危机干预主要应用三类技术：沟通技术、心理支持技术和干预技术。

1. 沟通技术　有效沟通有助于医患双方相互信任，建立良好关系，保证干预技术较好地执行和贯彻，以利于当事者恢复自信和减少对生活的绝望感，保持心理稳定和有条不紊地生活，以及改善人际关系。

影响人际沟通的因素有许多，一般来说，危机干预工作人员应该注意以下几项：①消除内部的干扰，提高表达能力；②避免双重和矛盾的信息交流，如工作人员口头上对当事者表示关切和理解，但在态度和举止上却并不给予注意或体贴；③避免给予过多的保证；④多使用通俗易懂的言语交谈；⑤具备必要的自信，利用可能的机会改善病人的自我内省和感知。

2. 心理支持技术　这类技术的应用旨在尽可能地解决目前的心理危机，使当事者的情绪得以稳定。可以应用暗示、保证、疏泄、环境改变、镇静的药物等方法，如果有必要，可考虑短期住院治疗。同时，在干预过程中须注意，不应带有教育的目的。心理教育虽说是心理医生的任务，但应是危机解除以后和康复过程中的工作重点。

3. 干预技术　亦称解决问题的技术。常用的心理治疗技术包括短程动力学治疗、认知治疗、行为治疗（放松训练和生物反馈等）等，对灾难性事件还常采用眼动疗法实施干预。药物治疗也可以作为干预方法。

（六）危机干预的步骤和方法

危机干预技术强调以下几个方面：① 干预时间的紧迫性；② 明确干预目标；③ 干预的效果；④ 肯定求助者已经采用过的有效应对技巧；⑤ 尽可能在短时间内实现干预目标；⑥ 帮助当事者寻找社会支持系统。

危机干预开始，危机干预工作人员首先应该思考和询问如下问题：当前遇到的挫折或问题是什么？他或她为什么此时此刻来寻求帮助？我能给予的帮助是什么？然后按照下面的危机干预步骤进行：

1. 问题或危机的评估 危机干预工作人员在干预的初期，必须全面了解和评价当事者有关遭遇的诱因或事件，以及寻求心理帮助的动机，同时建立起良好的医患关系，取得对方的信任。需要明确的是，目前存在的主要问题是什么？有何诱因？什么问题必须首先解决？然后再处理的问题是什么？是否需要家属和同事参与？有无严重的躯体疾病或损伤？

2. 制订干预计划 危机的解除必须有系统的计划。要针对当时的具体问题，结合当事者的功能水平和心理需要来制订干预计划，同时还要考虑到有关文化背景、社会生活习惯以及家庭环境等因素。危机干预的计划是限时、具体、明确、实用和灵活可变的，并且有利于追踪随访。

3. 提供解决问题的基本方法与技术 危机干预的主要目标之一是让当事者学会对付困难和挫折的一般性方法，这不但有助于渡过当前的危机，而且也有利于以后的适应。干预的基本方法为：

（1）积极关注和倾听 让当事者倾诉自己的内心感受，并主动、冷静、耐心倾听，积极关注，给予心理上支持。

（2）疏泄和保证 提供疏泄机会，鼓励当事者将自己的内心情感表达出来；认可他表露出的情感，建立同感，不要说服他改变自己的感受。要相信他说的话，当他说想自杀时，要认真对待。当他要求对自杀事情保密时，不要随便答应。

（3）解释和指导 创伤性应激事件使当事者情绪焦虑水平上升，并影响到日常生活。要解释危机的发展过程，使当事者理解目前的境遇、理解他人的情感，树立自信；让他相信危机干预所提供的帮助能够缓解他所面临的困境。

（4）提高信心 给予恢复健康的希望、肯定和支持，使其保持乐观的态度和心境。

（5）鼓励自助 培养兴趣，鼓励当事者积极参与社会活动。

（6）注意社会支持系统的作用 建议当事者多与家人、亲友、同事接触和联系，减少孤独和隔离。

4. 危机解决和随访　一般经过 4 ~ 6 周的危机干预，绝大多数的危机当事者会渡过危机，情绪得到缓解，这时应该适时地中断干预性治疗，以减少依赖性。在结束阶段，应该注意强化学习新习得的应对技巧，鼓励当事者在今后面临或遭遇类似应激或挫折时，学会举一反三地应用所学自己处理问题和危机，调整心理平衡，提高自我的心理适应和承受能力。

总之，危机干预工作者的作用实际上如同拐杖，即帮助和支持那些心理失去平衡的人，一旦他们学会自我解决和处理问题的技能，就应该让他们"扔掉拐杖"自己独立面对生活，真正走向人格的独立。

第 四 章

心身疾病

第一节 心身疾病概述

一、心身疾病的概念

心身疾病又称心理生理疾患，是一类在发病、发展、转归和防治方面都与心理社会因素密切相关的躯体疾病。

目前对心身疾病的认识一般有广义和狭义两种概念。广义的心身疾病是指心理社会因素在疾病发生、发展、转归和防治过程中起重要作用的躯体疾病和躯体功能障碍。狭义的心身疾病是指心理社会因素在疾病发生、发展、转归和防治过程中起重要作用的一类躯体组织损害性疾病。例如原发性高血压、冠心病、溃疡病等。

本章讨论的心身疾病主要以狭义的概念进行归纳，心身疾病有以下主要特征：①主要由心理社会因素刺激，通过情绪和人格特征等作用而发病；②明确的躯体症状和与症状相关的体征；③损害往往涉及的是植物神经所支配的组织或器官。

二、心身疾病的分类

亚利山大最早提出七种经典的心身疾病是：溃疡病、溃疡性结肠炎、甲状腺功能亢进、局限性肠炎、类风湿性关节炎、原发性高血压及支气管哮喘；认为这类疾病与特定的心理冲突有关。后来的研究认为人格类型在心身疾病的发病中有重要意义。世界各国对心身疾病的分类方法不同，且包括的疾病种类很不一致。我国尚没有进行统一深入的讨论，表4－1是日本医学界对心身疾病的分类和各类心身疾病的具体名称。

表 4 – 1 日本心身疾病分类方法及各类主要疾病

分类	各类主要疾病名
循环系统	原发性高血压、冠心病、冠状动脉痉挛、神经性心绞痛、阵发性心动过速、心脏神经症、血管神经症、功能性早搏、雷诺氏病、β - 受体高敏症、原发性循环动力过度症等
呼吸系统	支气管哮喘、过度换气综合征、神经性咳嗽、心因性呼吸困难、喉头痉挛等
消化系统	消化性溃疡、溃疡性结肠炎、部分慢性胃炎、过敏性结肠炎、食管痉挛、贲门或幽门痉挛、反胃症、反酸症、胆道功能障碍、神经性厌食、神经性嗳气（吞气症）、神经性呕吐、异食癖、心因性多食症、习惯性便秘、直肠刺激综合征、气体潴留症等
内分泌系统	肥胖症、糖尿病、神经性低血糖、心因性尿崩症、心因性烦渴、甲状腺功能亢进等
泌尿生殖系统	夜尿症、过敏性膀胱炎、原发性性功能障碍（阳痿、早泄、性欲低下等）、尿道综合征等
神经系统	偏头痛、肌紧张性头痛、自主神经功能紊乱、心因性知觉障碍、心因性运动障碍、慢性疲劳症、面肌痉挛、寒冷症、神经症（包括器官神经症和神经衰弱、癔症以及焦虑症、忧郁症、恐惧症、强迫症、疑病症等）
妇产科	痛经、原发性闭经、假孕、月经失调、功能性子宫出血、经前期紧张症、妇女不适感综合征、更年期综合征、心因性不孕症、原发性外阴瘙痒症、孕妇焦虑症、产妇疼痛症、泌乳障碍、扎管后综合征等
骨骼肌系统	慢性风湿性关节炎、全身肌痛症、脊柱过敏症、书写痉挛、痉挛性斜颈、局限性肌痉挛等
外科	外伤性神经症、频发手术症、手术后神经症、器官移植后综合征、整形术后综合征等
儿科	哮喘、直立性调节障碍、复发性脐疝、心因性拒食、神经性腹痛、遗粪症、遗尿症、神经性尿频、心因性发热、夜惊症、口吃、睡眠障碍、心因性咳嗽等
皮肤科	神经性皮炎、原发性皮肤瘙痒症、银屑病、斑秃、多汗症、慢性荨麻疹、过敏性皮炎、慢性湿疹等
耳鼻喉科	眩晕综合征、嗅觉异常、过敏性鼻炎、咽喉异感症、神经性耳鸣、神经性耳聋、晕动症、癔症性失音等
眼科	原发性青光眼、飞蚊症、神经性大小变视症、眼部异物感、癔症性视力障碍、心因性溢泪、眼肌疲劳、眼睑痉挛、眼睑下垂等
口腔科	特发舌痛症、口臭、口腔黏膜溃疡、部分口腔炎、心因性牙痛、异味症、唾液分泌异常、口腔异物感、原发性颞颌关节痉挛、心因性三叉神经痛等
老年病科	老年冠心病、老年原发性高血压、老年心律失常、老年脑血管疾病（包括暂时性脑局部缺血发作、原发性高血压、原发性脑出血、高凝状态、脑血栓等）、老年性甲亢、老年糖尿病、部分老年癌症、老年性痛风、吸收不良综合征、老年尿失禁、老年性皮肤瘙痒、风湿性特发性肌痛、老年神经症、老年肥胖症等

三、心身疾病的病因病机

（一）心身疾病的致病因素

心身疾病的发病因素相当复杂，至今没有统一的认识。目前普遍认为，心身疾病在发病过程中既有生物学方面因素的作用，如遗传素质；又有社会文化方面因素的作用，如特殊的社会文化背景、紧张生活事件等对心身疾病所起的激发作用；还有心理方面因素的作用，如情绪作用、人格特征等，共同构成心身疾病的发病基础。

1. 社会文化因素　人不仅是生物的有机体，而且是一个社会成员。人们在各种社会实践活动中，不仅和客观环境的事物发生关系，也和其他社会成员发生人际交往的关系，并从中获得大量的信息，社会对生活在其中的个体有着巨大的影响，并据此时刻调整自己的心理和生理功能及行为，使之适应社会的要求。一旦适应性行为的失败，必然引起心理冲突，进而影响人的生理状况，严重而持久的影响还可造成机体内稳态的失调，从而导致心身疾病的产生。

社会文化因素对心身疾病的重要作用，可以从流行病学调查的结果中得到说明。以冠心病为例，有研究者调查几个不同的国家发现，患病最高者为美国和芬兰，而最低为尼日利亚。当然，有种族差异、饮食习惯等因素的作用。但是，起主要作用的可能是不同社会中的心理社会刺激的差异。我国北京、上海、广州、西安等地的调查结果表明，冠心病的发病率，脑力劳动者比体力劳动者高；而从事紧张和繁重脑力劳动者，又比一般脑力劳动者高。

2. 心理因素

（1）情绪作用　现代精神卫生科学阐明，人体自身最有助于健康的因素是良好的情绪。情绪可以通过生物、心理、社会等多种途径与心身健康产生因果联系。情绪反应是机体适应环境变化的一种必然反应。现代科学已证明，大脑是心理活动的器官。而人的心理活动通常与某种情绪状态相联系，心理因素影响躯体内脏器官，一般是通过情绪活动的中间媒介作用而实现的。

在强烈的或持续的消极情绪状态下，就会导致人体生理机能失调，引起心血管、呼吸、神经、内分泌、免疫功能紊乱甚至内脏器官病变。如愤怒或焦虑的情绪反应可使交感神经兴奋，儿茶酚胺分泌增加，表现为呼吸急促、心率加快、血压升高，极易发生心、脑血管疾患，冠心病患者有可能造成心肌梗死，甚至突然死亡；消化系统则表现为胃液分泌增加，胃液酸度和胃蛋白酶的含量增高，胃黏膜充血，易导致胃溃疡；呼吸系统则有可能诱发支气管哮喘和过度换气综合征等。另外，抑郁、惊恐和愤怒等消极情绪与神经性皮炎、皮肤瘙痒症、荨麻疹、斑秃等皮肤病有密切关系，对白癜风、慢性湿疹和牛皮癣等的发生也有一定影响。

（2）人格特征与行为类型的作用　人格特征与行为类型对于人类疾病尤其是心身疾病的发生、发展和病程的转归具有明显的影响。同样的社会心理因素作用于不同人格特征或行为类型的人，可导致不同的生理生化改变，引起不同类型的心身疾病。

世界心肺和血液研究协会认为 A 型行为对冠心病发生的作用超过年龄、血压、血脂和吸烟等危险因素。目前已确认 A 型行为是一种独立的冠心病危险因素。我国在 20 世纪 80 年代成立了"A 型性格与冠心病"协作组。在调查中发现，在冠心病、脑卒中和高血压等疾病中，A 型行为类型是其他行为类型的 2 倍。

癌症易感性格，称作 C 型行为，目前认为 C 型行为的主要特征是：过分压抑自我，克制内心痛苦，有不安全感和不满倾向，其行为特征是过分合作、高度顺从社会环境、生活单调、压抑愤怒等。具有 C 型行为的人，癌症发生率比非 C 型者高 3 倍以上。

不健康的行为对心身疾病的致病作用亦非常明显，例如吸烟、酗酒、多食等均可引发心身疾病。据 1979 年美国卫生部报导，吸烟与冠心病、支气管炎、肺气肿和各种癌症的死亡率增加有关。吸烟者比非吸烟者的死亡率高 70%。据美国国家保健统计中心报导，每日吸烟 40 支者要比不吸烟者丧失 65% 的工作日，并且产生的操作错误要多一倍。另据英、美等国报导，吸烟者患消化性溃疡的要比不吸烟者高 2~3 倍。又如酗酒易引起肝硬化和各种癌症。研究表明，吸烟和饮酒与肺心病、肺癌和消化道癌症有显著相关。孤僻寡言、消极离群的性格与自杀有关。

总之，病人的人格特征和行为方式与疾病有着密切的联系，它既可作为许多疾病的发病基础，又可改变疾病的过程。因此，病人对待某种疾病的态度及与人格有关的反应方式，可影响疾病的转归。

3. 生理因素　社会心理因素总是要通过生理变化的环节，才能导致或加重躯体疾病，心身疾病的生理因素主要集中于生理始基方面的研究。

生理始基是指某些心身疾病患者在患病前的生理学特点。为什么同样的心理社会刺激，使人所患的心身疾病的类型并不相同。这主要是因为人们生理始基各不相同。例如在溃疡病的发病中，胃蛋白酶原的增高起着重要的作用。有人调查发现，溃疡病患者在病前胃蛋白酶原的水平较高，这种胃蛋白酶原增高就可称为溃疡病的始基。然而，有溃疡病的始基，并不等于有溃疡病。在心身疾病的发病过程中心理社会刺激起着"扳机"的作用。如果只有高胃蛋白酶原血症，而没有心理社会刺激，一般也不易发生溃疡病；反之，如果只有心理社会刺激，而没有溃疡病的始基，也不会导致溃疡病。现已发现，高甘油三酯血症是冠心病的生理始基；高尿酸血症是痛风的生理始基；而高蛋白结合碘者是甲状腺功能亢进的生理始基。对于生理始基的研究，不但对于了解心身疾病的发病因素有重要意义，而且为心身疾病的预防提供了依据。

四、心身疾病的发病机制

关于心理社会因素与躯体生理功能之间关系的心理生物学机制，目前大致可以从神经系统、内分泌系统和免疫系统三方面的中介作用来认识：

心理社会因素 – 神经 – 全身器官及其功能

心理社会因素 – 神经 – 内分泌 – 全身器官及其功能

心理社会因素 – 神经 – 内分泌 – 免疫 – 全身器官及其功能

五、心身疾病的诊断与防治原则

心身疾病是一类躯体疾病，它在发生、发展、转归等方面与心理社会因素导致的情绪反应密切相关，人格特征与遗传因素在疾病的演变中也起一定的作用。因此，对于心身疾病的诊断要高度重视病因的心理社会影响因素，并对遗传因素、个性特征及文化背景、生活环境、人际关系、生活习性等进行全面了解。在进行体格检查、实验室检查的同时，配合必要的心理检查，从而做出心身相关的全面而正确的诊断。在疾病的防治上既要考虑生理因素，同时也不能忽略心理疾病因素。

（一）心身疾病的诊断要点

心身疾病与一般的躯体疾病都有明确的器质性病理过程或已知的病理生理过程，心身疾病的特点是心理社会因素在疾病的发生、发展和转归上起重要的作用。因此，心身疾病的诊断，必须根据躯体症状和心理状态进行全面的诊断。其中尤为重要的是在诊断过程中要充分考虑到两者的关系。心身疾病的诊断要点如下：确有某些致病的心理社会因素存在；有明确的器质性病理过程及临床躯体症状、阳性体征及实验室检查的特异发现；排除神经症、心因性精神障碍、精神病的诊断；疾病的演变与情绪障碍相关；有一定的个性特征或不同程度的心理缺陷等易患素质。

（二）心身疾病的诊断程序

1. 主诉和现病史 主诉和现病史的采集是临床各科医生必须掌握的方法，对心身疾病患者而言，医生在听取患者的病情经过和症状时，要尽可能查明起病原因，尤其是关于心理方面的原因。医生在听取患者诉说病情时，要仔细观察患者的表情（焦虑、痛苦、忧郁、严肃等）、语言（话多话少、声大声小、节奏快慢等）、态度（随便、拘束、敏感、亲昵等）以及其他特殊情况，并予以记录，以便结合分析。

2. 体格检查　体格检查对各科疾病的诊断和鉴别诊断都非常重要，因此对每一个病人都要详细检查。通过准确、细致的检查，一般可以发现客观的体征。但心身疾病有其特殊性，有时症状和体征不相符，尤其是某些功能定位和定性，这就要求临床医生必须从心身联系的角度进行全面分析和做出正确诊断。

在诊断心身疾病时为了确定病变的部位和性质，并排除其他器质性疾病，为了避免误诊或漏诊还必须进行必要的化验、放射、心电图、肺功能测定以及肌电图、脑电图、CT、MRI 等检查。

3. 诊断性晤谈

（1）建立和睦关系　和睦关系是指晤谈双方相互理解的人际关系。被称为晤谈的第一需要。这种相互理解的基础是病人的信任和医生的同情。由于心身诊断晤谈要涉及患者的思想情感、家庭情况、成长经历、价值观、个人意愿，甚至隐私，因此，必须有良好的医患关系为基础。

（2）明确晤谈目的　诊断性晤谈是为评估病人的心身状况所进行的语词交往。这种晤谈有明确的目的，需要了解：①求医动机；②主诉及现病史；③疾病发生、发展中的心理社会因素（人际纠纷、事业发展、经济状况、重大生活事件、日常困扰等）；④早年心理发展经历（基本安全感、童年创伤体验、青春期的自我认同等）；⑤个性倾向及适应能力；⑥既往治疗经历；⑦个人现实状况及意愿。

（3）晤谈技术要点　①鼓励病人多谈，耐心注意倾听；②内容重点有个人发展成长经历、当前情况、多维度（躯体、情绪、理性思维、信念、社会支持、职业、环境）评价健康；③心理社会因素与躯体变化的时间相关，判定心身因果关系。

4. 心理测试　在心身医学领域，心理测验有广泛的应用价值。心身疾病发生、发展、诊断、治疗、康复和预防中的心理社会因素都需要予以量化，都需要使用一定的测验或评定的方法（这部分内容有专章论述）。

（三）心身疾病的防治原则

1. 心身同治　心身疾病应采取心、身相结合的治疗原则，但对于具体病例，则应各有侧重。对于急性发病而又躯体症状严重的病人，应以躯体对症治疗为主，辅之以心理治疗。例如对于急性心肌梗死病人，综合的生物性救助措施是解决问题的关键，同时也应对那些有严重焦虑和恐惧反应的病人实施床前心理辅导。

对于以心理症状为主或虽然以躯体症状为主但已呈慢性过程的心身疾病，则可在实施常规躯体治疗的同时，重点安排好心理治疗。例如更年期综合征和慢性消化性溃疡病人，除了给予适当的药物治疗，应重点做好心理和行为指导等各项工作。心身疾病的心理治疗，应视不同层次、不同方法、不同目的而选择具体的治疗方法。

2. 心理干预 对心身疾病实施心理治疗主要围绕以下三种目标：

（1）消除心理社会刺激因素 例如因某一件事引起焦虑继而使紧张性头痛发作的病人，通过心理支持、认知治疗、松弛训练或催眠疗法等，使其对这一事件的认识发生改变，减轻焦虑反应，在药物的共同作用下，缓解这一疾病的发作。操作相对容易一些。

（2）消除心理学病因 例如对冠心病病人，在其病情基本稳定后应指导其对A型行为和其他冠心病危险因素进行综合行为矫正，帮助其改变认知模式，改变生活环境以减少心理刺激，从根本上消除心理病因，逆转心身疾病的心理病理过程，使之向健康方面发展。这属于治本，需要较高的专业水平。

（3）消除生物学症状 这主要是通过心理学技术直接改变病人的生物学过程，提高身体素质，促进疾病的康复。例如采用长期松弛训练或生物反馈疗法，中医传统运动如太极拳、气功等治疗高血压病人，能改善循环系统功能，降低血压。

3. 早期预防 心身疾病的发生是心理社会因素和生物因素综合作用的结果，因而心身疾病的预防也应同时兼顾这两方面。但一般来说，在心身疾病的预防工作中，心理因素和心理学方法起更重要的作用。

心身疾病的预防应从早期着眼。对那些具有明显心理问题的人，例如有易怒、抑郁、孤僻及多疑倾向者应及早通过心理指导加强其人格的调整；对于那些有明显行为问题者，如吸烟、酗酒、多食、缺少运动及A型行为等，应利用心理学技术指导其进行矫正；对于那些工作和生活环境存在明显应激原的人，应及时帮助加以疏导。对心身疾病的预防可以遵循以下原则：①培养健全的人格；②提高应对能力；③建立良好的人际关系。

六、心身疾病的中医药治疗

由于心身疾病的理论与实践的提出，是在传统的生物医学模式对疾病的认识基础上进行重新的划分和提高，而不是发现了新的疾病。所以，心身疾病的中医药治疗可参照生物医学疾病的辨证施治进行。

第二节　社区常见心身疾病

一、冠心病

冠心病是危害人类健康的常见病、多发病、高发病，也是被公认为循环系统主要的心身疾病，是成年人死亡的第一原因。冠心病的病因和发病机制迄今尚未完全研究清楚。大量的研究表明，冠心病的发生、发展与生物、心理和社会等诸多因素有关。如高血压、高血脂、高血糖、高血黏度、肥胖、高龄、吸烟、缺乏运动、A 型行为、遗传和人际关系不协调等，均被认为是冠心病的危险因素。

（一）心理社会应激因素

1. 情绪因素　有的学者研究认为，情绪与冠心病的发生、预后有关，急剧情绪变化或痛苦的反应可引起猝死，国内外文献报告在猝死死因中，多为心肌梗死。Medalie 等研究发现，高度焦虑者心绞痛发生率为低焦虑组的两倍，在情绪变化时可引起心电图 ST 段和 T 波改变。

2. 人格特征　1950 年美国华盛顿大学医学院的弗里德曼和罗森曼发现在冠心病患者中有一种特征性的行为模式，他们称其为"A 型行为类型"。A 型行为以争强好胜、无端的敌意、时间紧迫感以及许多心理运动体征为特征。1960 年他们提出"A 型行为的人易患冠心病"这一假说，并对此作了验证。多年来不断有人从不同角度对 A 型行为与冠心病之间相关性进行了反复论证。1978 年，美国心肺和血液研究所确认 A 型行为是一种独立的冠心病危险因素。我国学者应用 A 型行为问卷调查表进行研究，也说明冠心病患者 A 型行为明显高于正常人。

3. 缺乏社会支持　社会支持被认为是可利用的社会资源，可缓冲应激事件的负面影响。社会支持是应激与健康或疾病之间的心理中介因素。研究表明，缺乏社会支持，患冠心病的危险性增加。Tyroler 报告了随访 9 年后的冠心病患者，发现社会交往少、人际关系差的冠心病患者的死亡率是对照组的两倍。

（二）身心反应特点

根据 Heckett（1977）与里译（1980）等对急性梗死患者心理变化观察及作者研究，认为急性心肌梗死患者的心理特点如下：

（1）焦虑期　发病1~2天，对死亡恐惧，焦虑不安，严重者出现惊恐症状，伴有不安、出汗、失眠及心跳加快、呼吸急促，强烈焦虑、惊恐发作导致猝死。

（2）否认期　发病2天后，尤其3~4天，约50%患者出现心理否认反应。伴有一系列认知情绪和行为的相应表现。

（3）抑郁期　发病第5天，30%患者抑郁，自感因病不能生活自理，丧失工作社交能力，担心经济损失及今后个人前途等，因而苦闷抑郁，丧失治疗信心。

（4）再焦虑期　患者离开监护病房，缺乏心理准备，或对监护病房有依赖、安全心态而易产生焦虑反应。

（三）临床心身干预策略

1. 评估与诊断　冠心病的诊断主要依据病史、临床表现和实验室检查等临床医学的方法，具体可参阅内科学教材。心理评估则可通过晤谈，了解患者情绪状态，日常对生活事件的处理方式、应对风格，观察患者的行为反应等。心理测验常用A型行为问卷调查表、生活事件量表、特质应对方式问卷、抑郁和焦虑症状评定量表等。

2. 治疗方法　冠心病的临床药物治疗参阅内科学教材。在药物等临床治疗的基础上可选用有针对性的心理治疗。

（1）心理咨询　冠心病患者对病情过分关注、担心，因此对患者应热情和蔼、关心体贴，详细了解病情，认真做好各项检查，依据患者的特点，确定综合治疗方案，对临床不同特点进行解释性心理咨询，消除紧张，稳定患者情绪，增强战胜疾病的信心。

（2）矫正A型行为　A型行为不仅是冠心病发生的危险因素，也是冠心病预后重要危险因素。国内外许多学者认为改变A型行为模式，可减轻机体对外界刺激的过强反应，降低交感神经张力，恢复良性负反馈调节，在医生指导下进行认知疗法、放松训练、想象治疗，配合气功、生物反馈及音乐治疗等效果更好。

（3）冠心病焦虑障碍、抑郁障碍的治疗　除心理治疗外，临床上应用三环类或四环类抗抑郁药，近年来首选选择性5羟色胺（5-HT）再摄取抑制剂（SSRI）治疗。如帕罗西汀、氟西汀和舍曲林等。

（4）不良行为矫正　对吸烟、酗酒、过食、肥胖、缺乏运动及嗜咸食等不良行为进行矫正。在医生指导下有毅力克服依赖性，进行行为干预，参加文体活动，提倡健康文明的生活方式，对冠心病的防治有现实意义。

二、原发性高血压

原发性高血压是以慢性血压升高为特征的临床综合征。原发性高血压占高血压患者总人数 90% 左右。原发性高血压不仅流行广泛，而且导致冠心病、脑卒中和肾衰竭等并发症，是致残率、致死率极高的疾病，国际上有"无敌杀手"之称。

（一）心理社会应激因素

1. 社会文化因素 早期的跨文化研究表明，高血压病多见于应激、冲突明显的社会。流行病学调查表明，高血压发病率的总趋势是发达国家高于发展中国家，城市高于农村，老年组高于其他年龄组，知识阶层高于非知识阶层。精神紧张的、责任重大的职业群体倾向于有较高的发病率。

2. 负性情绪 20 世纪以来，在对原发性高血压的相关性研究中，发现焦虑紧张以及压抑情绪常为高血压的诱发因素。情感因素和生活紧张对某些病例的心血管功能不全的影响很明显，许多病人在疲劳和焦虑时，血压急剧升高。Markorit 等对 123 例血压正常的人随访了 18～20 年后，发现在中年男性中，焦虑、愤怒情绪以及发怒后抑制情绪的发泄可以明显增加高血压的危险度，是高血压发病的一个预示因素。

3. 人格特征 研究发现高血压的发生与人格特征和行为类型有关。Wofls（1997）对一组 114 例病人的调查结果认为，原发性高血压虽然不具有某一种基本人格类型，但却有趋向好斗和过分谨慎的特征。中国医学科学院曾对 160 名高血压病人进行研究，发现其有急躁易怒、好奇任性、要求过高、过急好强、孤独敏感、易生闷气、多疑固执等特质。

4. 不良行为因素 研究证明，原发性高血压发病与高钠饮食、超重、肥胖、缺少运动、大量吸烟、酗酒和生活不规律等因素有关。大量调查研究实验结果说明，这些不良行为因素直接或间接受心理和环境因素影响。

（二）身心反应特点

高血压患者具有心情烦躁、敏感、易紧张、易怒、记忆减退、注意力不集中、认知障碍或怀疑、否认、不在乎或拒绝服药等心态。常见心理生理症状有头痛、头晕、眼花、心悸、耳鸣和倦怠等，以及睡眠障碍、呼吸急促、多汗和震颤等自主神经症状。年丰才（1983）用韦氏成人智力量表（WAIS），对 60 岁以上高血压患者进行智力研究，发现高血压患者智能水平低于正常人，高血压并有脑动脉硬化患者智能较单纯高血压患者为低，病情越重，智能减退越明显，认知障碍越重。

（三）临床心身干预策略

原发性高血压除按临床疾病的诊断与治疗外，还可通过晤谈了解患者心理、行为特点、生活事件和应对方式，也可结合各种评定量表进行测量。

（1）运动疗法 运动疗法是行为治疗方法之一。临界高血压、Ⅰ期、部分Ⅱ期高血压，进行有规律的运动有较好的效果，例如太极拳、体操运动和游泳，并可降低心搏次数。

（2）缓解工作压力 Rell 和 Lind（1973）对瑞典中年人的工作压力与高血压的关系进行了研究，根据职务、工作责任和受教育程度的不同，分析工作要求与员工能力之间的不和谐程度，发现随着不和谐分数的增加，员工血压的平均收缩压水平从 130mmHg 上升到 145mmHg，自我不适感和疾病也随之增多。

（3）松弛疗法 松弛训练可使病人肾素－血管紧张素－醛固酮系统作用减弱，使交感神经紧张减弱从而使血压下降。自我放松和自我心理调节是原发性高血压很有效的心理治疗方法。尤其适合于焦虑、烦躁、紧张、恐惧、易怒情绪的高血压患者，可根据患者自身的情况，采用各种放松训练，如渐进松弛疗法等。坚持不懈、持之以恒，会取得较好疗效。

（4）生物反馈疗法 该疗法不仅是Ⅰ期高血压与临界高血压的首选治疗，也是Ⅱ期和Ⅲ期高血压的辅助疗法。

（5）认知疗法 负性情绪干预在高血压病治疗中也很重要，常用认知疗法。依据西医模式的观点向患者解释什么是高血压，情绪、行为模式、应激生活事件与高血压的关系。寻找患者的非理性思维，通过认知矫正，建立较为现实的认知理念，以消除多种不良心理障碍。

三、消化性溃疡

消化性溃疡发生于胃和十二指肠部位，故又称为胃溃疡和十二指肠溃疡，因溃疡形成与胃酸或胃蛋白酶的消化作用有关而得名。消化性溃疡可发生于任何年龄段，胃溃疡的发生率男女大约相等。十二指肠溃疡起病年龄以 25～55 岁间最为常见，而胃溃疡则以 40～70 岁居多。

（一）心理社会应激因素

1. 应激性生活事件 生活事件主要是指那些造成生活环境或生活方式改变从而要求个体去适应和对付的社会生活情境和事件。例如，家庭成员的出生或死亡、结婚或离异、升学或就业、工作或生活方式改变、经济状况改变、人际关系紧张、住房困难等。生活事件是心理社会应激原。ALP 等曾把 1980 名消化性溃疡者与正常成人配对研究，发现病人组经历的负性生活事件（如家庭矛盾、经济压力、不良习惯等）明显高于对照组。唐艳萍等用生活事件量表（张明园编制）对 200 余名消化性溃疡患者的调查也得出了一致的结论。提示心理社会因素在消化性溃疡中起重要作用。不同人群中生活事件的发生类型、发生频率和应激强度不同，可能对消化性溃疡的发生率有一定影响。

2. 个性特征　临床观察发现，并非所有经历过生活事件刺激的人都会发生溃疡，生活事件刺激只有在一定的个性基础上才会起致病作用，这种个性特征是溃疡形成的易感因素。他们对生活事件的刺激有着过度的反应，容易接受和积累刺激，并通过负性情绪反应使刺激损害定向到胃肠器官。

关于溃疡病人的个性特征，有人报道是竞争性过强和过于自我控制。王极盛等认为是感情受抑、依赖性和雄心勃勃等。日本石川中则认为是独立于依赖之间的矛盾。不少学者认为，这类患者多数是疑虑、性急、固执、要求严格、有实干精神而又十分谨慎的人。Fiper 等用艾森克人格问卷（EPQ）对照研究发现溃疡病人具有内向和神经质人格特征，常表现为孤独、好静、悲观、思虑过度、事无巨细井井有条，稍有不顺心就情绪波动、易怒，但又常压抑在心里不能发泄出来。张锡明采用艾森克个性问卷对消化性溃疡患者和正常成人对照研究，发现胃溃疡和十二指肠溃疡患者 EPQ－N 分均高于正常成人。说明消化性溃疡患者的个性倾向于情绪不稳、焦虑、紧张、易怒、对外界刺激反应强烈等。

3. 负性情绪　研究表明，消化性溃疡患者常存在情绪障碍。不良情绪反应与溃疡病或复发有着因果关系，这是先"心"后"身"的心身疾病特征。唐艳萍等用症状自评量表（SCL－90）、焦虑自评量表（SAS）及抑郁自评量表（SDS）调查发现，本病患者 SCL－90 的总分及各因子分均高于正常对照组，特别是躯体化、人际关系敏感、抑郁、焦虑等尤为突出。SAS 及 SDS 测定表明患者存在明显的负性情绪。临床观察也发现，消化性溃疡伴随抑郁症状者较多。金雁报道，十二指肠溃疡的溃疡面积、病程、严重程度与抑郁情绪呈正相关。Reies 等曾用多虑平、丙米嗪等抗抑郁药治疗消化性溃疡，胃镜检查提示 4 周有效率可达 46% ~ 48%，其药理作用可能与平息负性情绪有关。提示改善不良情绪反应有助于溃疡的愈合。

（二）身心反应特点

焦虑和抑郁情绪伴随着消化性溃疡。这些情绪异常可能是造成溃疡病的原因，也可能是由于长期患病、备受折磨后，患者表现出的一种情绪体验。

溃疡患者常伴有抑郁症状，应激时的抑郁情绪也很容易致溃疡病的发生。临床上发现，有些患者报告自己存在消化道症状，但常常得不到检查的证实，采取抗溃疡治疗效果较差，有人试用多塞平、丙米嗪等抗抑郁药治疗消化性溃疡，并辅以胃镜检查作为疗效指标，发现 4 周有效率达到 46% ~ 86%，有些顽固、难愈性溃疡也有好转，可能与缓解或消除了抑郁、焦虑情绪有关。

（三）临床心身干预策略

1. 会谈或心理评估　了解患者的情绪障碍水平、人格特点、心理反应和应激水平。用 SCL - 90 了解患者的一般心理状况，用各种抑郁和焦虑量表评估情绪障碍，用艾森克人格问卷（EPQ）评估人格特点，用心理防御量表和社会再适应量表调查患者的心理防御反应和应激水平。

2. 心理治疗

（1）支持性心理治疗　解释、鼓励与安慰、保证、指导和积极暗示，对患者当前问题给予指导、鼓励和安慰，以消除来访者的心理问题或情绪困扰。

（2）认知治疗　改变患者固定化的错误信念和习惯化的不良认知方式。

（3）生物反馈治疗　治疗目的是训练患者在不用药的情况下，自动减少胃酸的分泌，配合一般性心理治疗效果更好。用生物反馈治疗十二指肠溃疡患者，不仅可降低胃酸度，并可维持治疗效果。

（4）抗抑郁治疗　溃疡患者常伴有抑郁症状，应激时的抑郁情绪也很容易致溃疡病的发生。可用多塞平、丙米嗪等抗抑郁药来治疗消化性溃疡。

四、支气管哮喘

目前认为，哮喘是由嗜酸性粒细胞、肥大细胞和 T 淋巴细胞等多种炎症细胞参与的气道慢性炎症，这种炎症使易感者对各种激发因子具有气道高反应性，并可引起气道狭窄，表现为反复发作性喘息、呼吸困难、胸闷或咳嗽等症状。哮喘的本质是过敏性炎症引起的慢性气道炎症。

哮喘的病因十分复杂，其发病与遗传因素有关。精神刺激以及社会、家庭和心理等因素也是诱发哮喘的重要因素。

（一）心理社会应激因素

哮喘的原因复杂且因人而异。心理社会因素也被认为起着始动机制的作用。详细机制尚未完全清楚，但一般倾向于认为精神刺激是支气管哮喘发作的重要环节。情绪因素是通过自主神经系统（迷走神经）而引起哮喘。

1. 情绪因素　长时间处于精神压抑或焦虑状态，会诱发哮喘的发作。Sacher 认为情绪过度紧张会使情绪中枢所处的大脑皮质边缘系统抑制下丘脑神经分泌细胞，继而抑制脑垂体促肾上腺皮质激素分泌，肾上腺皮质激素的分泌也减少，促使哮喘发作。近代研究还证实，情绪状态作为大脑的一种刺激，可引起躯体内脏活动反应（包括支气管收缩反应），促使哮喘发作。

2. 人格因素　个性与哮喘发作也有密切关系。一些研究认为支气管哮喘患者的主要个性心理特征是：内向、情绪不稳定、被动和行为退缩等。但也有研究认为支气管哮喘没有单纯的或统一的人格类型，约有 50% 的患者有乞求他人（特别是母亲及其替代者）保护的潜意识愿望；早年被溺爱或苛责的经历也是哮喘发病的因素之一。

（二）身心反应特点

不仅支气管哮喘的病因与心理因素密切相关，而且由于患者的心理特点和疾病的痛苦体验，哮喘患者会出现各种心理问题，主要表现在以下几个方面：

1. 哮喘发作时的紧张焦虑　哮喘发作时呼吸困难，患者会产生濒死感，出现极度紧张、焦虑和恐惧状态，而焦虑和恐惧的情绪又会加重哮喘，形成恶性循环。在未发作时，也会因担心再次发作而紧张焦虑。特别是在接触过敏原、气候转冷等外在条件下，紧张焦虑加重，反而促发了哮喘的发作。

2. 因哮喘产生多种不良情绪加重病情　Forero 等研究表明，患有哮喘的中学生有更多消极情绪，常感到孤独、敌对和无助。Badoux 等用 SCL‐90 量表检测发现，与健康人相比，成年哮喘患者躯体化、强迫症状、人际关系敏感、恐惧、焦虑、抑郁、敌对、偏执和精神病性因子分均明显增高。恐惧是哮喘患者的不良情绪之一。由于哮喘反复发作，患者因过分担心疾病的预后，易产生抑郁、悲观、感情脆弱、易于冲动、过分敏感和疑病倾向而加重病情。

3. 自卑感和依赖感　在学龄儿童和青少年哮喘患者中，普遍存在自卑感和依赖感。由于家长不当的教育方式，儿童对自己缺乏信心，对父母过分依赖，患病的现实又加重了患者的自卑感和依赖感。哮喘的突然发作常常使患者不能适应，更加感到恐惧和无助，而依赖感和自信心的丧失常导致患者需要永久性的药物治疗。

4. 心理社会层面的交互影响　哮喘患者的心理、社会各方面因为患病而变化。由于患病使患者回避应该面对的问题，缺乏应有的锻炼，心理依赖增强，自立能力不足。如儿童因为患病，被限制与小朋友玩耍，体育运动不能参加，与同学接触减少，在心理上就丧失了独立的机会。儿童患者在父母的支配下生活，使患者适应社会生活时出现困难。

（三）临床心身干预策略

1. 临床诊断 作为一种心身疾病，过敏性哮喘的诊断应从身、心两个方面开展，除了应了解患者的躯体感受、症状表现、发病过程外，还应明确患者的心理社会因素。从心理社会角度，可通过听取患者诉说、观察患者反应、与患者访谈来了解其情绪状态、个性特点、成长历史、生活状态和家庭关系等方面情况，并从以下几个角度分析与发病有关的社会心理因素：

（1）发病前有无丧失亲人等重大应激事件。

（2）发病前有无就职、结婚、生育、下岗和职位变化等社会事件。

（3）发病前有无人际关系冲突、生活环境显著变化。

（4）发病与某一特定情景如节假日、考试和考核等有无直接关联。

2. 心理治疗 第一阶段，良好治疗关系的确立。建立良好医患关系是进行心理干预的基础，在临床问诊、身体检查和治疗、护理过程中，与患者进行有效的沟通，了解患者的心理困惑和与疾病有关的信息，向患者提供必要的预防和治疗知识等均可促进良好治疗关系的建立。

第二阶段，解除压力，减轻症状。帮助患者认识心理社会因素和哮喘的关系，释放日常生活中压抑的不良情绪，对患者进行自我放松训练，让患者从压力状态中解脱，加上药物治疗的作用，患者逐渐感受到症状的缓解。

第三阶段，与患者研讨其症状表现及发病过程，帮助其进一步理解人际关系问题、生活方式和学习工作问题等社会心理因素与哮喘发病的关系，让患者明确其对疾病的认知方式及自我防御机制和哮喘发作的关系，通过交流分析，形成对哮喘发作过程的正确认识。

第四阶段，形成新的认知行为模式。在理解心身关系的基础上，帮助患者纠正认知错误，训练患者形成对人对己的正确态度，学会应对日常生活各种问题的方法，促进人格完善。

五、糖尿病

糖尿病是一组由遗传、环境和免疫等综合原因所致的胰岛素绝对或相对不足而引起的代谢障碍性疾病。症状期有多食、多饮、多尿、烦渴、善饥、消瘦或肥胖、疲乏无力等表现，久病者常伴发心脑血管、肾、眼及神经系统等病变。由于生活水平提高、生活方式现代化、体力活动减少和营养过剩等原因，糖尿病发病率呈上升趋势，成为危害人类健康的主要疾病之一。

糖尿病常见的有两种类型：胰岛素依赖型糖尿病（IDDM）和非胰岛素依赖型糖尿病（NIDDM），前者也叫 1 型糖尿病；后者称 2 型糖尿病，约占本病总发病率的90%～95%。

（一）社会应激因素

糖尿病的发病与心理社会因素密切相关，紧张、焦虑和孤独等不良情绪，易紧张和竞争性强等个性特点是糖尿病的促发因素，而生活事件、社会地位、经济状况和文化习俗等社会因素与糖尿病的发病也有一定关系。

1. 生活事件　有研究显示，1 型糖尿病症状出现前常有重大生活事件，如丧失亲人和父母离异等。Robinson 和 Fuller（1985）曾进行一项较严格的对照研究，以糖尿病患者为研究组，与研究组年龄相近的非糖尿病同胞及其邻居为相应的对照，比较三组在糖尿病组发病前某一段时间生活事件频度及其严重程度，结果发现糖尿病组的生活事件频度及严重程度均显著高于对照组，同时此研究还发现，胰岛细胞抗体阳性家庭成员中有一半确诊前 5 年都经历了严重的生活事件和长期的家庭困扰。

生活事件在 2 型糖尿病发生中也有一定作用。20 世纪 70 至 80 年代，许多研究者注意到经历地震、火灾等事件后糖尿病的发病率比之前的同一时期显著升高；Holmes 通过回顾性和前瞻性调查发现，离婚与糖尿病的发生有显著关系；也有人发现失业与糖尿病的发生有关；还有资料显示，美国贫困人群中糖尿病更为常见，而且黑人死于糖尿病的数量比白人高一倍多。

2. 社会支持与应对方式　Simmonds 等（1981）研究结果显示，糖尿病患者组与健康人群组相比，更具有孤独性、无子女或独生子女、提前退休等倾向。姚树桥等（1998）对 131 例糖耐量异常（IGT）者和 91 例糖耐量正常者进行了 18 个月的追踪研究，结果发现 IGT 转糖尿病组患者积极应对方式显著减少，由 IGT 转为糖尿病和维持 IGT 的两组人群的社会支持利用度比追踪前显著降低。许秀锋等人（1995）对82 例 2 型糖尿病患者进行 MMPI 测查，结果发现无论男性还是女性糖尿病患者，他们都具有较多躯体不适主诉，常以否认和压抑来处理外来压力等倾向。

3. 人格因素的影响　人格因素在糖尿病的发病中起到一定作用。一些研究认为，A 型行为特征者的血液中肾上腺素、肾上腺皮质激素以及血脂、血糖常处于较高水平，因此推测 A 型行为类型可能是糖尿病的潜在致病原因之一。

（二）身心反应特点

糖尿病是一种终生性疾病，目前尚无有效的根治方法，因此患病本身就是一个严重的应激事件。除了疾病给患者带来的痛苦，长期治疗的经济负担、患病对工作和生活的直接影响，都会使糖尿病患者出现多种心理问题。

1. 一般心理反应　人们一旦患上糖尿病，就需要频繁地接触医学检查、各种药物及医护人员，需要严格遵守糖尿病自我管理的各项约束，如严格控制饮食，个人生活、工作及学习计划要做出相应的调整，每日都会担心病情的变化，糖尿病让患者的生活发生根本性变化。因此，患病初期，患者会进行自我概念调整，重新定位自己的工作和生活，容易出现悲观失望和焦虑紧张等不良情绪。

2. 情绪障碍　抑郁情绪是糖尿病患者中一种最常见的严重的心理障碍，糖尿病患者抑郁发生率大约是一般人群的 3 倍。有文献报告超过 40% 糖尿病患者伴有明显的抑郁性障碍，抑郁性障碍会严重影响患者的糖代谢，加快糖尿病并发症的发生。

焦虑也是糖尿病患者的常见不良情绪，朱熊兆等（2001）对 186 例 2 型糖尿病患者和 100 例正常对照者进行了状态－特质焦虑评定，结果发现，糖尿病组特质焦虑水平显著高于正常对照组，特质焦虑水平与糖化血红蛋白（HbA1c）浓度呈显著正相关。国外一项研究曾对 600 例糖尿病患者进行了临床观察，结果发现糖尿病患者中焦虑性障碍发生率高于一般人群。

3. 进食障碍　糖尿病患者需要控制糖类食物的摄入，因为担心不当饮食加重病情，患者会采取一些措施调节饮食习惯，如果处理不当，就可能发生进食障碍。在美国，糖尿病患者中进食障碍发生率显著高于一般人群。

（三）临床心身干预策略

1. 心理诊断与评估　对糖尿病患者，不仅要根据临床表现进行医学诊断，而且要充分了解其心理因素，为心理干预做好准备。对糖尿病患者的心理诊断和评估的内容主要包括情绪状态、工作生活和人际状况评估。方法包括晤谈和测验。

对糖尿病的晤谈首先要根据糖尿病患者的常见心理问题和社会因素设计晤谈大纲，然后与患者进行交谈。晤谈一般是根据医生的经验判断患者心理问题的性质和程度，评价其生活状态和社会环境。晤谈法的主观性强，晤谈的效果依赖于医师的经验和能力。

在对糖尿病患者的诊断和评估中，可采用贝克抑郁问卷、抑郁自评量表、焦虑自评量表和状态－特质焦虑问卷等来评定患者的抑郁及焦虑程度；可采用生活事件量表、社会支持量表、应对方式问卷等来评定患者社会生活及应对状况。

2. 临床心理干预 心理干预是糖尿病治疗的重要的辅助方法，对早期的 2 型糖尿病患者，单用心理干预也能起到稳定糖代谢的作用。在心理干预的各种方法中，以糖尿病教育、血糖察觉训练、认知行为治疗及生物反馈治疗最为常用。

（1）健康教育 糖尿病患者普遍缺乏对所患疾病的基本知识，因此明显地影响治疗的效果，掌握一定糖尿病的发病原因、发病机制和治疗常识，对患者积极配合治疗，有效进行自我管理有非常重要的意义。糖尿病患者的健康教育内容较为广泛，包括糖尿病基础知识、饮食控制、运动锻炼、降糖药物的使用、低血糖的预防与处理及尿糖和血糖的自我监测等。

对糖尿病患者进行健康教育的意义在于可以使患者意识到糖尿病的可治疗性，使其了解各种治疗方法及其必要性，消除一些对治疗的误解，减少患者对疾病本身的恐惧，提高对治疗的依从性。健康教育还可以帮助糖尿病患者改善对疾病的态度，减少由之引起的不良情绪和适应不良行为，提高他们的生活满意度。

（2）血糖觉察训练 血糖觉察训练（BGAT）是主要用于 1 型糖尿病的一种心理 - 教育干预方法，通过训练患者利用内部的和外部的线索作为反馈信号来了解和觉察自己的血糖水平，学会对血糖进行自我调节，达到预测和避免血糖的大幅度波动的目的。

（3）认知行为治疗 目前在糖尿病治疗中多采用团体治疗的形式，如由 Snook 及其同事发展起来的一种认知行为治疗方法——集体认知行为治疗（CBGT）。该疗法认为，糖尿病是一种慢性的终生性疾病，在长期的治疗过程中，可能多次出现血糖控制的失败，使得患者有严重的挫败感和无望感，可能出现自我怀疑，产生一系列的负性情绪，这种负性情绪加重了患者对糖尿病的负性态度，以至于不再坚持自我管理，而采取"随它去"的态度，使得血糖控制更加糟糕。血糖控制失败的经历也可使患者产生扭曲的认知，认为自己没有办法也没有能力去控制血糖，并认为治疗与否对血糖的控制和并发症的发生没有多少价值。这些错误的信念很容易引起不愉快的情绪和不良的自我管理行为，进一步导致血糖的控制不良。CBGT 是以认知行为治疗和理性情绪治疗为理论基础，采用几种认知和行为技术（如认知重建、应激管理和示范等）来帮助患者消除与糖尿病有关的痛苦，提高其应对技巧，促进自我管理，改善血糖控制。

（4）生物反馈治疗 朱熊兆等（2001，2002）的研究证明生物反馈技术支持的放松训练有益于改善糖尿病患者的糖代谢和免疫功能，尤其能减少血糖的波动，这对糖尿病并发症的预防有着重要的意义。

六、肥胖症

肥胖症是指体内脂肪积聚过多及（或）分布异常，并且体重增加。日益流行的体重过重和肥胖问题已严重影响人类的健康。肥胖症已成为世界性难题，对人类的生存质量和人均寿命构成威胁。肥胖症一般分为3种类型：①单纯性肥胖；②继发性肥胖；③遗传性肥胖。

目前肥胖症已经成为全球性的问题，而且呈不断上升之势。据不完全统计，全世界肥胖症正在以每5年翻一番的惊人速度增长。在美国，大约30%的男性和35%的女性患肥胖症，其中1200万至1300万人达到严重肥胖的标准。我国在20世纪90年代肥胖的比例接近10%。

（一）心理社会应激因素

1. 饮食观念和生活习惯 人们自幼形成的饮食观念对进食行为有一定影响。父母们普遍认为进食量大有利于儿童的发育和健康，因而经常鼓励自己的孩子多吃，较多进食能得到父母的肯定和鼓励，久而久之使孩子形成了多食才能长高、才能健康的观念。还有一些父母因为缺乏经验，不能分辨婴儿啼哭的真正原因，以为因太热、太冷和身体不适等原因导致的啼哭都是因饥饿引起，于是，只要婴儿啼哭，父母就立即喂食，结果使孩子无法学会辨别饥饿与愤怒、恐惧、焦虑等情绪状态，以为通过进食可解决这些情绪问题，养成了一有情绪问题就进食的习惯，从而导致肥胖。

饮食习惯可能诱发肥胖。一味追求高营养、高蛋白，饮食中摄入较多高能量的食物会导致肥胖。另外，喜食零食、夜间加餐、晚餐丰盛这些不合理的饮食习惯和饮食结构往往是肥胖的原因。

2. 情绪因素 情绪因素与肥胖也有密切关系。研究认为，进食是肥胖者对某些消极情绪的不良应对模式，焦虑、紧张等消极情绪成了多食行为的原因。肥胖者在焦虑时就爱吃，口中咀嚼食物时，会使面部肌肉紧张度降低，可间接缓解紧张情绪，久之，由口的咀嚼动作演变为口吃食物，凡遇到焦虑时，就以吃东西的方式来适应。

3. 社会习俗与文化 社会文化观念、习俗和群体效应等也是肥胖的原因之一。由于历史上长期存在食物匮乏的现象，使人们形成了"胖是身体好"、"能吃是福"等对肥胖的社会观念，这些观念影响着一些人愿意较多进食而长胖。也有的人是长期形成了爱惜粮食、节俭的习惯，为了不浪费粮食，在吃饱之后还强迫自己吃完剩下的饭菜，日积月累，导致肥胖。

群体效应也是使人过多进食的原因。在一些进食场所，由于群体中的人际互动导致了较多的进食行为。如参加聚会或野餐时，多数人容易吃得比平常多，这是因为团体成员的密切互动形成了一股相互影响的力量，受到那种融洽和谐气氛的感染而较多进食，工作中有较多聚餐机会的人容易肥胖正是这个原因。

（二）身心反应特点

1. 自我意识较差　自我意识主要指对自己身体、心理和社会等方面特征的认识和自我评价，以及在此基础上形成的自我情绪体验和自我行为控制，包括对自己在社会环境中所处地位的认识以及自身价值观念的评价等。肥胖对儿童自我意识影响的研究结果不一，但大多认为肥胖损害儿童的自我意识，主要表现为自我评价差、内向抑郁等心理行为异常。国内有人用儿童自我意识量表研究发现，肥胖儿童的自我意识总分以及在行为、焦虑、幸福与满足等分量表上的得分均低于正常体重儿童，认为肥胖儿童有自我意识受损，自我评价低，有更多的焦虑、不合群、幸福感与满足感差等问题。

2. 不良情绪　由于对自己体态不满意、不被同伴接纳、社会适应差等原因，肥胖患者容易出现抑郁、自卑、焦虑和孤僻等不良情绪，以及被动、退缩、多疑和害羞等情绪行为特征，社会适应能力差。也有研究发现，肥胖儿童和成人更容易出现分离性焦虑和社交恐惧。有研究提示，肥胖儿童中的抑郁发生率高于体重正常儿童。

3. 人际交往和社会适应问题　肥胖者与人相处时容易不自在，交往缺乏主动性。肥胖的儿童往往过分地依赖家庭，依恋父母，不愿与社会接触，害怕批评。这使得肥胖儿童在交往中更被动，导致社交能力下降和技巧缺乏。

4. 不良行为　肥胖儿童较正常孩子更容易出现不良行为，尤其是自我控制力较差。成人患者表现为神经质倾向、强迫、懒散、自控力差、依赖、活动量少。

（三）临床心身干预策略

1. 肥胖症的诊断要点

（1）肥胖可见于任何年龄，以 40~50 岁中年人多发，女性稍多；目前发病已呈低龄倾向。

（2）临床上最常采用以体重来估计肥胖程度，一般认为实际体重超过标准体重的 20% 以上或体重指数 ≥25 时即可判断。2000 年，国际肥胖特别工作组提出了亚洲成年人 BMI（kg/m^2）正常范围为 18.5~22.9；<18.5 为体重过低；≥23.0 为超重；

23.0～24.9 为肥胖前期；25.0～29.9 为Ⅰ度肥胖；≥30.0 为Ⅱ度肥胖。

2. 心理干预 任何原因导致的多食行为是导致肥胖的主要因素，因此通过改变多食行为，形成良好饮食习惯是解决肥胖问题的根本途径。这里简单介绍改变多食行为的步骤和方法：

（1）澄清问题，分析原因 由于多食肥胖的原因是多种多样的，在心理干预前，应做必要的躯体检查，如果是因为激素异常、内分泌紊乱、代谢异常等生理原因所致的肥胖，应以药物治疗为主，心理调节为辅。如果排除了躯体疾病因素，则应以心理干预作为主要治疗手段。在心理干预的初期，可以从以下 3 个方面了解患者的问题行为，分析评价多食行为的原因及影响因素：①了解患者对饮食、体态等问题的基本认识和态度：有多食行为者常存在某些对营养、体态等问题的错误观念。在心理干预初期，应在收集患者相关资料的基础上了解患者的基本观念，这是进行心理干预的必要条件，也是建立良好治疗关系的一个重要环节。②评估原有饮食行为：纠正多食是一个行为改变的过程，在实施心理干预的前期，有必要和患者一起澄清其原有的饮食行为习惯或模式。一般可采用记饮食日记的方法收集患者饮食行为的资料。③分析多食行为相关因素：在了解患者情况的基础上对多食行为进行分析，为提出有针对性的心理干预方法提供依据。对多食行为的分析和探讨，应在医生和患者共同参与，相互交流认识，澄清问题实质等氛围中进行，应注意启发患者分析问题的主动性，摒弃单向的说教。

（2）调整观念 由于不少肥胖者缺乏饮食营养的知识或存在对饮食营养的偏见，因此，对肥胖者进行营养学知识教育是纠正多食行为的必要环节。相关知识的传授可以借鉴预防医学中健康教育的各种做法，如知识讲座、媒体宣传和群众活动等，在心理干预中也可以用一对一的形式，针对患者对某方面的知识缺陷讲授相关内容。对成年患者，还可布置作业，确定主题后请其自己查资料，学习饮食营养的正确知识。

（3）纠正不良饮食行为及生活习惯 在明确患者原有多食行为模式的基础上，采用行为干预的方法逐步纠正肥胖者的多食行为。对多食行为的干预可在此理论基础上选择具体的方法，对于和情绪有关的多食行为，可采用情绪调节及应对模式调整的方法进行纠正。下列具体做法可供选择：①自我奖励和惩罚：医师与患者商定一个较为合理的、具体的饮食行为模式，要求患者遵照执行，如果患者能按照要求做一天，就给予一定的奖励；如果不能遵照执行，每出现一次要纠正的目标行为就给予惩罚（可与患者商定奖励和惩罚的形式）。②厌恶刺激法：用一些令人厌恶的刺激来对抗多食行为，可选择一些与肥胖有关的厌恶刺激，如大腹便便行动笨拙的漫画，肥胖危害的招贴画，若干条肥胖危害的句子，讽刺、嘲笑胖人的顺口溜等，每当患者出现超过合理进食量、吃零食、夜食等不良饮食行为时就呈现上述厌恶刺激，以降低进食欲望，控制多食行为。③示范训练：可借用录像放像设备播放良好进食行为、户外运动和健美训练等内容，以此向患者提供模仿对象，让患者通过模仿学习获得良好的饮食行为。④培养替代活动：有些肥胖者多食是因为无事可干，无事便吃点东西，久而久之形成多食习惯。治疗时可鼓励患者培养兴趣活动，丰富生活内容，用体育运动、听音乐和练毛笔字等多种活动代替进食行为。

以上各种行为干预技术往往均有减肥效果，但实际工作中常需采用综合的干预措施，并特别强调激发患者的自我控制训练。在行为训练起到作用后，心理干预并没有终止，行为训练的效果需要较长时间的巩固训练才能形成行为习惯，良好饮食习惯的形成是心理干预的最终目标。

七、神经性厌食症

神经性厌食症是以对肥胖的病态恐惧、体像障碍、过分追求苗条为特点的一种进食障碍，它涉及生理、行为及心理活动各个方面。

调查发现，神经性厌食症的发病年龄通常在 10～30 岁之间，其中 13～20 岁之间发病的患者占到 85%，高峰年龄为 17 至 18 岁，如果发病年龄过大或过小，要考虑其他疾病的可能。女性高于男性。神经性厌食症多流行于经济水平高、家庭富裕的人群中，发达国家高于发展中国家，城市高于农村。在芭蕾舞演员和职业模特者中多见。

（一）心理社会应激因素

1. 认知因素　追求身材苗条和怕胖是神经性厌食障碍的核心。近四五十年来，欧美国家女性身材美的标准就是"瘦"。时尚杂志封面女郎、选美比赛的冠军小姐越加苗条。时尚审美认为苗条女士更具女性魅力。英国甚至把苗条作为具有自控力、举止文雅、有吸引力、有活力的象征。宣传媒体也影响患者"审美标准"。

2. 应激因素　个体因生活境遇发生重大改变，自觉难以应对时，如月经初潮、进入青春期自身身份的变化、升学、搬迁和参加工作、突然离开亲人及熟悉的环境、改变已习惯的生活方式和规律时均会引起本病。

3. 人格特征　与其实际年龄相比患者较稚气和不成熟，常表现胆怯、保守、偏食、焦虑等，早期可能有癔症倾向，有的可能有强迫性格和内向性格。

4. 家庭因素　有些家长错误地认为吃得越多越健康，因此鼓励孩子多吃，无节制甚至强迫喂食等，这些会使孩子产生逆反心理，甚至害怕和厌食，使摄食中枢兴奋性下降，久之产生厌食。

（二）身心反应特点

此病的最重要特点就是过分关注体形、过度节食以致体重显著降低。患者开始时多以减少能量的摄入为特点。逐渐地，他们就完全避免食用含有高糖分或高蛋白的食物。体重已经降低得很明显，患者仍然认为自己的体形不满意，我行我素，继续节食。患者进食时往往躲开家人或同学、同事，独自进行。绝大多数人初期并不真正"厌食"，相反，食欲相当好，只是不敢吃，或吃完之后强迫自己呕吐或设法催吐。

本病常与其他精神障碍相伴发，如强迫症、抑郁症和焦虑症等。患者伴有完美主义倾向，做事比较刻板。近来本病与抑郁症的关系引起关注，临床上发现30% ~ 40%的患者符合抑郁诊断。Cantwell 等提出异常摄食行为是变异了的情感障碍。

（三）临床心身干预策略

1. 诊断评估　神经性厌食症的诊断要点：①有意保持体重低于标准体重的最低限，体重往往低于标准体重的85%；②患者存在体像感知障碍，对自身形象感知错误，虽然明显消瘦，甚至有客观证据证明体重已低于标准体重，患者仍认为自己太胖；③对于已经有月经史的女性，出现停经，至少连续3 个周期未来月经。由于厌食者常不觉得她们的状态异常，因而常否认有问题而拒绝治疗。心理评估可以采用节食状况测查表（DSM）。

2. 心理干预　心理治疗仍是重要的治疗方法，但患者多不愿接受治疗。因此，医务人员要耐心而热情地对待，尽量消除患者的消极情绪，取得患者的合作，了解其发病诱因。采用疏导、解释、支持与暗示等手段，使其改变认知，愿意接受治疗，并共同确定目标体重。患者有形体恐怖，害怕发胖，应通过认知指导，帮助其消除以苗条为美的社会文化习俗的影响，消除"怕胖"的想法；提高自我评价能力。行为疗法（操作条件法和脱敏疗法等）已被证明有效。

八、癌症的心身问题

肿瘤的发生、发展、治疗和转归均与心理、社会因素密切相关，因此，在临床工作中需要对肿瘤患者的心理问题给予更多的关注。

（一）心理社会应激因素

早在两千年以前，中医经典著作《素问·通评虚实论》就明确指出："膈塞闭绝，上下不通，则暴忧之病也。"说明了噎膈，也就是食管癌的发病与暴忧有关，表明古代医学家已注意到精神心理因素对食管癌发病的影响。明代《外科正宗·乳痈乳岩论》认为，乳岩（乳腺癌）的病因，是"忧郁伤肝，思虑伤脾，积想在心，所愿不得，致经络痞涩，聚结成核"。清代医学著作《金匮翼·积聚统论·气积》记载："气滞成积也，凡忧思郁怒，久不得解者，多成此疾。"指出了情志心理因素可以导致机体脏腑功能失调。气滞血瘀，日久则形成积聚之类的恶性肿瘤。

1. 情绪因素　研究证明长期不良情绪可导致癌症。英国学者斯诺对 250 例乳癌及子宫癌的病例进行分析后发现，其中 156 例在发病前有明显的精神创伤。姜乾金等（1987）在心理社会因素与癌症关系的临床对照调查研究中，发现 180 例癌症患者较其他患者在发病前存在更多的家庭不幸事件、负性情绪反应和消极应对方式，以及较低 EPQ－E 量表分和较高 N 量表分。此后，国内大量的研究也显示了相似的结果。尤其是直接心理社会因素（主要指心理应激，如丧亲的悲痛）可通过心身中介过程引起内分泌、免疫系统的改变导致癌症发生。

2. 人格因素　人格特质易患癌症的假说由 Temoshok（1977）首先提出，当时称 C 型人格特征，"C"系取癌症（cancer）的第一个字母。Temoshok 归纳出癌症患者共有的基本心理特征为不善于表达和宣泄焦虑情绪、抑郁，尤其是竭力压制本该发泄的愤怒情绪。行为上的表现则是过分屈从、过分自我克制、回避矛盾、姑息迁就、忍耐、依顺、合作性强。因怕得罪人而放弃自己的需要，因无力应付生活的压力而感到绝望，其癌症的发生率可高出正常人的 3 倍以上。

（二）心身反应特点

癌症是发病率较高的心身疾病。不但病因尚不清楚，早期诊断也存在较大的困难。目前，尚无特效治疗方法，只有采取规范化的综合治疗，才能较彻底地消灭癌细胞，减少复发、转移的机会。

癌症的诊断对患者而言是严重的应激事件，意味着健康、生命的丧失，加之公众对肿瘤的理解基本是负性的。因此，诊断为肿瘤会导致患者产生严重的应激性反应，引发各种心理和躯体问题。调查表明，肿瘤患者中约有 66% 患抑郁症，10% 患神经衰弱症，8% 患强迫性神经症。80% 的肿瘤患者不是死于治疗期，而是死于康复期。肿瘤患者常出现抑郁、焦虑、精神错乱、厌食症、疼痛、恶心和呕吐等问题，其中抑郁症和焦虑性神经症具有较高的发病率。精神崩溃导致 1/4 的癌症患者治疗后存在复发转移。一旦诊断癌症会对个体的心理、生理和行为产生巨大的影响，从而引发机体功能的进一步紊乱。此时应注意处理不同疾病阶段的心理问题。

（1）**诊断初期常见的心理变化** ①焦虑：一旦确诊癌症，焦虑是最早也最常见的心理反应。除情绪上的表现外，还伴有交感神经功能亢进的躯体症状，表现为心慌、失眠、出汗、胃肠功能紊乱及烦躁不安、坐卧不宁。进入治疗阶段后，由于对治疗的效果、副作用、手术可能给自己带来的痛苦和残疾以及放疗和化疗的损伤等不确定事件担忧，会加重这种焦虑情绪。②否认：在一项对 100 例癌症患者的调查中发现，有 34% 的人开始不相信自己会得癌症。心理学家认为这可能是患者使用"否认"的心理防御机制的结果。其目的是缓解内心的焦虑和不安。在否认阶段，患者可表现为对诊断结果无所谓，治疗的积极性也不高，幻想着诊断上的奇迹出现。不同的患者这一阶段的持续时间也不相同，对治疗的影响程度各异。但一旦否认失败，患者会立即陷入严重的不良情绪之中。③愤怒：有些患者在得知自己患癌症后，怨天尤人，烦躁不安。甚至为一些微不足道的小事大发雷霆。这是愤怒情绪的表现。引起愤怒的原因是患者不甘心，但不得不接受"罹患癌症"的事实，回想自己为人正直善良、工作兢兢业业，而灾难却偏偏降临到自己身上，内心的不公油然而生。④抑郁：58.3% 的癌症患者表现出消极悲观的情绪。具有抑郁情绪的患者得知自己罹患癌症又认为癌症可怕，会夺走自己的生命而无能为力。悲观失望，对前途失去信心，情绪低落，对日常生活的兴趣缺乏，消极厌世。抑郁时常伴有失眠、食欲减退，无精打采，唉声叹气，严重者会出现自杀的愿望和企图。⑤孤独：一旦进入患者角色，会暂时脱离家庭、脱离原先的工作岗位和亲朋好友即产生孤独感。⑥多疑：多疑是癌症患者较为普遍的心理现象，表现为患者过分关心自己的身体变化。表现在两个方面：其一是对诊断、治疗手段和病灶是否被清除等，表现出疑虑；其二是由于患者处在焦虑、抑郁的不良情绪状态下，心理上和生理上都较为敏感，对自己的身体和心理变化有较多的关注而导致疑虑。⑦适应障碍：临床研究证明，有近 1/3 的男性罹患癌症后表现出不同程度的社交障碍，表现为不愿和别人交往，觉得自己的前途没有希望甚至将自己和社会隔离起来。在疾病的治疗过程中，所有患者都会出现程度不同的角色适应问题。

（2）**手术治疗期常见的心理问题** 临床上，癌症手术多为中、大型手术，手术对机体的损伤和破坏较大，危险性也较高。因此，面临癌症手术的患者有较多的心理问题。第一，手术前患者的焦虑。①认知因素：医疗环境具有威胁性和不可预知性，手术和器械检查会带来痛苦和损伤等，这些不可控制因素可引起恐惧和焦虑。患者的不可预见性和不可控制感越强，焦虑和恐惧就越严重。②学习因素：以往有医源性痛苦的患者，如经历过手术并引起痛苦，则会因条件学习对目前的手术产生焦虑反应。③失助机制：某些手术或操作需要限制或固定患者，使之处在"被人控制"的情境中，患者因失助（缺乏控制的感觉）而焦虑。第二，手术后患者的心理问题。①抑郁：手术造成较大的心理压力或心理上的丧失感均会引发抑郁情绪。临床调查显示，乳腺癌根治手术、盆腔手术和直肠手术等由于易于造成器官损伤和功能障碍而较多引发抑郁情绪。②焦虑：手术后疼痛和对预后的担忧会导致患者出现焦虑情绪。常见烦躁、失眠和感觉过敏等症状。同时，还会出现心率加快、出汗和呼吸不畅等自主神经紊乱的症状。③适应能力降低：因患病后需要进行各种检查和手术治疗，绝大多数患者依赖感增强，表现为虚弱、需要人照顾和陪伴。患者长期处在患者角色之中，会影响患者的社会适应能力。④康复动机降低：患者对康复治疗和今后的社会功能恢复缺乏信心。

（3）康复过程中的心理问题　①自卑心理：癌症的治疗可能破坏了个体形体的完整或美观，如乳腺癌根治术、肠癌切除后造瘘术等。由于形体美遭到了破坏，导致个体产生自卑心理。②抑郁情绪：个体丧失健康、美丽甚至经济和社会地位。这些丧失带给患者的直接感受就是不愉快。加之癌症的康复期较为漫长，某些丧失和功能障碍是永久性的，患者会产生因自己患病而拖累家人的想法，使抑郁情绪加重。③躯体主诉：患病使个体经历痛苦的体验并得到了家人的照顾，长期的患者角色使患者安于现状，不敢或不想再承担正常人的责任。因此，患者的躯体主诉较多并且与康复程度不相符合。加之患者处在多种不良情绪之中，导致自主神经功能紊乱，躯体不适感随之增加。

（三）临床心身干预策略

1. 一般心理治疗　当患者处在患病状态，具有强大的心理压力时，给予一般性心理治疗能增强患者战胜疾病的信心。常用的方法如下：

（1）解释　患者罹患癌症后，对自己所患疾病缺乏认识和了解，容易产生焦虑、紧张的情绪，对治疗过程所产生的副作用和预后也存在担心和恐惧心理。医务人员及时向患者进行解释，对治疗过程和预后给以科学性的说明，可帮助患者消除顾虑，树立信心，加强配合，为治疗创造良好的条件。

（2）鼓励和安慰　患者由于疾病的折磨和对未来的担心，情感非常脆弱。医护人员如将治疗方案的科学性、有效性和先进性告诉患者，可以消除患者的顾虑，坚定治疗的决心和信心。如对治疗中出现的副作用及时给予指导和处理，可使患者得到心理上的安慰。

（3）保证　患者在诊断之初，会因否认的心理防御机制而迟迟不进入患者角色。治疗阶段，患者往往担心治疗方案是否合理、医生是否有经验等。这时，医生如以科学的态度、充分的临床经验和科学研究为依据，向患者做解释和保证，可解除患者的疑虑。

2. 支持性心理治疗　支持性心理治疗注意充分调动患者心理上的积极因素加以支持和发扬，对患者心理上消极的一面积极给予疏导和宣泄，对灾难性情景有良好的指导作用。

（1）调节不良情绪　"罹患癌症"对个体而言是重大的心理应激原，会产生强烈的应激反应，导致焦虑、抑郁、愤怒和无助等不良情绪，引发或加重原有的不良行为。倾听、疏导、支持和放松等方法均可减轻不良情绪。对具有严重不良情绪的患者，必要时应给予抗焦虑或抗抑郁药物。

（2）加强社会支持　研究表明，在得知诊断后数周到数月之内，患者的配偶也出现应激反应并表现出情绪症状。Sydeny Ey 等（1998）对 58 名癌症患者及其配偶进行的调查结果表明：①配偶的焦虑和抑郁情绪与患者的症状呈正相关；②男性患者的回避与妻子的焦虑与抑郁呈正相关。这一结果提示，癌症诊断不但引起患者的心理反应，也引起家庭成员的心理反应，严重者可破坏原有的社会支持系统，而广泛的社会支持是减轻不良情绪、提高机体免疫力的重要环节，例如，Levy（1990）对 61 名乳腺癌患者在诊断后 6 周内体内自然杀伤细胞的活性检测发现，自然杀伤细胞的活性增高至少 1/3 是得益于亲人的社会支持。这提示被觉察到的社会支持可增强患者自然杀伤细胞的活性。社会支持可能是对抗肿瘤生长的保护因素。

3. 认知行为治疗　在癌症的诊断和治疗过程中，患者会出现各种不良的认知，如"癌症等于死亡，是不治之症"、"癌症治不好，治好不是癌"、"家庭因我陷入了困境"等。上述不良认知可降低患者的依从性，并带给患者恶劣的情绪。虽然不良的认知与早年的生活经验、重大的挫折有关，但通过认知治疗可达到改变认知结构、消除不良情绪的目的。

4. 团体心理治疗　团体心理治疗的优势就是让患者能够在他人在场的情况下解决问题，观察他人的行为反应，学习他人的行为方式。

团体心理治疗是将问题相似的（如同是癌症康复期的患者）组成小组（以 6 ～ 12 人为宜），使小组成员彼此交流经验，评论自己和他人的行为，讨论自己和他人的问题，在逐渐暴露自己的弱点和相应的防御机制以后，患者对自己的行为逐渐表现得客观，逐渐习得了与他人共情的能力，当自己帮助别人时，也获得了尊重。同时，治疗者通过集体辅导、讨论和训练等手段，贯彻心理干预技术。姜乾金等（1993）对癌症患者实施集体心理治疗程序结合气功放松训练技术，取得良好的效果。

九、更年期综合征

绝经是每一妇女生命进程中必然发生的生理过程。绝经提示卵巢功能衰退，生殖能力的终止。更年期妇女多表现为不同程度的心理、躯体和内分泌的变化，如焦虑、恐惧、愤怒和抑郁等。内分泌变化主要表现为月经紊乱、植物神经功能调节不平衡，而出现潮热、出汗、心悸及消化功能障碍等。

（一）心理社会应激因素

更年期的内分泌改变主要为卵巢功能逐渐衰退，下丘脑和垂体功能的退化，排卵逐渐停止，雌激素分泌减少。临床调查资料表明，更年期妇女因环境、心理、经济、社会地位、家庭、人际关系和个性特征等各种因素影响生理变化过程。常见因素如下：

1. 负性情绪 由于人到中年，上有老下有小，工作繁重、家庭负担重，心理压力较大，容易产生焦虑、抑郁等负性情绪。1991 年全国绝经期妇女健康调查协作组的调查表明，更年期的妇女存在明显的心理问题，突出表现在躯体化、强迫、焦虑、抑郁、人际关系敏感几个方面。EPQ 的 N 分明显高于对照组，提示本病患者有情绪不稳定的个性特征，其特点是对各种刺激的反应过于敏感而强烈，一旦激发又很难平复下来。

2. 人际关系紧张 更年期的妇女处于一个特殊的压力情境中，导致了人际关系的变化，许多冲突表现在她们面前：已经长大并准备离开家庭独立的孩子的对抗；年迈父母需要帮助要求特别关心，配偶达到事业的顶点，变得疏远和陌生；个人经历及成就的追求与预期相抵触；围绝经期的生理变化使其失去了女性的主要特征及女性的性吸引力，这个时期的冲突和压抑的环境使妇女心身负担过重，从而引起一些生理和心理的症状。

（二）心身反应特点

1. 抑郁障碍 更年期多表现为情绪的低落，并与睡眠障碍、食欲、体重、注意力集中、情欲改变及偶尔出现的轻生念头相关联。

2. 焦虑障碍　焦虑是一种常见的情绪体验，是对预知的事情感到担忧、恐惧，正在经历生理和心理变化的更年期妇女的焦虑症状可能会随内分泌的改变而加重，并出现阵发性的心悸、气短、头晕或有失去控制的感觉。

焦虑和抑郁之间的关系较复杂，焦虑状态可能合并抑郁，也可能焦虑比抑郁更突出，也可能是抑郁的先兆。

（三）临床心身干预策略

（1）**收集病史**　首先详细收集病史，了解患者心理状态及家庭人际关系情况，在生理检查诊断的基础上，用相应的心理量表检查，筛查精神情绪方面的问题。

（2）**认知疗法**　帮助患者改变不正确的认知和态度，特别是帮助患者矫正自我失败的消极认知。

（3）**调节不良情绪**　更年期是妇女生理表现急剧变化的时期，由于内分泌失调，导致抑郁、焦虑等不良情绪。此时，倾听、疏导、支持等方法可减轻不良情绪。

（4）**放松疗法**　放松疗法包括适量的运动、移情易性以及冥想放松等，可达到调节心身状态的目的。

第 五 章

医患关系

在医疗活动中，医生服务的对象不是物体，而是具有特殊需要、特殊心理活动的特定的人。因而，医生的诊疗活动必须是在良好融洽的医患关系基础上进行的。这不仅是现代生物心理社会医学模式对医务人员提出的知识技能的要求，同时也是职业道德的要求。尤其是对全科医生来说，他们在社区中进行诊疗服务活动，更需要在技术与道德层面上提高医患关系的水平。实践表明，掌握这方面的知识与技能并应用于临床实践，对全科医生提高医疗水平和服务质量具有重要作用。

第一节 医患关系概述

一、人际关系理论及其在医患关系中的表现

（一）人际关系的概念

人际关系是指人们在社会活动过程中所形成的，建立在个人情感基础上的相互关系，是在人与人交往互动时存在的关系。例如，朋友之间的友谊、恋人之间的爱情、工作单位里的同事关系等，都属于人际关系的范畴。

1. 人际关系与社会需要 人际关系反映个体或团体寻求社会需要满足与否的心理状态，人际关系的变化和发展决定于人际互动的双方社会需要满足的程度，并与不同的情绪体验相联系。如果互动双方在人际交往中都能满足相应社会需要，彼此之间就能发生并保持接近的心理关系，产生轻松愉快和友好的情感体验；相反，则出现疏远甚至背离的心理关系，产生不满、厌恶和敌意的情感体验。

2. 人际关系与心理距离 不论是亲密、疏远，还是友好、敌对关系，都是反映人际间心理距离远近的人际关系。人与人之间心理距离越近，双方在交往中越易感到心情舒畅，无所不谈。如在一个和睦的群体里，每个成员之间互相关心、体贴，彼此在感情上融洽，生活在这个群体中的人们就会因心理距离近而倍感温暖安全。若人际间因发生矛盾或不信任则导致心理距离拉大，此时彼此会产生不满、厌恶、愤怒、敌意等消极情绪体验。这些会对个体身心健康产生不良影响，严重者还会因持续的消极情绪体验而出现心理障碍。

3. 人际关系与人际行为 一定的人际关系，总会表现出相对应的人际行为模式，即指一方的人际行为会引起另一方相应的人际行为。一般来说，良好的人际关系会引起积极的人际行为，不良的人际关系会引起消极的人际行为。一方良好的人际行为，会引起另一方良好的人际行为反应；反之亦然，这是人际关系行为模式的基本规律。因此，在人际交往中，只有友好真诚地对待他人，才能获得良好的人际关系。

（二）人际关系的特点

人际关系有别于社会关系等其他关系，有其自身的特点：

1. 个体性 与社会关系不同，人际关系的本质表现在具体的互动过程中，在人际关系中，诸如"教师"与"学生"、"上级"与"下级"等这些个体的角色因素已退居次要地位，而对方是不是自己喜欢和愿意亲近的人成为主要的问题。因此，作为医生要摆脱自己的职业角色设法让病人喜欢，成为病人愿意接近的人，从而建立起良好的医患关系。

2. 直接性和感知性 人际关系是在人们直接的或面对面的交往中建立起来的，关系双方可直接感受到它的存在。一般来说，没有直接的接触和交往是不会产生人际关系的。而人际关系一旦建立起来，也会被双方体验到。双方建立了良好的人际关系，个体就会感到关系密切、心情愉快；相反，则会感到郁闷和不满。

3. 情感性 人际关系的基础是关系双方彼此的情感交流活动。情感色彩是人际关系的主要特点。人际间的情感倾向可以概括为：接近、吸引性的情感和疏远、排斥性的情感。有的学者将情感交流的深度作为人际关系好坏及其程度的重要指标。所以，为了建立良好的医患关系，医生要带着良好友善的情感与患者进行交流。

人际关系是社会关系的重要组成部分，受社会关系的制约。在一个单位中人际关系既影响团体的凝聚力，又影响心理社会环境以及团体中的心身健康。

（三）人际吸引

1. 人际吸引的概念 人际吸引是指人际关系中彼此相互欣赏、接纳的亲密倾向，以及人与人之间相互喜欢的积极态度或喜爱情感。在社会交往中人们不仅相互观察、相互认识，而且也形成一定的情感联系。这种情感联系集中表现在人际吸引上。人际吸引是在合群需要的基础上发展起来的。合群是指愿意与他人在一起的倾向，并不涉及是否喜欢他人，也不涉及对他人品质的评价。合群是吸引的基础。吸引的一般形式是喜欢或友谊，吸引的强烈形式是恋情或爱情。

2. 增强人际吸引力的因素　社会心理学研究发现，影响人际吸引力的因素有：

（1）相似性吸引　人们之间的某些特征相似，如信念、价值观和个性特点等相似是产生喜欢与吸引的重要因素。有研究表明：他人若与自己某些特征相似，对自己则是一种社会支持，对交往具有较高的强化力量，彼此之间的吸引力就容易产生。在日常生活就有"物以类聚，人以群分"的现象。

另外，医患之间若具有共同的信念、价值观，容易产生吸引。如有共同的宗教信仰或价值观时，在相互交流中容易产生共同的语言，容易引起共鸣。医生的工作对象是具有不尽相同的文化背景、价值观念和社会阅历等方面的人。为了增强医患交流，医生要有广博的知识，以适应与各类病人的"相似"。

（2）相悦性吸引　我们之所以喜欢一个人，愿意和他建立良好的关系，往往是因为对方也喜欢我们。孙思邈在《千金要方》中写道："若有病厄来求救者，不得问贵贱穷富、长幼、怨亲善友、华夷愚智，普同一等，皆如至亲之想"。职业要求每一位医生毫无例外地喜欢每一位病人，从心理上"普同一等，皆如至亲"，以增加医患间的吸引力，从而建立起良好的医患关系，提高临床疗效。

（3）敬仰性吸引　研究证明，一个人因某种特征受到他人的敬慕易产生人际吸引力。一般来说，在医患交往中，一个医生诊疗水平越高就越受病人敬重。我们常常看到经验丰富的、职称高的医师更容易受到病人的好评和信任。

（4）仪表性吸引　人的形体外貌是由先天遗传因素形成和发展起来的，它不以个人的主观愿望为转移。但人们在判断他人时，心理上往往无法消除他人外表所产生的影响。在临床交往过程中，医生的外貌、服饰及言行等因素常常影响医患关系的建立和发展。特别是在初次接触时，第一印象的形成尤为重要。若医生态度高傲自负，则使病人有难以接近之感；举止随便，不修边幅，就容易给病人留下工作不认真，随随便便的印象。医护人员应举止端庄，服饰整洁，言语和蔼可亲，使病人一开始就感到可以信赖，直至将自己的性命相托。

（5）接近性吸引　在空间上的邻近和彼此之间的熟悉是相互吸引的另一重要条件。接近容易熟悉，而熟悉往往与好的肯定的东西相联系，故熟悉能增加相互接受的程度。接近性吸引为社区医生建立良好的医患关系创造了独特的条件，我们应该充分利用这一条件开展工作。在医患交往中，彼此之间熟悉是互相吸引的重要条件。患者就诊时，医生若能够准确地说出患者的名字、既往患病情况等则容易获得病人的认可，从而建立与加深良好的医患关系。

（四）医患关系

医患关系是指医务人员与患者之间在临床中形成和建立起来的人际关系。医患关系是人际关系在医疗情景中的具体形式，是诸多人际关系中的一种。医患关系有广义与狭义之分。

广义的医患关系中，"医"不仅仅是医生，还包括护士以及医院管理人员等；"患"不仅仅是病人，还包括与病人有关联的亲属、监护人、单位组织等群体。尤其在病人意识障碍或没有行为判断能力时（如昏迷病人、儿童），与病人有关的人群往往代表病患者，充当其"患"的角色。

狭义的医患关系，即医生和病人的关系，是特指医生与病人关系的一个专门术语。医患关系是医疗活动中最核心的部分，它的重要性日益显现。良好的医患关系是顺利进行临床诊疗活动的基础。首先，正确的诊断取决于医患双方交往效果。疾病总处于不断发展、变化的动态过程中，医护人员必须及时掌握病情变化。如果医患之间缺乏充分的交往与信任，往往不能收集到确切的病史资料和病变信息。其次，从治疗过程看，病人的依从性如何，是否遵从医嘱，执行医疗方案等都取决于医患交往的程度。如果没有病人的密切配合，再好的治疗方案也是一句空话。再者，良好的医患关系本身就是一种治疗手段。融洽的医患关系会营造出良好的心理氛围、积极的情绪反应及愉悦的沟通交流，对病人来说本身就是一种治疗方式。

二、医患关系的模式及类型

（一）医患关系的传统模式与人本模式

医患关系模式是医学模式在人际关系中的具体体现。医学模式分为传统模式和人本模式两大类。

1. 传统模式 这种模式是生物医学模式在医患关系方面的体现。按此模式，医生是权威，病人听命服从。医护人员只关心病人的疾病及如何处理，如何应用传统的技术和理化方法去治疗；很少考虑病人的心理和社会方面对疾病的影响，医护人员和病人之间很少交往，医患间的作用也相当有限。因此，医患关系的传统模式已经越来越不适合大多数病人的需求。

2. 人本模式　人本模式基于西方的人本主义思潮和人本主义心理学理论。这一模式的基本观点是：患病的人比他所患的疾病更重要，不能只见疾病而目中无人；病人是一个完整的人，他不仅具有躯体，而且具有心理行为及社会功能，身心是一个统一体。在医疗活动中要尊重和发挥病人积极参与治疗的主动性。医生给予病人的帮助不仅是技术层面的，而且还应有医护人员的同情心、关怀和责任感。在治疗过程中，医护人员同时也是引导者、教育者和顾问。

人本模式的上述基本观点与生物心理社会医学模式的观点是一致的。在人本模式的医疗活动中，无论在技术水平上还是在非技术水平上，医患之间都有充分的时机与条件相互交往和相互作用，这就为建立融洽的医患关系创造了条件。

（二）医患关系的行为模式

早在 1956 年美国的萨斯与荷伦德在其著作《医生－病人关系的基本模式》中提出了医患之间的行为模式，即主动－被动型模式、指导－合作型模式、共同参与模式。他们指出：这三种医患行为模式在人类历史上是相继出现，呈递进形式的。此后虽然研究医患关系行为模式的观点较多，但萨斯与荷伦德的认识被学术界广泛接受。

1. 主动－被动型模式　它的要点和特征是"为病人做什么"。在人类早期的医患交往中，医生以其掌握的医学知识与技能在临床活动中完全处于主动、权威的地位。病人由于医学知识的匮乏而只能承认医生的权威，不容置疑地接受与执行医生的治疗处理，无法有效发挥其主观能动性。这种医患模式延续了很长时间，其特点是医生完全把诊疗活动当作了"己任"，排除了病人参与的可能。在现代，这种医患关系的存在常见于昏迷、休克、智力严重低下者、病情严重的病人等，由于他们已经失去了意识表达的可能，这时完全听命于医护人员，是不可避免的、必要的。但是，它不适合与一般病人的交往，因为它最大的弊端是在诊疗中不利于发挥患者的主观能动性。

2. 指导－合作型模式　它的要点和特征是"告诉病人做什么"。随着社会的发展与进步，医学知识不再是医生们的专利。同时由于职业的规范，医患间相互依存的需要增大，医患关系的内容也发生了变化。在指导－合作型模式中，医生仍是处于主动的地位；但病人的地位有较大提高。病人可以就自身的疾病及医生的治疗与处理提出疑问，并寻求解释，可以提出自己的愿望和要求；而医生也会有条件地考虑病人的诉求。至今，临床上的医患关系大多属于这种模式。在现代，这种医患关系的模式常见于急性病病人，也见于术前、术后、理疗等情况。此模式中医生仍是主角，病人是配角。病人的意识是清醒的，但其疾病比较严重或复杂，要依靠医生的正确诊断和治疗。病人所反映的意见、疑问或感受是他们接受医生治疗后，为使自己能够早日康复采取的自然合作态度；而医生也重视病人的反映，因为这会给他们的正确诊疗带来参考和裨益。这种模式的医患关系的特点是医生的权威性和病人在服从前提下的"主动"配合。

3. 共同参与型模式 它的要点和特征是"帮助病人自理"。在这种模式中，医护人员和病人的关系是平等的；具有大致相同的主动性，同等的权力，相互依赖，共同参与针对病人的医疗活动。这是在现代社会中衍生与发展起来的医患关系模式，这不仅是医患关系的进步，也是医学的进步。在临床中，这种医患关系常见于慢性病、心身疾病的病人。在这种医患关系中，病人和医护人员可以在一起商讨治疗目标、制订治疗计划等，病人将计划付诸实施并反馈感受。医生将病人看成是具有极大潜力的、对健康负责的个体，充分相信他们，尊重他们的意见，以期发挥他们在自身疾病痊愈中的主观能动性，同时对病人的自理行为加以鼓励和给予相应的帮助。

一般来说，在特定的情况下上述三种医患关系都是正确和行之有效的。实践过程中三种医患关系的行为模式也难以截然分开。在实际医疗活动中，医生同病人的医患关系类型并不是一成不变的。在下列几种因素的影响下，医患关系的模式可能发生转化。

（1）医生的积极引导 医生如果能积极引导病人配合治疗，参与治疗活动则可促进医患关系模式向有利于调动病人积极性的方面转化。从"主动－被动"型到"指导－合作"型再到"共同参与"型。这样，医生在疾病诊治过程中的主导控制作用逐渐减弱，而病人的配合参与作用逐渐加强。

（2）病人个性的影响 在医疗实践活动中医患之间建立什么样的关系，不仅取决于病人疾病的性质、表现，还与病人的人格特征有关。例如一个患有急性疾病的人，在医疗过程中一般来说医生与他应建立起指导－合作型的关系。但是病人具有的多虑、谨慎、孤僻、沉静、被动、依赖等个性特点，使得他在医疗过程中总是处于消极被动、服从的地位。此时医护人员应力争帮助他克服人格中的不利因素，促使医患关系的模式转化为"指导－合作"型模式。

（3）病人病情的影响 随着病人病情的变化，医患关系可以从一种模式转向另一种模式。例如，对一个因昏迷而入院治疗的病人来说，开始应按照"主动－被动"模式加以处置；随着病情的好转和病人意识的恢复应逐渐转入"引导－合作"模式，随后，病人进入康复期，适宜的模式就变成"共同参与"型。

三、医患之间沟通的技术

沟通是人际交往最主要的形式，医患关系的建立和发展，是在沟通过程中实现的。有效的沟通是建立良好的医患关系的基础，缺乏沟通或无效的沟通会导致医患之间形同陌路甚至发生冲突。因此，为了提高医患沟通水平，医生应该掌握人际沟通的一般规律。

（一）沟通的概念与过程

沟通是指人与人之间的信息交流过程。它是人类交往的基本方式。人际沟通不等于人际交往，因为人际交往不仅包括信息交流，还包括物质交换。

从信息论而言，在发生沟通之前，存在于信息发出者头脑里的一些观念、思想、知识等，通过媒介物传送至信息接收者，再由信息接收者将接收到的信号按照自己的理解转译成有效信息。这样信息就从一个人传给了另一个人。另外，信息接收者通过反馈把信息返回给信息发出者，使其对信息是否被理解进行核实，使沟通继续下去。

在沟通过程中信息容易受到情境、心理、社会等因素的干扰，以及沟通双方旧有的知识经验、个性特征等因素制约。

（二）沟通的特点

一般认为，人际沟通具有以下四个特点：

1. 沟通的发生不以人的意志为转移　有人认为，只要我不与别人说话，不将自己的心思告诉别人，那么就没有沟通发生。实际上这是一种错误的观念。在人的感觉能力可及的范围内，人与人间会自然地产生相互作用，发生沟通，无论你情愿与否，你都无法阻止沟通的发生，除非别人未感觉到你的存在。

从这个意义上讲，医生的任何一种信息，甚至是医护人员的喃喃私语等无意义的信息都有可能传递给患者而发生沟通，进而影响医患关系的建立。所以，只要医护人员身穿工作服或在工作场所，就要注意自己的言行举止，防止发生无意的沟通而影响医患关系。

2. 沟通必须遵循一定的规则　任何一种信息沟通，无论是语词的还是非语词的，在传递特定内容的同时，还指示了沟通者之间的关系。在沟通过程中，沟通双方必须遵循一定的规则，才能实现有效的沟通。例如，在下级向上级汇报时，下级使用了"你听明白了吗?"这样的句子，显然是不恰当的。这种问话的方式指示的关系是上级对下级，与沟通者之间约定俗成的规则不符。在医患关系中，医患之间是平等的。因此，在沟通过程中，也应体现这种平等，不能居高临下，诸如使用"你必须"、"你听我说!……"等命令式的言语，或在使用非言语信息时让患者感觉到存在这种不平等关系。

3. 沟通是一个循环往复的动态过程　人际沟通是以信息发出者发出信息为开始，但是并不以信息接收者接收信息为结束，而是信息接收者通过反馈维持沟通的循环往复的动态过程。在整个沟通过程中，沟通双方互为主体。当甲方为信息发出者，乙方为信息接收者时，甲方是主体，乙方是客体；相反，当乙方为信息发出者，甲方是信息接收者时，乙方是主体。在一般沟通状态下，这种主客体关系总处于动态变化中，沟通双方都对沟通的有效完成起着重要的作用。

因此，为了实现有效的沟通，达到沟通的目标。医生应该注意以下几方面:

(1) 合理使用副性语言以使沟通继续进行，如"嗯"、"噢"，或点头示意，表示我在认真地听您的叙述。

(2) 适时地提问以促进沟通，如"还有什么不舒服的地方?"、"你说的这个症状多长时间了?"等。

(3) 必要时适当重复患者对病情的陈述以维持沟通，如"你刚才说每天晚上痛得厉害，是吗?"

(4) 注意总结患者的陈述以澄清问题加强沟通，如"我想，你刚才讲了这样几个不舒服的症状……"

4. 沟通是整体信息的交流　从表面上看，沟通不过是简单的信息交流，仅仅是去理解别人的语词或非语词信号。然而事实上，任何一个沟通行为，都是在整个个性背景上做出的。它传递的是一个人的整体信息。我们所说的每一句话，做的每一个动作等都是整个个性的反映。

在医患沟通过程中，医护人员的言谈举止、表情姿势等不仅仅是信息的传递，而且展现了医护人员对患者的态度、责任心；同时流露出个性特点和医技水平等，它是医护人员整个精神面貌的反映。因此，在临床工作中，医护人员应该注意把握自己的言行向有利于医患沟通的方向发展。

医患沟通，是人际沟通在医疗情景中的具体形式，是指医患双方为了患者疾病的治疗与康复，运用相同的方式，遵循共同的规则，所进行的互通信息、互相影响的过程，它是整个医疗过程中的一个重要环节。加强医患沟通可以增加医患之间的相互理解，增加患者及其家属对医务人员及院方的信任，增强患者战胜疾病的信心，取得患者最大限度的密切配合，从而使疾病的治疗达到最佳的效果。正确的沟通所导致的良好医患关系，不仅是疾病缓解或痊愈的保障，同时可以避免医疗纠纷的产生。

（三）促进医患沟通的方法

医患之间的沟通是产生医患关系的基础和必要过程。医患间的沟通又称医患间的交往，是医务人员与病人之间的信息交流过程，所交流的信息既包括同疾病诊治有关的内容，又包括双方的思想、情感和愿望等。医患关系的融洽与否体现在医患间的沟通之中，而这种沟通是依靠合理的方法与技术来完成的。

1. 医患间的语言交往　言语是人类使用语言交流思想、表达情感的心理过程。语言是社会约定俗成的符号系统，绝大多数的人际交往是借助语言来实现的。言语交流也是医患之间最重要的沟通方式，医务人员询问病情、了解病史、进行治疗及指导都是通过言语交流来完成的。

（1）语言交流的要领

①尊重病人：医患之间的沟通应在平等和谐的气氛下进行。尊重病人就是尊重病人的价值观、人格和权益，并予以接纳、关注和爱护，它是建立良好医患关系的重要条件。尊重病人，为病人创造一个安全、温暖的氛围，使患者能够最大限度地表达自己，也有利于医务人员获取准确可靠的病史资料。

②遵循一定社会的语言规范：医患双方在进行沟通的过程中，应按社会约定俗成的语言规范来表达思想、情感和愿望，无论是口头语言还是书面语言，都要用词准确、通俗易懂，便于医患双方的理解。

③及时反馈：在医患间的沟通中对对方提供的信息应及时做出反馈，可采用插话、点头肯定、面部表情的传递等手段进行应答，这是交往中必须注意的问题。如果在医患交往中有问无答、答非所问，就无法实现正常的医患交往。

（2）语言交流的程序

①交流开始：医生欢迎病人的到来，并通过自我介绍相互认识。明确交流的目的，向病人介绍哪些信息需要交换及其理由，以便让病人事先对需要交谈的内容进行组织，做到"胸中有数"。交谈的目标可以是病人主动提出的求助内容，也可以是医务人员观察到的一些病人的体征。

②交谈中期：交流过程中，医生应采用开放式或半开放式提问的方式以获取预期的信息。在病人陈述疾病的过程中医生应全神贯注地倾听，不要随便打断病人的

谈话、插入自己的评判，以避免抑制病人的表述。对于某些患者漫无边际的诉说，医生可以使用一些控制会谈和转换话题的技巧，如释义、中断、引导等方式，很自然地把他们引入主题，这样既可避免因生硬地阻断病人的谈话而导致的医患关系不良，又不致使谈话脱离主题。

③交流结束：医生告知病人交谈已经结束，并对交谈内容进行小结，核实是否已经获取预期的信息。有礼貌地询问病人是否有遗漏的信息或问题需要补充，并承诺对涉及他个人隐私的问题将予以保密，感谢病人的合作。

（3）语言交流的技巧　语言在交往过程中不但有信息传递功能，还有激励或抑制交往对象情绪的作用。在医疗活动中，掌握一些必要的言语交流技巧，有利于帮助医务人员获取和了解病人的信息，促进医患关系的良性循环。

①倾听：医患之间的交往过程中"听"往往比说更重要，在听的过程中既可获得病人的有关信息，又可对这些信息进行归纳总结。当然医患关系中的倾听不同于一般社会交谈中的聆听，它要求医生认真地听对方讲话，并设身处地去体验患者的内心感受，认同其内心体验，不以个人的价值观进行是非评论乃至争辩。医生在倾听中不仅要听，而且要积极地参与，随着患者的述说做出一系列言语与体语的反应。其中言语的表示通常包括噢、嗯、是的，我明白了等伴语；而体语则通常包括点头、注视、面部表情的种种变化，借以加深患者对医生的信任，强化其继续讲话的欲念。

②同感反应：病人的很多感受，都是医务人员没有亲身经历过的。因此，在交谈过程中医务人员应设身处地地从病人的角度去理解、体会他所谈的问题，在不放弃自己的信念与价值观的前提下，接受病人的信念与价值观，以便更好地体会其感受，做出由衷的同感反应。否则，容易导致理解上的偏差。

③控制谈话方向：医患交谈过程必须围绕交谈的目的，既要保证充分交流，又不能漫无边际，当患者的叙述脱离主题时，医生可在病人谈话的间隙，以提问的方式巧妙地让患者重新回到谈话的主题上，切忌生硬地打断病人的主诉。

④及时恰当的反应：根据谈话的内容和情景，医务人员通过某种方式把自己的理解及时反馈给病人，如医务人员可用点头、微笑、重复病人谈话，使用"哦""好""是吗"等语言来应答病人的谈话。同样，医务人员对病人说话时，也可采用目光接触、简单发问等方式来探测病人听懂没有，以决定是否需要继续谈下去，如何谈下去，使双方始终融洽不致陷入僵局。

⑤沉默技巧：在医患之间的交往中，病人停止谈话、沉默不语有几种情况。一是病人在等待医务人员的信息反馈，以证实自己所提供的情况医务人员是否感兴趣，

此时，医务人员可通过言语或非言语的形式及时给予应答，如点头等；二是病人可能有难言之隐，这时医务人员也可以用适当的沉默，通过非言语的举动（如微笑、关切的注视等）鼓励病人说出其难以启齿的病情。沉默技巧也是医患沟通中常用的方法。

2. 医患之间的非语言交往　人类之间的交往除语言形式的交往外，还有非语言形式的交往，非语言形式的交往又称非语词性沟通，包括面部表情、躯体姿势和语调等。非语言交往是人际交往的一种主要形式，是表达思想、传递信息的重要手段。人与人之间往往有许多事情只能意会，不能或不便言传。通过非语言性交往手段可以了解人们的内心思想和愿望，推知人们对人对事是赞成还是反对，是接受还是拒绝。

在医患间的沟通中，非语词性交往的成功与否，与双方传递非语词性信息的能力以及对非语词性变化的识别能力密切相关。例如医生的举止、致意的方式、医患间交往的距离等非语词性信息传递都可能对病人的态度和期望产生重要的影响。

非语词性交往，可分为静态和动态两种。静态非语词性交往包括容貌修饰、衣着打扮、风度仪表等。动态非语词性交往又称"体态语言"，包括如下几种：

（1）**面部表情**　面部表情是指通过眼部肌肉、颜面肌肉和口部肌肉的变化而表现出来的各种情绪状态。例如，憎恨时"咬牙切齿"，紧张时"张口结舌"，高兴时"满脸堆笑"等都是通过口部肌肉的变化来表现的。面部表情是医生观察病人并获得信息的重要手段，同时，也是病人了解医生心灵的窗口。面部表情在非语言沟通中具有重要的作用，有人在研究的基础上概括出以下公式：

$$信息的总效果 = 7\% 的语词 + 38\% 音调 + 55\% 的面部表情$$

（2）**身段表情**　身段表情指身体各部分的姿势动作。身段表情也是了解人们情绪情感的客观指标之一。人在不同的情绪状态下，身体姿势会发生不同的变化，如高兴时"捧腹大笑"，恐惧时"紧缩双肩"，紧张时"坐立不安"等。临床活动中，医生可通过病人的身段表情所传递的信息来了解病人的心态。图 5-1 是姿势及其意义的示意图，可以看出，其中一些姿势是全世界共同的体态语言。

（3）**目光接触**　目光接触是非语言沟通的主要信息通道，眼睛是心灵的窗户，各种眼神可以表达和传递各种不同的情感，如高兴时"眉开眼笑"，气愤时"怒目而视"，惊奇时"目瞪口呆"。临床上的医患交往，双方往往可以通过目光接触来判断对方的心理状态和信息接受的程度。

（4）**语调表情**　除面部表情、身段表情和眼神以外，言语中语音的高低、强

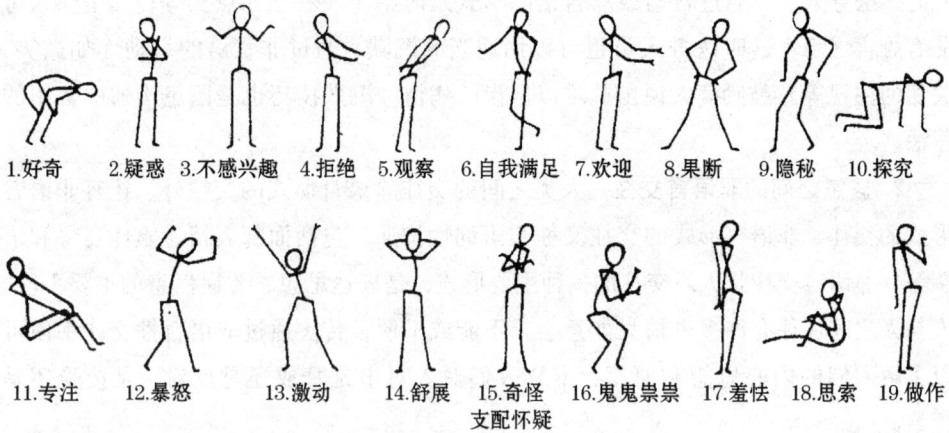

1.好奇 2.疑惑 3.不感兴趣 4.拒绝 5.观察 6.自我满足 7.欢迎 8.果断 9.隐秘 10.探究

11.专注 12.暴怒 13.激动 14.舒展 15.奇怪 16.鬼鬼祟祟 17.羞怯 18.思索 19.做作
　　　　　　　　　　　　　　　支配怀疑

图 5 - 1 　各种身体姿势及意义

弱、抑扬顿挫也是表达情绪，传递信息的重要手段。例如，当播音员转播足球比赛实况时，声音尖锐、急促，表达了一种紧张而兴奋的情绪，而当播音员播出某位领导人逝世的讣告时，语调缓慢深沉，表达了一种悲痛而惋惜的情绪。临床工作中，医生可通过病人的语调表情来判断对方的心理状态，同时，医生也可借助语调表情传递关注、同情病人等信息。

（5）人际距离　人际交往的距离反映出彼此之间的亲密程度。美国学者霍尔提出广为人们所接受的四种人际距离：①公众距离（3.5~7m）。在正式场合，如演讲或其他公共事物中的人际距离，此时沟通往往是单向的。②社会距离（1.2~3.5m）。彼此认识的人们的交往距离，许多商业交往发生在这个距离上。③个人距离（0.5~1.2m）。朋友之间交往的距离，此时，人们接受大量的体语信息。④亲密距离（0.5m以内）。这是亲人、夫妻之间的距离。

在临床医疗活动中，医务人员应根据不同的情况保持恰当的身体距离，如对重症垂危的病人和行动不便的病人，可缩短身体距离，增加一些身体接触，如紧握重症病人的双手，搀扶行动不便的病人以表示对病人的关怀。

3. 医患沟通中存在的问题　医患双方在医疗活动中围绕患者的健康问题进行不断深化的信息交流，所交流的信息既包括同疾病诊治直接有关的内容，又包括医患双方的思想、情感、愿望和要求等方面。医患沟通是为了增加相互了解，但由于信息传递与理解上的差异，使医患交往不尽人如意，以致影响医患关系。

导致医患沟通不良的因素可来自于医患双方，如表 5 - 1 所示。

表 5 – 1	交往中存在的问题
	交往中存在的问题
病人方面的反映	缺乏信息；交往"空隙"；回忆不良； 同情心不够；主动性发挥不够
医生方面的反映	顺从性低；信息不足

（1）信息缺乏或不足　病人就医的动机主要是希望从医生那里了解自己患了什么病，病情严重程度如何，需要采用怎样的治疗手段，效果如何，预后怎样，这些信息本可以在医患沟通中获得。然而，在医疗活动中，漠视医患沟通的现象极为普遍。首先医生只重视机器的检测与观察，而忽视体验层面的叙述；其次，医生对症状的理解指向生物化、平面化，而漠视症状后丰富、立体的心理、社会内涵，没有诉说，没有故事，没有鲜活的诊断素材；再次，医患之间信息严重隔离，交流不畅。

一位细心的患者曾经这样描述他的就医经历：他因怀疑自己患糖尿病，而到某赫赫有名的大医院就医，在这所医院曾先后两次求助于一位全国有名的权威。第一次，那位权威花了 10 分钟接待他，其中对话大概用了 30 多秒，只是很简单地问了一些问题，然后用近 10 分钟的时间，该权威填写了 23 张化验单，最后关照他如何去做这些化验并叮嘱他什么时候再来找他。第二次，就诊时间大约 12 分钟，这位权威用了近 10 分钟一张张地看化验单，一边看一边自语，然后又用了 1 分钟来开处方，开了 4 种药，最后，又用半分多钟简单介绍了药物的服用方法，这样整个就医过程便结束了，两次总共对话不过十来句，而费用却近 2000 元（不含药费，仅专家门诊费加检测费）。

类似的例子在生活当中俯拾皆是。难怪许多患者一走出诊室，抱怨就骤然而生：医生看病很不耐烦，不认真听病人的讲述，也不告知与病情有关的信息。

（2）沟通障碍　医患之间有时虽有信息往来，但是这些信息并未被对方理解。甚至造成双方误解。例如病人对医务人员经常使用的"行话"难以理解。如像"流脑"（流行性脑脊髓膜炎），"传单"（传染性单核细胞增多症），"腔梗"（腔隙性脑梗死）等缩略语令病人不知所云。当然，病人用"土话""方言"描述症状也常使医生困惑不解，以致无法在病史中用规范的文字记录，如"脑袋迷糊"（北方话，指头晕）等。对同一医学名词由于双方认识上的差异，可能产生不同的理解，甚至导致意外事故的发生。

某患者两年前右下腹部出现一包块，平卧时包块消失，近日症状加重，平卧时包块不能回复，且包块处皮肤疼痛、发红，遂到某医院外科门诊就医，医生听完病人的叙述后，对包块部位进行了检查，并告诉病人，病情很重，让病人通知家属赶快带钱来住院，病人需要立即手术，然后在住院单上写下诊断"疝"，医生没有对病情作更多的解释。谁知，患者文化水平很低，把"疝"误看做"癌"字的简写，走出诊室病人就跳楼自杀了。

Hawkes 对此曾做过研究，他以大脑及坐骨神经的正确解剖位置调查医患双方的认识，某结果如图 5 - 2。

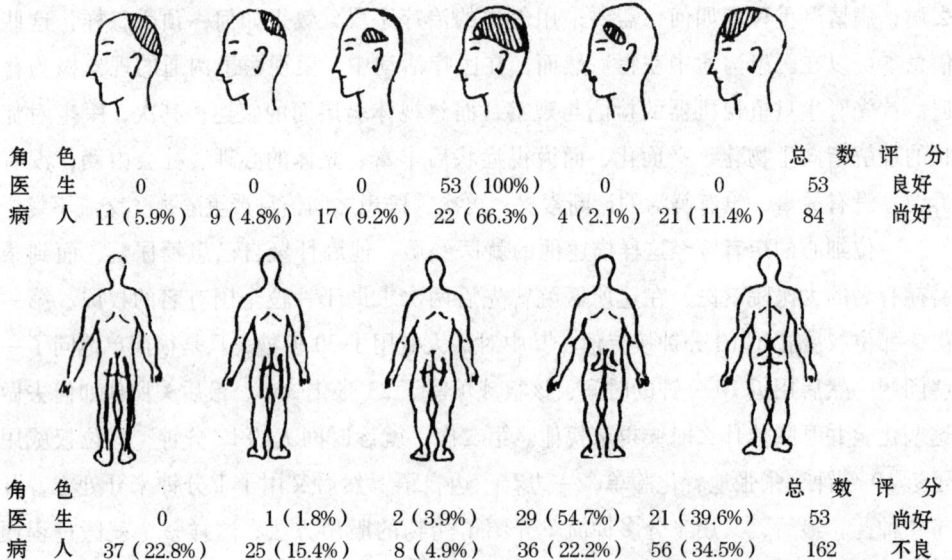

角 色							总 数	评 分
医生	0	0	0	53（100%）	0	0	53	良好
病人	11（5.9%）	9（4.8%）	17（9.2%）	22（66.3%）	4（2.1%）	21（11.4%）	84	尚好

角 色					总 数	评 分
医生	0	1（1.8%）	2（3.9%）	29（54.7%）	21（39.6%）	53	尚好
病人	37（22.8%）	25（15.4%）	8（4.9%）	36（22.2%）	56（34.5%）	162	不良

图 5 - 2　医生与病人理解解剖学名词的差异

（3）回忆不良　研究发现，病人离开诊所后 5 分钟就有约一半的信息丢失，这是因为人类的短时记忆容量有限，若要长期保存信息，则需要对所接受的信息进行编码。因此，医生在给病人医嘱时应考虑恰当的方法，以便能帮助病人记忆。

研究表明医生采用以下措施有助于病人的记忆：①将医嘱内容进行归纳：所患疾病的名称；病情可能出现的变化；需要进一步作的检查；要进行的处理；生活方式应做哪些改变等。②指导力求具体：对需要病人进行配合的要求应明确、具体，不要一般而言或模糊笼统，如要求糖尿病病人"每天食量应控制在 6 两"，而不是笼统地说"您必须进行饮食控制"。③重要的医嘱首先提出：心理学中的首因效应提示最先认识的项目回忆最好。④语句表达通俗易懂，简洁明了。⑤复述可以增强记忆：在病人离开前让其将医嘱复述一遍，有利于增强记忆。

（4）同情心不够　我国自古就把医学定义为"仁术"，其内涵主要包括爱人、尊生、重义、轻利等几个方面。爱人就是同情、关怀病人，所以同情心是医务人员应具备的道德素质之一。同时富有同情心也是病人对医生角色期待的重要内容。山东医科大学附属医院门诊调查表明，大部分医生是富有同情心的，在缺乏同情心的表现中，7.72%是不体谅病人，5.97%是很少与病人谈话，11.23%是忙碌而不耐烦，6.67%态度生硬。在技术权威与富有同情心的医生之间，多数病人更愿选择后者。

（5）顺从性差　顺从性又称为遵医行为，是指病人对医嘱的执行率。有人用如下公式来强调顺从性的重要性：

$$治疗效果 = 医生的临床知识与技能 \times 病人的顺从性$$

近年来，国内在病人顺从性方面开展了很多研究，如陈海啸（1985）对607例患者进行1352人次调查，发现211人次的不遵医行为（见表5-2）。

顺从性低的常见原因有两个方面，一方面是病人的原因：①病人对病情的认知与医务人员不同，由于症状不明显或自以为病情已好转，病人常不愿意执行医嘱；②医嘱的经济费用过高或对病人的工作造成不良影响时，病人往往不遵医嘱；③医嘱过于复杂，病人难以理解，导致文化水平较低的病人不遵从；④病人不遵医嘱最常见的原因是医疗措施和药物治疗给病人带来较大的痛苦和不良反应，导致病人拒绝治疗。

表5-2　　　　　　　　　　不遵医行为的原因及构成比

	不遵医原因	不遵医人次	相对百分比构成（%）
Ⅰ	对医生不满意	53	25
Ⅱ	病人对自身疾病认识不足	30	14.2
Ⅲ	病人对医嘱理解不清	29	13.7
Ⅳ	社会因素	27	12.8
Ⅴ	治疗方法欠妥	23	11.0
Ⅵ	治疗过程中出现新问题	18	8.6
Ⅶ	经济困难	16	7.6
Ⅷ	其他原因	15	7.1
	合　计	211	100

顺从性低的另一个常见原因来自于医务人员的行为。①医务人员冷漠、粗暴等不良态度引起病人不信任，这是病人不遵医的主要原因；②医嘱要求过高，如服药时间过长，病人难以坚持。

病人顺从性差是医患沟通中的最大障碍，医务人员应及时查找原因，提高病人的遵医顺从性。

四、影响医患关系的心理社会因素

1. 性格特征因素 研究表明，互补型性格常常有益于建立融洽的人际关系。在医疗过程中，医生往往习惯于给病人劝告与指导，不习惯让病人作为合作者参与决策过程。在这种情况下，一个从众型人格、内向型性格并且情绪稳定的病人可以很好地接受。但当碰到的是一位独立型人格、外向型性格而且情绪不稳定的病人，医患双方就容易对对方的行为感到不快而不易建立融洽和谐的医患关系。

2. 移情与反移情 移情是指一个人由于早年的生活经历和人际关系而对某类人形成了某种心理反应倾向。在诊疗活动中，病人往往将这种心理倾向带来的情绪转移到医生身上。病人可以将医生当作厌恶与发泄的对象或亲近与依赖的对象；后者很容易建立起良好的医患关系，而前者则需要医生的主动调整与努力。反移情是指医生也会将自己经历中形成的认识、经验投射到某类病人身上，从而产生心理上的排斥或接纳。因此，医生应尽量转化病人对医生的不良认知，发展其友善的言行；同时医生也要控制自己对某类病人抱有的偏见，使其不影响正常的医患交往，营造良好的心理沟通氛围。

3. 心理应激 心理应激即突如其来的社会事件导致的情绪紧张体验。在医疗活动中，医患双方经常处于应激状态。对医护人员来说，长期值夜班、工作责任大，使生活质量下降，以及经济收入、晋职晋升、家庭压力等，使之常处于心理应激状态。从病人方面看，生病本身就是最重要的应激原，特别是患急性病、重症或久病不愈时常引起心理应激。此外，病人面对陌生的医生和生疏的医院环境与规章制度等常易产生紧张、失眠、焦虑不安等应激反应。研究表明，人们处于应激时意识阈狭窄，受应激的影响，人们往往对周围的事物产生错误的判断，导致发生异常的心理和行为，从而伤害医患关系。

4. 医患之间的动机冲突 医患间的冲突常表现为：医生期望病人不折不扣地执行医嘱，而病人期望医护人员尽快用高超的技术为自己解除病痛，并能尊重自己。如果医生不能满足病人的需求，或者病人不能执行医嘱等均会损害医患关系。

5. 医护人员的情绪因素 国内有调查发现，由于工作繁重，医护人员在压力下存在不同程度的焦虑、抑郁症状，严重者可影响工作。医护人员对自己的情绪问题没有予以重视和有效解决，就可能将自己的不良情绪波及患者，使医患关系受到伤害。

6. 医生没有与患者实现有效的沟通 在医疗过程中，如果医患之间还没有建立有效的沟通，患者则会根据自己的旧有经验，评价其医疗水平和服务态度。在临床工作中经常出现尽管医生自觉对患者的服务很周到，但患者却心里感到不舒服，甚至产生冲突。而有些情况下，虽然患者的疾病没有得到期望的疗效，但由于医生能够及时有效地沟通、交流，患者及家属对此则能理解。

综上所述，要建立良好的医患关系，必须从提高医生自身心理素质入手，培养其积极向上的人格、稳定的情绪和良好的心境。并对自己的不良情绪，随时进行调整和矫正。注意应用心理沟通技巧，建立良好的心理沟通渠道。应该了解患者的心理需求并给予合理的满足。还要有针对性地做好患者的心理疏导工作，同时正确引导患者及其家属对医院诊疗和护理的期望水平。

除了上述心理因素外，社会因素对医患关系也具有重要作用，由于不断增长的社会精神物质需求将医院推向服务消费热点，医院的各种医疗消费项目、医疗技术水平、体制改革、政府对卫生的投入、商业贿赂、红包回扣、国家卫生政策走向、国家立法、社会医疗保险、官司纠纷、医疗服务伦理道德等，都是社会关注的热点问题，都对医患关系起着重要的影响。协调医患关系一方面要运用教育、疏导的方式；另一方面要把医患关系纳入规范化、法制化轨道，运用法律手段调节医患关系。因此，为了维护良好的医疗秩序和良好的医患关系，须完善卫生法规，使行医和就医都受到法规的保护和制约，使医患双方都做到"有法可依、违法必究"。

第二节　病人的心理

一、病人的角色与求医行为

（一）病人角色的概念

病人角色，又称病人身份，是指那些有疾病表现、求医行为和正处在临床治疗中的社会个体；病人角色具有临时性的特点，一旦病人痊愈或脱离治疗便不再承担病人角色。病人角色以社会角色为基础，个体的社会角色是多重的，人们丰富的社会活动就是在不同的社会角色之中进行转换。社会角色是社会规定或期待的用于表现某种社会地位或身份的行为模式，该模式有社会中约定俗成的内容。

（二）病人角色的特点

1. 减免平日正常的社会责任　患病后，由于精力和活动的限制，病人可以减免平日社会角色承担的责任，至于减免多少，则视疾病的性质和严重程度而定。

2. 需要接受帮助　患者往往丧失了部分或全部社会与个人的功能，在一定程度上必须依赖他人帮助，包括家庭成员、医疗机构中的医护人员等。病人接受必要的帮助是理所当然的。

3. 有恢复健康的责任　患病是一种不符合个体社会角色的状态，也不符合病人的意愿，因此，病人必须有使自己尽快康复的动机和行为。

4. 主动寻求医疗帮助　病人有主动寻求医疗技术上帮助的需求，他们必须同医护人员合作，尽快恢复健康。

（三）病人角色的变化

当一个人被宣布患了疾病以后，角色就会发生变化，随之引起角色适应方面的问题，而后行为亦会发生变化，常见有如下几种情况。

1. 角色行为冲突　从正常人变成病人，患者常有挫折感，病人角色的要求与平日行为发生冲突，患者会感到茫然、愤怒、烦躁、焦虑。冲突的程度随患病种类及病情轻重而有所不同。正常角色的重要性、紧迫性及个性特征等会影响角色转变的进程。

2. 角色行为缺如　虽被医生确认为有病，但患者并不放在心上，或根本不愿意承认自己有病。这常常是由于正常角色的重要性使患者不能接受病人的角色，或是患者使用否认的心理防御机制，以"视而不见"的心态来减轻心理压力。这类患者常不易与医护人员合作。

3. 角色行为适应　经过角色行为冲突后，病人逐渐进入病人角色，从而较为冷静、客观地对待病情，改变角色行为。有些病人，正常社会角色和病人角色之间的冲突可能很激烈，以致迟迟不能进入病人角色。一般情况下，许多病人开始时不扮演这样的角色，往往急于求成，不切实际地以为很快就能根除疾病，迅速恢复健康。此后在病情的演变和治疗过程中，病人才能慢慢适应，从而规范自己的角色行为，如关注自己的疾病，遵行医嘱，采取必要措施减轻自身疾病或症状等。

4. 角色行为减退　患者进入病人角色后，并不等于他的其他社会角色丧失。由于环境、家庭、工作等因素，以及正常社会角色所担负的责任、义务的吸引，可使病人角色行为减退。此时病人会走出病人角色去承担其正常时角色的责任和义务，这常常会使病情出现反复。

5. 角色行为强化　随着病情的好转，病人角色行为也应向正常角色行为转化，才能在躯体康复的同时，使正常社会角色行为也得到恢复。如果这种转化遇到阻碍，病人角色行为与躯体症状不相吻合，过分的对自我能力表示怀疑、失望和忧虑，行为上表示出较强的退缩和依赖性，就造成病人角色行为的强化。也有些患者惧怕很快回到充满矛盾和挫折的社会角色中去，以退化机制来应对心理上的恐惧、焦虑，这些都可以使病人角色强化。

6. 角色行为异常　这是病人角色适应中的一种极端类型。病人无法承受患病或患不治之症的挫折和压力，表现出极度悲观、绝望、冷漠，对周围环境无动于衷。这种异常行为若不能得到有效的疏导，不仅对病情十分不利，而且还可能发生意外事件，对此类病人医护人员应特别关注。

（四）病人的求医行为

1. 影响病人求医行为的因素　求医行为是指因病患困扰而导致的寻求医疗帮助的行为。然而，人察觉到自己有病时是否有求医行为，取决于许多因素，如对疾病的认识水平，家庭、朋友们的建议，最重要的是对症状或不适的心理体验及耐受程度，以及这些与个人生活经验相比较而得出的结论。另外，疾病种类及社会因素、经济条件等也影响病人是否寻求医疗帮助。

（1）对疾病或症状的主观感受　不论病人实际所患疾病性质如何，病人的主观感受常是决定病人行为反应的重要因素。由于认知上的差异或心理耐受程度不同，病人对他所患的疾病，可能有正确的看法，也可能会产生误解和歪曲，这些都会影响病人的求医行为。

（2）症状质和量的影响　症状对病人行为的影响，取决于该症状在特定人群中出现的频率（常见或罕见），一般人对其是否熟悉和重视，该症状该疾病的预后是否易于判断，它的威胁有多大，由此带来的损失是怎样，会不会干扰自己有价值的活动或日常生活工作等。例如，体力劳动者普遍存在的腰背痛可能会被认为不算病，因而不出现求医行为，而"咯血"的症状则是不常见、不熟悉、不明预后的，由此感到可怕，从而导致求医行为，靠症状的体验决定求医行为并不完全可靠，许多慢性疾病早期毫无症状，待到发现症状时，常是已达到某种程度或难以逆转了，个体对症状的敏感性和耐受性不同，可使一些人"无病呻吟"，而另一些人则浑然不觉，或忽视症状的危险性。

（3）心理社会因素影响　知识水平低、缺乏医学常识，对症状的严重性缺乏足够认识，对于医生及医疗手段的恐惧或对个人健康持冷漠态度，都可以讳疾忌医。社会及经济地位低，担心支付不了医疗费用的患者，多为被动求医或短期求医，工作繁忙，家务重或交通不便，也会影响人们的求医行为。

2. 求医的原因

（1）躯体原因　当个体的躯体功能发生异常，自我感觉不适或由于病痛影响生活、学习和工作，而个人又无法解除时，便产生寻求医疗帮助的行为。

（2）心理原因　个体在现实生活中受到某些强烈、持续的应激刺激，产生心理应激反应甚至出现躯体症状，对此不能自我调控而导致求医行为。

（3）社会原因　社会文明病、亚健康状态等对个体产生现实或潜在的危害，出于保健需要而导致求医行为。

3. 求医行为的类型　求医行为是个体做出求医决定并付诸行动的过程。做出这个决定的有时并不一定是病人自己，而可能是受其他人的影响或协助。

（1）主动求医型　当个体产生不适感或病痛感时，自己做出求医决定并去医院就诊，这是最常见的求医行为。

（2）被动求医型　是指由病人的家长、家属或他人做出求医的决定并说服病人付诸行动，见于那些对疾病不能做出正确判断的病人及婴幼儿患者、老年病人等。

（3）强制求医型　是指病人无求医意愿，但社会卫生机构或患者单位、亲人为了维护社会人群的安全或患者个人的生命与健康而采取的强制求医措施，如对性病、烈性传染病、精神病等都要强制性治疗，以阻断疾病蔓延或危害社会。

二、病人的心理反应

机体在躯体健康的情况下，心理反应处于动态平衡状态。一旦知道自己患了病，病人就会处于应激之中，产生一系列的心理反应。

疾病作为一种较高强度的应激原易导致焦虑、忧郁、恐惧、愤怒等负性情绪状态，致使病情加重。中医称其为"因郁而病"或"因病而郁"。病人常见的心理反应有：

1. 焦虑　焦虑是人们对可能发生的会给自己造成不利或危险的事物害怕、担忧而产生的情绪反应。它是病人最常见的心理反应。焦虑与恐惧不同，它不是出现在面对危险之时，而是发生在威胁来临之前。但当焦虑程度严重时，则可表现为惊恐。

焦虑是人们的日常生活中普遍存在的一种保护性反应，适度的焦虑有益于个体更好地适应外界变化，有利于个体通过自我调节保持身心平衡等。但若过度焦虑，则会对身心健康造成不良影响。

焦虑的生理反应，以交感神经系统激活为主，如心悸、胸闷、多汗、疲乏、失眠、腹泻、恶心、呕吐、厌食等。患者常有"透不过气"、"心好像要跳出来"等主诉。焦虑的外显表现为：有些患者为了缓解内心的紧张，常伴有来回踱步、坐立不安，难以自控地重复着无意识的小动作或刻板行为，如咬手指甲、搓手、握拳、反复摆弄某种物品、不停地敲击桌椅发出声响等。有的患者沉默不语、愁眉不展；有的患者则反复向医护人员询问与自身健康有关的某一问题。

2. 恐惧 恐惧是人们面对现实的危险情景或对自己预期将要受到伤害而产生的较高强度的负性情绪反应。面对恐惧，个体通常采取回避行为，或避免进入恐惧的情境，或从威胁性环境中逃脱。当人们产生恐惧感时，机体内交感神经兴奋，充分动员全身进入或战或逃的状态。人们在日常生活中，对某些特定场合或事物的恐惧感有益于人们加强自我保护意识，可提醒人们不要做毫无意义的冒险活动。但恐惧对患者来说，则是弊多利少。恐惧感可能导致患者处于惶惶不可终日的境地，不仅严重影响其健康修复，甚至可能对患者造成致命性危害。如对急性心肌梗死患者而言，极度恐惧可能会造成致命性打击，成为猝死的原因。

3. 抑郁 抑郁是一种情绪低落状态，此时个体的行为表现主要有心境悲观，郁郁寡欢，不愿与人交往；对任何事情没有兴趣，表情呆板、迟钝，终日忧心忡忡，愁眉不展，有度日如年之感；患者常有自责、自罪倾向；其自我评价显著降低，睡眠及食欲、性欲等都可能出现问题。有关研究表明，身患重病、长期受病痛的折磨或病后久治不愈，易导致患者出现抑郁反应，而抑郁反应又常引起患者萌生轻生意念或自杀行为。

患者的抑郁反应大多能被及时察觉，如轻者自觉脑力迟钝，四肢乏力，无精打采而懒于参加各种活动，或表现为多愁善感，终日以泪洗面等。重者除以上表现更加典型明显外，患者因深陷情绪"沼泽"而不能自拔，欲以自杀了结此生的意念更加强烈等。但也有个别患者抑郁反应严重而行为表现不明显，导致其自杀前兆易被他人疏忽，以致发生悲剧。因此，对那些身染重疾且沉默少语的患者，医护人员应引起高度重视和密切关注。

4. 愤怒 愤怒是一种较强烈的因个体与挫折或威胁抗争而产生的情绪反应。愤怒发生时，机体常伴随着一系列明显的生理反应，如心跳加快、血压升高、血流加速、血液重新分布、呼吸浅快、支气管扩张、肾上腺分泌活动增强、机体免疫功能下降等。美国生理学家爱尔玛开展的一项"心理状态对健康的影响"的研究表明，愤怒是对人的健康最有害的负性情绪状态。他发现人在愤怒时体内会分泌毒素，他把人在愤怒时呼出的气体收集起来，给大白鼠注入，几分钟可造成大白鼠死亡。

愤怒与其他负性情绪状态的一个显著的区别在于，它既有溢于言表、易被察觉等特点又有作用迅速、危害直接等特性。很容易造成诸如原发性高血压病、心脑血管病患者的猝死。所以，中医有"大怒则形气绝，使人薄厥。"医护人员要给予高度关注并及时疏导化解。

5. 主观感觉异常 病人一旦得病就很快把注意力转向自身，过分注意躯体的变化，甚至对自己的呼吸、心跳、胃肠蠕动的声音都能察觉到。患者对自身生理性变化与活动的感受性提高，非常敏感，常常将某些正常的生理表现误认为病变的症状。

6. 退化 退化是指病人对疾病这一挫折无力抗争，在心理行为上的退行表现。患者的行为与年龄、社会身份不相称，出现幼稚的倾向；成人患者甚至退回到幼儿或学龄前儿童的行为模式。主要表现形式如下：

（1）自我意识增强 人生病后，多数病人表现为一切以自我为中心，常常变得自私，不能考虑他人的利益。一旦病情有所好转，自我中心就开始减弱，他们可能去关心其他的病人，或让他的陪伴者早点回家休息等。

（2）依赖感增强 许多病人表现为依赖感增强，其中以身患重病或疑难病症的病人尤其突出。他们凡事都需要他人做决定，整天都渴望有人陪伴在其身边。

（3）无助感和自怜 当一个人认为自己对所处情景失去控制能力并无力改变它时，就会产生失助感。这是一种无能为力、无所适从、无助的情绪反应。这种无助感还可以泛化而导致失望和抑郁等表现。有的病人心中有怨恨却又无从发泄；有些病人耽于回首往事，留恋人生，悲观惆怅。这种消极情绪多发生在患有预后不良或面临生命危险的病人身上，对治疗和康复极为有害。

7. 期待 人一旦生病后，他们就期待着灵丹妙药，华佗再世，期待着医学奇迹的出现，使自己早日康复等。这种期待心理促使病人四处求医的行为。期待心理是病人生存的精神支柱，是一种积极的心理状态，对治疗是有益的，它有助于调动病人与疾病作斗争的主观能动性。

在一定程度上病人的认识特点决定各种心理反应的程度和内容。有的人对严重威胁生命的疾病信息不敏感，因而其心理反应不明显。相反，有的人患轻微的疾病，却高估预后的严重性，终日惶惶不安，表现出强烈的心理反应。病人对疾病信息的认识差异与个人知识、社会环境、文化素质及个性心理特征等相关。例如对健康敏感者，轻微的不适即去求医。而对疾病信息不敏感、耐受性强的人，往往会贻误早期诊断和治疗的机会。

病人对疾病后不同认识可产生不同的心理反应。例如，当疾病可能影响升学、就业、晋升及婚姻时，部分病人可出现讳疾忌医的情况。与此相反，疾病又能使病人获得"继发性获益",如摆脱责任、减轻债务、获得同情、受到亲友照顾和得到补贴等,此时个别病人会出现不愿意出院等情况。这些病人会暗自庆幸,特别是无致命的伤残如工伤、交通事故或斗殴致伤时,由单位或肇事者负责赔偿病人的损失,这部分患者又易于出现夸大病情或迁延不愈的"赔偿性神经症"等情况。

另外,有些人患病初期迟迟不愿意进入病人角色,存在不同程度的侥幸心理,其心理基础是否认机制。特别是对疾病信息不敏感、耐受性强的病人侥幸心理更严重,总希望医生的诊断是错误的。由于他们缺乏医学知识和科学态度,对自己所患疾病的诊断半信半疑,不认真执行医嘱,往往按自己的主观意愿办事,心存侥幸而贻误病情。

三、病人的行为特点

病人患病住院后,心理上也会产生一系列的变化。医护人员如果能掌握病人的一些共同的心理活动特点,多与病人进行交往、解释、疏导,就会把医疗护理工作做得更好,更主动。住院病人的心理活动带有普遍性的有:

1. 烦躁不安 疾病是一种不良的刺激,所以病人患病后心境欠佳,遇事易怒,烦躁不安;可能因微不足道的小事而勃然大怒或唠叨不休。有的病人对外周一些刺激反应较为敏感,如看到重病人易产生一种恐惧感,甚至联想到自己的病床上死过人而产生恐惧、厌恶感,甚至不愿住院。因此,病人经常处于焦虑、紧张状态。有些病人因住院时间久、害怕影响自己的家庭经济、夫妻关系、事业前途、工资晋级、职务提升;或者害怕别人议论自己装病或小病大养等。沉重的精神压力有时会使病人处于抑郁状态。此时医务人员应该敏锐地观察病人的情绪变化,把工作做到病人的心坎上,对抑郁病人有时一句话会使病人走向自杀。

2. 主观感觉异常 这是指病人患病后,主观感觉和体验与正常时不一样了。这是因为病人患病之前集中精力忙于工作和学习,心理活动经常指向外界客观事物,对自己的躯体状况不太留意,病人一旦患病,就会把注意力转向自身,感觉异常敏锐,甚至对自己的呼吸心跳、胃肠蠕动的声音都能觉察到。由于躯体活动的减少,环境转向安静,感受性随之提高,不仅对声音、光线、温度等外界刺激很敏感,就连自己的体位、姿势也觉察得很清楚。比如,一会儿觉得枕头低,一会儿觉得被子沉,一会儿埋怨床单不平展,不时地翻身。缺乏经验的医务人员往往责怪病人"多事",实际上是病人合乎规律的心理反应。

3. 依赖性增加 病人一旦患病,就会受到家人和同事的关心照顾;同时,通过自我暗示，自己也变得软绵绵的，不像以往那样生机勃勃了。这时病人一般变得被动、顺从、依赖，情感变得脆弱甚至带点幼稚色彩。只要亲人在场，本来自己可以干的事情也让别人做，病前性格大胆泼辣的人，此时却变得提心吊胆，小心翼翼，畏缩不前，犹豫不决。即使长期担任领导职务的人，现在对医务人员的嘱咐也是百依百顺，甚至有些病人的行为变得幼稚。这时，患者往往希望有更多亲友来关心他，从中得到更多的安慰和温暖。否则，就会愠怒和自怜。

4. 自尊心增强 当一个人取得进步和成果时，便会使自我价值感增强。人的价值感和自尊心是紧密联系在一起的。人生病后，自我价值感和自尊心必然因暂时不能工作而受到不同程度的损伤。这时病人将较平常更为敏感，并极力维护自己的自尊心。他们常常认为自己的被尊重将会引起医务人员对自己的特别重视和倍加关怀。所以病人总希望受到重视和尊重，一旦医务人员直呼其名，尤其是只叫床号，心里就不舒服；医务人员对病人合理的要求不予理会，病人就更加感到损伤了自尊心。

5. 猜疑心 病人对周围的事物特别敏感，尤其是慢性病人，他们一听到一些疾病的解释便半信半疑，甚至曲解别人的意思，听到医务人员低声讲话，会疑心是议论自己的疾病，觉得自己的病情加重了或者预后不良；担心误诊、吃错药、打错针；身体某部稍有异常感觉便乱猜疑。所以医务人员应多与病人交往，发现和消除病人不必要的疑虑，还需劝告患者的亲友不要在病人面前乱作解释。此外，在给药、打针时，医务人员应该表现出严谨的态度，以获得病人的信任。在病人面前交谈，医护人员应该做到大方、自然，以减少病人的疑虑。

6. 孤独感 新住院病人，周围都是陌生人，特别是当言语不通时，孤独感便油然而生。病人住院是把恢复健康的希望寄托在医务人员身上，但医生除每天一次的查房可以说几句话外，护士定时打针送药又极少言谈，这样更增加了病人的孤独感。所以他们盼望亲友陪伴与探视，希望早日痊愈，以尽快解脱现状。值夜班护士经常可以发现，有些新入院病人睡不着觉就打信号灯找护士，也有些病人莫名其妙地在值班室门口站着。除了其他原因，就是因为他们有孤独感，希望别人陪伴，说上几句话，以得到心理上的安慰。训练有素的医护人员能充分理解病人的这种心理。例如遇到病人打信号灯，绝不训斥病人，而是轻声问病人是否需要喝水。如果什么事也没有，就去给他盖一盖被，理一理枕头，使病人带着安慰进入梦乡。同时也应看到，医护人员的这些行动，得到安慰的不止是一个病人，整个病室的人都会感到温暖。此外，对由于言语不通而产生孤独感的人，医护人员应介绍同病区言语相通的患者与病人交谈，以减轻病人的孤独感。

7. 习惯性行为 有一些健康的人，一旦患了急病重病后，在开始的一个时期内总幻想自己并没有病，可能是医生搞错了。由于这种否认心理反应，治疗时病人不愿合作，不愿住院，这说明患者还没有进入"病人角色"。病人存在这种心理状态将不利于治疗和安心养病，所以医护人员应设法缩短这一过程。但是，当病人一旦适应了病人生活，又往往产生对疾病状态的习惯性，形成了"角色强化"，即使躯体疾病早已复原，心理上也总感到"虚弱"。所以出现虽然痊愈却又不愿承担正常社会角色的行为。医务人员可以通过使病人及早做些力所能及的工作以缩短这一习惯化过程，这对病人的彻底痊愈是必不可少的。

8. 恐惧焦虑 病人住院后听到病友的介绍，看到周围一些重病人的情况，不禁产生一种恐惧感。他们在精神上十分紧张，联想自己的疾病而产生种种焦虑，他们害怕疾病不能治愈，怕留有后遗症，怕影响工作和前途，怕影响夫妻感情和家庭经济等。因而出现焦虑情绪。所以他们希望对疾病做检查但又害怕检查，他们希望知道诊断结果又不敢去看结果，心里矛盾重重，恐惧焦虑。特别是一些晚期癌症病人，如果极度焦虑，就会走上悲观绝望而自杀的道路。所以医护人员如能多与病人进行交谈，利用医学知识对病人进行解释、疏导往往能消除病人的恐惧焦虑情绪。

上述八点是住院病人常见的行为特点，它在不同个体、疾病和病程发展的各个阶段各有侧重。因此，医护人员应根据具体情况采取不同的对策。

四、病人的心理需要

人在健康时往往是按自己的行为方式去满足各种需要。一旦健康发生问题时，就无法按照通常的方式满足需要，而需要满足与否又与人的情绪密切相关。因此，医护人员的职责之一就是帮助病人满足合理的需要。人患病之后除具有一般人所共有的心理需要外，还具有在疾病状态下的特殊需要。病人常见的心理需要有：

1. 尊重的需要 病人虽然由于生病而处于被动状态，但是，他们更渴望得到医护人员的尊重。临床上常见到有的病人有意无意间透露自己的身份；也有的病人通过和医护人员拉关系来使自己获得特殊待遇。多数病人则希望得到一视同仁的关照。病人在患病后，自尊心会有病态增强的现象，他们对别人的尊重十分敏感。一旦自尊心受到损伤，他们就会对医护人员产生不信任感并影响对治疗的信心。因此，医护人员应尽可能多地接触病人，主动交谈，互相结识，互相间称呼姓名；或者依据患者的职业特点称呼病人。如，对于老知识分子称呼"张老"、"李老"；对工人称呼

"张师傅"、"李师傅";对老师称呼"张老师"、"李老师";对小儿称呼"小朋友"等。切勿将床号作为病人的代名词,尤其是避免直接呼出患者的病名的做法。如果病人被尊重的心理需要得到满足,则会产生良好的情绪反应,对疾病的康复治疗是有积极意义的。

2. 安全与早日康复的需要 疾病本身就是对安全的威胁。安全感对病人来说是最基本的心理需要。患病时有规律的生活节奏受到干扰,加之陌生的医疗环境,特殊的气味,到处听到痛苦的呻吟等使病人丧失安全感。另外,在大医院就诊的患者担心找不到经验丰富的医生,担心挂不上号,担心病案传错,担心交叉感染,担心 X 射线有害,担心药物的副作用,担心疾病能否治愈等。在社区医院就诊的患者担心医生水平低而造成误诊,担心所用药物是假药等。因此,社区医护人员需要妥善处理,做好耐心细致的解释和指导,对新的治疗方案和诊疗手段等都要向病人解释清楚,做好心理咨询,事前消除其顾虑,以增加病人的安全感。这不仅是维护社区医院良好就医环境的需要,也是重要的心理治疗手段之一。

病人求医的最终目标是早日康复,绝大部分人都不愿意长期住院。他们希望得到对自己熟悉的医生诊治,需要尽快就医,及早明确诊断并得到有效的治疗。社区医生要充分利用自己对病人熟悉的有利条件,及时地为他们服务。

3. 提供医疗信息的需要 病人一旦患病,由于他们缺乏医学知识而陷入茫然无措的境地。初次检查出重大疾病时更是如此。病人需要了解有关情况,了解疾病的诊疗信息。因此,医护人员应及时向病人介绍有关医疗信息,正确地介绍疾病的病因、治疗和预后等知识。要合理使用安慰性言语、鼓励性言语、体贴关怀性言语,努力使患者焦虑、恐惧的心理状态安定下来。同时,还要介绍医院的各种规章制度,有关诊断和治疗的安排及疾病的治疗进展,以及病人如何配合等。这样,有助于减轻病人的担心和焦虑,平复心态,从而稳定病情。

4. 归属与接纳的需要 归属的需要包括需要某一群体的接纳、关心、沟通、帮助,当这些归属缺少时会造成不愉快的情绪。患病之后这类需要不仅没有消失,反而更为强烈,尤其是安全感得到保证时,这种情感的需要会不断显现。病人在入住病房时希望能得到病友的接纳与沟通,医护人员的关怀,医生的倾力帮助。希望在由医生、护士、病友组成的新群体里,成为受欢迎的人,与他们建立融洽的关系。此时,作为社区医生除要经常与他们交流外,还要动员"老病号"与他们谈心,交朋友;注意动员患者的家属、亲友、同事等经常探望他们,不要使他们感到被冷落,增强其归属感和被接纳感。

5. 接受新信息的需要 通畅的诊疗信息渠道是患者重要的心理需要。尤其是患者进入陌生的住院环境，为尽快适应，需要了解各种信息；病房的制度、生活的安排、诊疗的内容、疾病的预后等新的信息都是他们急于寻求的。医护人员及时满足患者此类需要，不仅可使其情绪相对稳定，同时也给配合治疗提供了良好的基础。

第 六 章

心理诊断

最早提出"心理诊断"概念的是 M. 罗夏。他在《心理诊断》一书中使用这一词时专门用于精神病学。但这一概念很快就超出了医学范围，包括了对成人和儿童的智力测量、人格倾向的测定、能力和各类偏常行为的测定。

一般认为，心理诊断是以心理学的方法和工具为主，对个体或群体的心理状态、行为偏移或障碍进行描述、分类、鉴别与评估的过程。在对存在心理问题的人进行干预时，心理诊断也被当作心理问题评估，指的是干预者通过访谈、测验、观察、个案、问卷等方法来收集当事人的信息，并运用分析、推论、假设等手段对其心理问题的基本性质加以判定的过程。在临床诊疗时，医师们也常常运用心理学的方法和技术来评估人们的心理状态、心理差异以及行为表现。如在疾病诊断过程中，对于病人的心理问题，医务人员不仅要考虑病因与症状的心理因素，还要考虑到不同疾病、不同病程、不同个性特征患者在就诊过程中的心理特点，以及由此带来的对病史和症状描述的不同倾向。

随着社会快速发展给人类带来的一系列变化，心理诊断的概念也在不断发展。虽然在内涵上仍然是通过观察法、会谈法、测验法等来评定人的心理和行为状态，但在外延上却发生了分化。那些以正常成人和儿童为对象的心理测量工作被称为广义的心理诊断，而在临床心理学中作为精神病辅助诊断手段和对各种心理障碍进行确诊的测量工作被称为狭义的心理诊断。在本章中，我们所指的心理诊断是狭义的心理诊断，即专门为临床心理咨询和治疗而进行的心理测评工作。它作为临床心理学的一种手段，只适合于心理问题和心理障碍的诊断，对精神病学只有辅助作用。

心理诊断的意义在于，它是以个体为目标，探求某一个体在群体中的位置，确定个体行为与常模偏离的程度与距离。也就是说，通过心理诊断，我们可以大致确定这一个体的心理状态和个性特征是否属于正常范围。

心理诊断的程序分为两大步骤：资料的收集与整理、初步诊断与评估。

一、资料收集与整理

（一）资料收集的方法

在资料收集的过程中，通常使用的方法有会谈法、观察法和心理测验法等。

1. 会谈法　会谈法是"一种有目的的交谈"，尤其是在心理咨询的初诊接待时，咨询师都要采取这种方法以获得临床信息并建立与求助者之间的"咨访关系"。

（1）会谈法的种类　为了不同目的而进行会谈的种类较多，一般分为收集资料的"摄入性会谈"，即通过会谈了解病史、健康状况、工作状况和家庭状况等；"鉴别性会谈"，即通过交谈和观察确定使用什么测验和鉴别措施；"治疗性会谈"，是心理治疗的一种，即针对心理问题和行为问题的克服和矫治所进行的会谈；"咨询性会谈"，是帮助来访者提高心理素质，以解决涉及健康人的常见问题，如职业选择、家庭关系、婚恋问题、子女抚养等问题的会谈；"危机性会谈"，即当求助者发生意外时，如遭遇强奸、想自杀、突遇精神创伤时，咨询师运用心理学知识予以帮助的会谈。在心理诊断的过程中所使用的会谈主要是摄入性会谈，也包括鉴别性会谈。

（2）会谈内容的确定　在交谈过程中涉及的内容与范围主要依据以下几个方面确定：求助者主动提出的求助内容；咨询师在初诊接待中观察到的疑点；对心理测验的结果初步分析发现的问题；上级心理咨询师为诊断目的下达的谈话目标等。

（3）会谈法的原则　包括有：开放式原则，即多使用开放式提问，根据会谈目的和想收集的资料内容来确定具体提问方式，要多听少说，耐心倾听求助者叙述；中立性原则，即以非评判性态度，使求助者感到轻松，无所顾忌地展示内心世界，如果必须表明态度时，必须是中性的，如"我十分理解你的心情"等，以保证会谈的继续与咨询的效果；计划性原则，即按照计划控制谈话方向，会谈并不同于普通的谈话，它是一种技术，会谈的方向、所涉及的问题和会谈的时间必须是有计划、有目的的。

2. 观察法　观察法是通过对来访者的动作、表情、言语等外显行为的观察，了解其内在心理活动的一种方法。在心理诊断过程中的观察需要咨询师有目的地去了解。

（1）观察来访者的面部表情、语音语调、手势、眼神等特点与述说的内容是否一致，以便确定求助者的知、情、意是否保持着一致性。如果上述表现与谈话内容是一致的，由此便可推断求助者情绪体验的性质和强度；如果主诉内容与上述表现不一致，应考虑主诉内容的真实性或考虑求助者的精神是否正常。

（2）观察求助者的举止、接人待物的态度有无离奇表现和与其身份不相称的表现。

（3）观察在谈话过程中求助者有无对某句话或某类问题有过度的敏感反应，如吃惊的表情、语讷、不自在的姿势或失态等。

（4）观察求助者有无表演性行为或叙述躯体不适时有过度夸张的表现。若有，可考虑癔症的可能性。

观察法有其局限性，对这类方法获得的资料，在进行分析时更容易产生主观随意性的错误，这是必须注意避免的。使用观察法所得资料做临床诊断时，必须结合其他方法获取的资料进行综合考虑以避免片面性。

（二）资料的分类

通过会谈法、观察法和心理测验法所获取的临床资料，必须有条理地加以整理之后才能进行逻辑性的分析，并对各种与临床表现有关的资料加以综合，最后才可以作为诊断依据。通常搜集来的资料分为三大类：

1. 一般资料

（1）求助者的人口学资料　姓名、性别、年龄、出生地、出生日期；职业、收入、经济状况、受教育状况；宗教、民族、婚姻状况（未婚、已婚、离异）；现住址、邻里关系、社区文化状况（商业区、工业区、农村城乡结合部、文化区）、联系方式。

（2）求助者生活状况　居住条件；日常活动内容、活动场所；生活方式和习惯；近期生活方式有无重大改变。

（3）婚姻家庭　一般婚姻状况（自由恋爱、他人介绍、包办、买卖婚姻）、婚姻关系是否满意（性生活、心理相容度）；婚姻中有无重大事件发生，事件原因中有无道德和文化因素；家庭组成成员，对家庭各成员的看法，家庭成员在日常生活中的分工，自己在家庭中所起的作用；家庭中发生的重要事件和原因，原因中有无道德、文化因素。

（4）工作记录　对工作的态度、兴趣、满意程度；是否改变过职业，理由何在。

（5）社会交往　社交网以及社交兴趣和社交活动的主要内容；与自己交往最多、最密切的人有几个；能给予求助者帮助的人和求助者帮助过的人有几个；社交中的相互影响；社交中互相在道德和法律方面的责任感；参加集体活动的兴趣如何。

（6）娱乐活动　最令求助者感到愉快的活动；求助者对愉快情绪体验的描述是否恰当。

（7）自我描述　描述自己长处、优点时的言词、表情、语言、语调是否夸大或缩小；描述自己缺点时的言词、表情、语言、语调是否夸大或缩小。

（8）求助者个人内在世界的重要特点　想象力；创造性；价值观（对生活享乐方面、社会责任方面、追求精神生活质量方面的价值取向）；理想（已经付诸行动的理想）；对未来的看法。

2. 个人成长史资料

（1）婴幼儿期　围产期、出生时的情况，包括母亲身体状况、服药情况、是否顺产。

（2）童年期　走路、开始说话的时间；与大多数儿童比较，有无重大特殊事件发生，现在对当时情景的回忆是否完整；身体是否患过严重疾病；家庭生活、父母情感是否和谐；家庭教养方式、学校教育情况、有无退缩或攻击行为。

（3）少年期　家庭教育、学校教育、社会教育中有无挫折发生；最值得骄傲的事和深感羞耻的事是什么；性萌动时的体验和对待；有无严重疾病发生；在与成人的关系中，有无不愉快事件发生，有无仇视、忌恨的事或人；兴趣何在，有无充足时间做游戏，与同伴关系如何。

（4）青年期　最崇拜的人是谁；爱情生活状况（有无失恋等）；最喜欢读的书籍；学习（包括升学）有无挫折；就业有无挫折；婚姻是否受过挫折；有无最要好的朋友，朋友的状况如何（包括职业、道德行为、法律意识）。

（5）个人成长中的重大转化以及现在对它的评价

3. 目前精神、身体和社会工作与社会交往状态

（1）精神状态　感知觉、注意品质、记忆、思维状态；情绪、情感表现；意志行为（自控能力、言行一致性等）；人格完整性、相对稳定性。

（2）身体状态　有无躯体异常感觉；求助者近期体检报告。

（3）社会工作与社会交往　工作动机和考勤状况（在校学生学习动机和考勤状况）；社会交往状况（接触是否良好）。

对于搜集到的资料，最重要的就是要确保资料的可靠性。必须认真对待资料来源可靠性和资料的真实性。未经验证的资料不能作为分析问题的依据。资料的分析不能有主观随意性，要符合客观逻辑。

二、初步诊断与评估

（一）正常心理与异常心理的判断

1. 判断标准　正常心理与异常心理的差别只是相对的，并没有绝对的界限，几乎无法确定一种绝对的标准来度量。此外，心理活动受到多种因素影响，包括生理的、心理的、社会的、个体的因素，这些因素直接影响着判别者对判别标准的看法。再加上研究者们的研究途径不同，导致产生了多层次的判别标准。常见的有以下几种：

（1）经验标准　又称主观体验标准，分为个体及观察者的两个不同角度。

从个体的角度，是指自己的主观体验，即内省体验上有焦虑、抑郁或出现无明显原因的不舒适感，或自己不能适当地控制自己的行为，给自己的正常生活带来了不可调试的负面影响，并因此寻求他人的支持和帮助。在同样情况下，不同人的主观体验可能完全不同，这是由于人的主观体验具有个别性，因此不能用自己的主观体验代替他人的。需要注意的是，并非所有的负面情绪体验都是不正常的，相反，在某些情况下没有这种负面情绪，反而可能提示有心理异常，如生活中重大变故、亲人亡故或遭遇失恋离异时，如果没有一点悲伤或忧郁的情绪反应，也需考虑其有心理异常。

从观察者的角度，是指观察者根据自己的生活阅历和人生经验，如果是咨询师或精神科医生的话，还要根据自己的专业知识和从业经验，做出心理正常还是异常的判断。这种判断显然具有极强的主观性，其标准因人而异。非专业人员根据自己的文化背景、生活阅历和心理状况都会有不同的看法，经过专业训练的观察者同样带有很强的主观性，形成自己的判断标准，但由于他们接受过专业教育以及通过临床实践的经验积累，也可以形成大致相近的评判标准，反映心理异常与否及其严重程度的实际情况，所以对大多数心理异常仍可取得一致的看法。

（2）统计学标准　源于对人群的各种心理特征进行的心理测量。在普通人群中，对人们的心理特征进行测量的结果常常呈常态分布，处于平均数正负两个标准差之内的人群占全部人群的95%，我们认为这些居中的大多数人属于心理正常，而远离中间的两端被视为异常。因此决定一个人的心理正常或异常，就以其心理特征偏离平均值的程度来决定。虽然心理异常是相对的，但偏离平均值的程度越大，则越不正常。所谓正常与异常的界限是人为划定的，以统计数据为基础。这与许多心理测验方法的判定是相同的。

　　统计学标准提供了心理特征的量化资料，比较客观，也便于比较，操作也简便易行，因此应用比较广泛。但这种标准也存在一些明显的缺陷，比如前面提到的"超常"在统计学标准内就有可能被划为异常。另外，心理测量只能反映当时当地的心理特性，不具有时间上的延展推广性。特别是有些心理特性会随着时间、环境的变化发生变化，下次的测量结果可能与这次的结果有很大不同。例如，有人儿童期IQ超过140可以被视为非常聪明的"神童"，但是长大后其智力水平可能会回复到正常人的标准。再者，有些心理特征和行为也不一定呈常态分布，而且心理测量的内容同样受社会文化制约。在某些国家正常和普遍接受的行为，可能在另外的国家就是异常的行为。所以，统计学标准也不是普遍适用的。

　　（3）**医学标准**　又称症状和病因学标准，是将心理异常当做躯体疾病一样看待。指根据一个人身上表现的某种心理现象或行为，进行各种医学指标的检验，找到病理解剖或病理生理变化的依据，以此判断心理的正常和异常。这种标准的原理是将心理异常看做躯体疾病，心理表现视为疾病的症状，其产生原因则归结为脑功能失调。医学标准使心理障碍纳入了医学范畴，对变态心理学研究作出了重大贡献。这种标准寻找的依据比较客观，十分重视物理、化学检查和心理生理测定，但是，医学标准也并不完全令人满意。因为使用医学标准对具有器质性病变的精神疾病的诊断，比如癫痫性精神障碍和脑血管意外等引起的心理障碍非常有效，但对于类似神经症和人格障碍的心理问题则无能为力。心理障碍的原因通常不是单一的，它是多种原因共同作用的结果。除了生物学的原因，还有心理和社会文化的原因。因此，划分心理正常与异常还需要其他的标准。

　　（4）**社会适应标准**　在正常情况下，人能依照社会生活的需要适应环境和改造环境。因此，可以社会的准则为标准，来衡量人的心理活动是否与社会的生存环境相适应。能根据社会要求和道德规范行事，亦即其行为符合社会常模，是适应性行为。如果由于器质性病变或功能性缺陷，导致其个体行为后果对他人、社会和自我态度表现出不适应的时候，则认为此人有心理异常。许多心理学家主要从社会适应的角度提出了判断心理是否正常的标准，例如马斯洛等提出了以下十项标准：①有充分的适应能力；②充分了解自己，并能对自己的能力作恰当的估计；③生活目标能切合实际；④与现实环境保持接触；⑤能保持人格的完整和谐；⑥有从经验中学习的能力；⑦能保持良好的人际关系；⑧适度的情绪发泄与控制；⑨在不违背集体意志的前提下，有限度地发挥个性；⑩在不违背社会规范的情况下，个人基本需要能适当满足。

上述十项说明了心理正常的情形，但是正常人群中这些方面也并不完全一样，其变化幅度是很大的。因此，判断一个人心理是否异常，只能通过比较的方法，首先是与社会认可的行为常模比较，看其行为能否为常人所理解，有无明显离奇的行为。其次，还要与一个人以往一贯的心理状态和行为模式相比较，看其心理过程或心理特征是否发生了显著的改变，即与其常态有无明显不同。如一个一贯精明能干、积极工作的人，近来变得生活懒散、孤独少语，使人觉得前后判若两人，则要认真考虑此人有无精神疾病的问题。经过认真比较，发现行为改变极其明显，那么，做出心理变态的判断是不难的。但如果心理变态程度较轻，发现行为改变极不明显，则判断比较困难。而且，判断时还必须考虑到社会适应标准受不同地区、时代、社会习俗及文化的影响，因此，心理正常与异常是相对而言的。

可见，上述每一种标准都有其根据，对于判断心理正常或异常都有一定的使用价值，但又各有利弊及其局限性。故应互相补充，综合使用，来判断是否心理异常。

2. 判断条件 在心理诊断的过程中通常可以从下述几个方面来简单地判定是否属于异常心理。

（1）区分正常与异常心理活动的三原则是主观世界与客观世界的统一性原则、心理活动的内在协调性原则、人格的相对稳定性原则。

（2）是否具有典型症状。

（3）是否具有症状自知力（求医行为）。

（4）社会功能是否受损。

（5）心理冲突是常形还是变形。常形通常与现实处境直接联系，具有明显的道德性质，如是否要和恋人分手。而变形通常与现实无甚关系，不带有明显的道德色彩，如手是否洗干净了。

3. 评分标准 由于心理冲突的揭示与分析需要专业的精神病学知识，全科医生可以用相对容易掌握的方法来确定。许又新教授在《神经症》中提出的较为简便的评分标准如下：

（1）病程 不到三个月为短程，评1分；三个月到一年为中程，评2分；一年以上为长程，评3分。

（2）精神痛苦程度 轻度者可主动设法摆脱，评1分；中度者自己摆脱不了，须靠别人帮助或处境改变才能摆脱，评2分；重度者几乎完全无法摆脱，评3分。

（3）社会功能 能正常工作学习或者工作学习及人际交往只有轻微妨碍者，评1分；中度社会功能受损害者，工作学习及人际交往效率显著下降，不得不减轻工作或改变工作或只能部分工作，或某些社交场合不得不尽量避免，评2分；重度社会功能受损害者完全不能工作学习，不得不休病假或推卸，或某些必要的社会交往完全回避，评3分。

如果总分为3分，可以认为不够诊断为神经症。如果总分不少于6分，神经症的诊断可以成立。如果总分为4~5分，则判断为疑似神经症，需要进一步观察确诊。需要说明的是，对精神痛苦和社会功能的评定，至少要考虑近三个月的情况。

如果判断属于异常心理，需要转诊到精神科进行治疗。在排除异常心理后，则需要判断其心理是否健康。

（二）判断心理是否健康

心理健康是指各类心理活动正常、关系协调、内容与现实一致和人格处在相对稳定的状态。评估心理健康的标准各有不同，郭念锋在《临床心理学概论》中提出评估心理健康水平的十个标准分别是：心理活动强度、心理活动耐受力、周期节律性、意识水平、暗示性、康复能力、心理自控力、自信心、社会交往、环境适应能力等。

对于心理不健康的个体需要从刺激量、病程、内容是否泛化、社会功能受影响程度等四个方面对其程度进行分辨，分为一般心理问题、严重心理问题。

1. 一般心理问题 指近期发生的（常常在半年以内），内容尚未泛化，反应强度不太强烈的情绪问题，通常能找到相应的原因，思维合乎逻辑，人格无明显异常。这类心理问题是心理咨询的主要对象，咨询效果较好。

2. 严重心理问题 指经历了较强烈的现实性刺激，内心冲突具有现实意义或道德性质，不良情绪反应持续时间较长，泛化到生活其他方面，心理生理及社会功能受到影响，排除器质性病变。这类心理问题也可通过心理咨询取得较好的效果。

（三）提出心理评估报告

综合初诊的材料，对求助者的问题性质、程度及可能的原因作出评估，分为三个步骤。

1. 临床资料的核实 通过访问求助者的父母、亲友、同事等对资料进行核实。

2. 评估求助者的心理、生理及社会功能状态 根据资料收集时"目前精神、身体和社会工作与社会交往状态"中所列提纲，确定求助者的心理、生理和社会功能等是否出现问题，表现的程度如何，引发的关键点和原因是什么，进行现象学诊断。

3. 分析导致心理问题的原因 进行原因诊断，探明引发心理与行为问题的各种原因，并对其在问题发生中所起的作用的大小进行评估。通常从三个方面考虑：

（1）生物学因素　包括年龄、性别、躯体疾病、家族史等。

（2）社会性因素　包括负性生活事件、社会支持系统、人际关系、教养方式、社会文化等。

（3）心理因素　包括认知能力，有无错误观念、错误评价、习惯性思维倾向、不良归因倾向、负性情绪记忆、完善主义倾向、价值观、心理发育停滞等。

第 七 章

心理健康

第一节　心理健康概述

一、中医学的心理健康思想

中国有着悠久的历史文化，中医学源远流长，其中有关中医学心理健康思想的内容极其丰富且系统。它以中医理论为基础，汲取了中国历代文化的养分，受到中国古代哲学思想的巨大影响，在不断地总结治疗方法、治疗效果和探讨发病机制的长期实践过程中，积累了丰富的临床经验，形成了自己独具特色的理论体系及实践模式。

《内经》是我国科学史上的一部重要著作，它的产生在中国医学史上具有划时代的意义，标志着中医理论体系的确立。在这一理论体系中，中医学的心理健康思想内容是其中一个重要的组成部分。《内经》所论及的心理学内容极为丰富，从基本理论到临床实践涵盖内容极广。对于现代心理学所说的心理过程及某些心理现象的认识，《内经》几乎均有所论及，如"两精相搏谓之神，随神往来者谓之魂，并精而出入者谓之魄，所以任物者谓之心，心有所忆谓之意，意之所存谓之志，因志而存变谓之思，因思而远慕谓之虑，因虑而处物谓之智"（《灵枢·本神》）。这里所讲的神、魂、魄、意、志、思、虑、智等就是指人的各种不同的意识和精神状态，包括知觉、记忆、思维、想象、意志和智慧等复杂的心理活动及认识过程。

东汉医学家华佗在中医学心理健康和心理治疗方面，有着许多精辟的论述及治疗验案。《华佗神医秘传》中说："忧则宽之，怒则悦之，悲则和之，能通斯方，谓之良医。"意即一个高明的医生，必须能针对患者不正常的情志，进行心理治疗并明确地提出医"心"的重要，书中指出："夫形者神之舍也，而精者气之宅也，舍坏则神荡，宅动则气散。神荡则昏，气散则疲，昏疲之身心，即疾病之媒介，是以善医者先医其心，而后医其身。"说明华佗十分重视心理因素在致病中的作用，其所提出的"先医其心"的主张对后世中医心理临床实践有重要的指导意义。张仲景所著的《伤寒杂病论》蕴含着丰富的中医学心理健康思想。他强调心身调理的治疗思想，并把精神和情志的异常变化作为诊断和辨证的重要依据。

唐代，中国封建社会的经济、文化达到历史上空前的繁荣，中医学的心理健康思想也得到进一步的发展，《内经》的整理和注释使中医学的心理健康思想得到进一步的阐释和发挥。在《内经》的基础上，对个体心身发展的认识得到了进一步的深入。在心神疾病、心理病机、心理卫生的探讨和阐述及益智方药的收集和整理等方面都取得了很大的发展。其中，王冰的医学心理学思想主要体现在调神养生及对五志的阐发方面。他强调养心对于养生的重要意义，其养生思想可概括为"寡欲、守静、致柔"。对于五志，他也作了清晰的阐释："喜"为"悦乐也，悦以和志"；"怒"为"直声也，怒以威物"；"忧"为"虑也，思也"；"恐"为"恐以远祸"；"思"为知远、"思以成务"；还对五志病机和情志相胜理论作了进一步的论述和发挥。此外，心神疾病的临床研究在这个时期也更为广泛和深入。《诸病源候论》、《备急千金要方》、《外台秘要》等综合著作都分门别类地记载了许多心神疾病。在心理养生方面，孙思邈以"养性"来概括养生之道，强调调神养心的重要意义。在《备急千金要方》中，"养性序"提出的养生五难，其中有四条谈到精神心理学的调摄；"道林养生"还提出十二少、十二多，较为全面地涉及心理养生的各个方面。

宋、金、元时期，中医学的心理健康思想也随着医学的发展而发展。南宋陈无择的《三因极一病证方论》提出著名的"三因论"，将各种致病因素归结为内因、外因、不内外因，统称为"三因"。其中内因即"七情者，喜、怒、忧、思、悲、恐、惊是也"，明确提出了七情的概念。陈无择不仅明确提出了"七情"的概念，还指出了七情所致的各种病证，如《三因极一病证方论·内所因心痛证治》认为"心痛证"为"喜怒忧郁所致"；《内因腰痛论》一节有"矢志伤肾，郁怒伤肝，忧思伤脾，皆致腰痛"；《五劳证治》一节，陈无择论述肝劳、心劳、脾劳、肺劳、肾劳皆因"用意施为，过伤五脏，使五神不宁而为病"，所创立的"七气汤"、"大七气汤"、"小定志丸"、"菖蒲益智丸"等方剂，已成为中医治疗情志疾病常用而有效的方剂。

清代温病学派兴起，医家们都重视温病过程中的心理现象，将其作为辨证的重要参考依据。心理治疗方面，除散见于李时珍等医家的个人著述外，明清还出现了较大型的医案类编，这也是本时期中医学的心理健康思想发展的一个特点。如明代江瓘编纂的《名医类案》，清代魏之琇收集的《续名医类案》，清代俞震汇集的《古今医案按》都记录了卓有成效的心理治疗医案。这些类案大量地、较为系统地收集了治疗心身疾病的历代精粹。如对治疗"七情"、"相思"、"诈病"、"神志"、"哭笑"、"惊悸"、"不寐"、"鬼疰"、"谵妄"、"癫狂"、"肝郁"、"脏躁"、"百合病"等情志疾病的医案，分类收录，记载甚详。《名医类案》收集的心理治疗医案所涉及的心理疗法除情志相胜疗法外，还有两极情绪疗法、激情刺激疗法、暗示疗法等。俞震的《古今医案按》的"七情"类分别按喜、怒、忧、思、悲、恐、惊的顺序排列，每类精选 1～3 例来阐述其心理治疗思想。此时期长于心理疗法的医家有喻嘉言、徐洄溪、叶天士等。

总之，在几千年中国传统文化的积淀中，逐渐形成了丰富的中医学的心理健康思想。大量的蕴藏于中国古代哲学中的中国心理学思想与中医学互相渗透，互相影响，奠定了中医学的心理健康思想的理论基础，促进了中医学的心理健康思想理论体系的形成。

二、现代心理卫生运动的产生与发展

法国大革命（1789）以后，比奈尔医生对全人类的"自由与和平"充满希望。在他工作过的两所医院里，他以大无畏的勇气和改革的气魄，毅然给住院精神病人解除了束缚他们躯体的锁链，并且努力为他们提供清洁的房间、良好的食物和仁慈的护理。这一创举引起了社会上的巨大反响，因为在此之前，精神病人一直遭受着锁链的折磨和非人的对待。法国政府对比奈尔的改革十分重视，并予以支持，遂使一些精神病院的治疗环境逐步得到改善。比奈尔的名声也因此而传遍欧洲，他被公认为是心理卫生的倡导者。

另一个对现代心理卫生运动的兴起作出贡献的是美国人比尔斯。比尔斯生于1876 年，18 岁就读于耶鲁大学商科。毕业后，到纽约一家保险公司工作。比尔斯的哥哥患有癫痫病，他目睹其兄病情发作时昏倒在地、四肢抽搐、口吐泡沫的可怕情景，担心这种病会遗传到自己身上，于是终日惶恐不安。24 岁时，比尔斯因精神失常从四楼跳下，企图自杀未遂，结果被送入精神病院。在精神病院的三年痛苦经历，使比尔斯亲身体验到精神病患者的苦闷和所受到的虐待，亲眼目睹了一系列精神病人惨遭折磨和不被公正对待的事件。病愈出院后，比尔斯立志为改善精神病患者的待遇而努力。

1907 年，比尔斯写了一本自传体著作，取名为《一颗失而复得的心》。在这本书中，他用生动的笔墨，历数了当时精神病院的冷酷和落后，详细记述了自己的病情、治疗和康复经过，并且向世人发出改善精神病者待遇的强烈呼声。此书第二年3月问世之后，得到心理学大师詹姆斯的赞赏和著名精神病学家迈耶的支持。许多大学校长、医学院院长和社会名流都为此书感动，纷纷表示愿意帮助比尔斯推进他所设计、规划的心理卫生运动。比尔斯得到各方面的赞助和鼓励后，于1908年5月成立世界上第一个心理卫生组织"康涅狄格州心理卫生协会"，协会明确提出："为维护人类的精神健康而努力。"并列出了以下5项协会工作目标：保持心理健康；防止心理疾病，提高精神病患者待遇；普及宣传有关心理疾病的科学知识；与心理卫生有关的机构合作。至此，心理卫生工作的对象已不仅是精神病人，而是扩展到了全社会、全体民众。1909年2月，心理卫生工作者在纽约成立了美国全国心理卫生委员会（比尔斯任顾问）。1917年，全国心理卫生委员会创办了《心理卫生》杂志，采用多种形式宣传普及心理卫生知识，使心理卫生运动逐步在美国形成了一股热潮。

在美国心理卫生活动的推动下，世界许多国家纷纷成立各国的心理卫生组织。1918年，加拿大全国心理卫生协会宣告成立。1919年至1926年的7年之间，法国、比利时、英国、巴西、匈牙利、德国、日本、意大利等国，先后建立起全国性的心理卫生组织。此后，又有一些国家如阿根廷、古巴、印度、新西兰、前苏联、土耳其、挪威等国，建立了相应的心理卫生机构。1930年5月5日，第一届国际心理卫生大会在华盛顿召开，有3042人代表53个国家和地区出席了会议，中国也有代表参加。大会产生了一个永久性的国际心理卫生委员会，美国著名精神病学家威廉华任会长，比尔斯任秘书长，委员会的宗旨为："完全从事于慈善的、科学的、文艺的、教育的活动。尤其关于世界各国人民的心理健康的保持和增进，心理疾病、心理缺陷的研究、治疗和预防，以及全体人类幸福的增进。"标志着心理卫生运动已经发展成为一种世界性的潮流。1948年在伦敦召开的第三届国际心理卫生大会上，发表了纲领性文件《心理健康和世界公民》并继而成立了新的国际心理卫生组织——世界心理健康联合会（WFMH）。1949年，世界卫生组织（WHO）总部建立了心理卫生处。这些组织的建立及纲领的颁布、实施对世界性心理卫生运动的形成与发展起到了积极的推动作用。

我国心理卫生事业起步于上世纪30年代。1930年左右，我国著名教育家吴南轩先生率先在中央大学心理系开设《心理卫生》选修课，尔后又在中央大学《旁观》杂志上发刊《心理卫生专号》。1936年，由228位教育家、心理学工作者、医生、社会学者以及其他社会各界有识之士酝酿发起的"中国心理卫生协会"在南京宣告成立。同年，商务印书馆出版了章颐年的《心理卫生概论》著作。浙江大学、四川大学等不少学校专门开设了心理卫生课。此后，由于日本侵华战争等原因，中国心理卫生协会的工作受到了影响甚至完全停顿。1985 年 4 月，国家重新恢复了"中国心理卫生协会"，并于同年 9 月在山东泰安召开了首届代表大会。协会宗旨明确为："团结全国有关心理卫生工作者，开展心理卫生的调查和研究，广泛深入地普及心理卫生知识，以促进我国人民的心理健康，培养儿童、青少年健全的人格及优良品质，提高学习成绩和工作效率。预防各种精神方面的问题和疾病，努力贯彻预防为主的卫生方针，为广大人民走向心身健康，为建设社会主义精神文明作出贡献。"此后，大批地方协会相继成立，多部学术著作相继问世，心理卫生工作在我国已健康发展，并日益普及和提高，这必将对社会的文明进步起到更加积极的促进作用。

20 世纪 50 年代以来，随着心理卫生事业自身的发展，生物心理社会医学模式的逐步确立，以及对健康概念认识的深入，心理卫生的工作内容已经突破了原有的局限，涉及更为广阔的领域，心理健康的概念被提出并得到广泛的公认，这是现代社会的发展对健康的内涵和外延提出更高要求的体现。心理健康着眼于个体的心理保健与全社会人口的心理健康，注重从个体生命萌发之始及其后的各个发展阶段来培养个体的健康心理，塑造完善的人格。心理卫生运动的内容和对象也不仅是精神病人，而是扩展到了全社会的人群。从心理卫生到心理健康是时代发展的要求，是一种观念的改变和层次的升级。从这个意义上说，心理健康概念的提出和健康心理学的问世，是心理卫生思想的延伸和发展。

三、心理健康概念的提出

1. 健康新概念 每个人都希望健康，但是在不同历史时期，人们对健康的理解却不尽相同。长期以来传统的"无病即健康"的传统认识影响久远，人们往往只注重生理健康，而忽视心理健康，只锻炼身体而不加强良好心理素质的培养。实际上，健康和疾病是人体生命过程中两种不同的状态，从健康到疾病是一个过程中两种不同的状态，从健康到疾病是一个由量变到质变的过程，而且健康水平也有不同的能级状态。

随着第二次世界大战的结束，人类的疾病与死亡谱发生了重大的变化，许多心身疾病，近年称为生活方式疾病，成为人类健康的主要杀手。人们的不良生活方式、行为、心理、社会和环境因素成为影响健康的重要的不可忽视的因素。因此，世界卫生组织（WHO）在 1948 年成立时，向全世界发出了有关健康的重新认识，即"健康，不仅仅是没有疾病和身体的虚弱现象，而是一种在身体上、心理上和社会上的完满状态。"50多年以来，WHO向全世界的医务工作者提出了一个神圣的任务，这就是在医治人躯体上健康问题的同时，还要注意从社会、心理等多方面去干预，人类的健康才能得到真正的维护。

2. 心理健康的概念　心理健康，也称心理卫生，是指以积极有益的教育和措施，维护和改进人们的心理状态以适应当前和发展的社会环境。

心理健康或心理卫生这一词是由国外引入的。据记载，古罗马医生盖仑在其著作中就叙述了关于"感情卫生或精神卫生"的问题。1843年，美国精神病学家斯惠特撰写了世界第一部心理卫生专著，明确提出了"心理卫生"这一名词。1906年，克劳斯登正式出版《心理卫生》一书，此名词遂被正式采用。

目前，关于心理健康的含义有三层：一是指专业或实践，即心理健康工作；二是指一门学科，即心理健康学；三是指心理健康状态。

3. 心理健康的目标　心理健康的工作目标有狭义与广义之分。狭义的，是指预防和矫治各种心理障碍与心理疾病。广义的，是指维护和促进心理健康，以提高人类对社会生活的适应与改造能力。

随着心理健康运动的广泛深入，人们对心理健康意义的认识得以深化，从而提出了心理健康的"三级预防"：初级预防是向人们提供心理健康知识，以防止和减少心理疾病的发生；二级预防是尽早发现心理疾患并提供心理与医学的干预；三级预防是设法减轻慢性精神病人的残疾程度，提高其社会适应能力。

因此，心理健康也具有三级功能：初级功能——防治心理疾病；中级功能——完善个性塑造及心理调节功能；高级功能——维护个体健康与社会适应，提高生活质量。

四、心理健康与社会适应

随着我国社会的改革开放与迅猛发展，带来了一系列的社会问题，如社会文化的变迁、生态环境的破坏、生存压力增大以及人际沟通的不良等，这些问题导致了部分人群的社会适应不良，同时也对各类人群的心理健康产生了影响。心理健康是有层次的。心理健康的低级层次是指没有心理疾病，而心理健康的高级层次不仅指没有心理疾病，而且意味着能够充分发挥个人潜能，发展建设性人际关系，从事具有社会价值的创造活动，追求高层次需要的满足，很显然，低层次的心理健康标准对个人人格素质的要求不高，只要拥有大多数人所拥有的人格特征，不出现人格偏差就行了；而高层次的心理健康标准则要求个人具备较高的人格素质和心理素质。

（一）社会适应的心理因素

从社会适应的过程来看，社会适应的人格素质包括以下几个方面。

第一，拥有理解和控制所处社会环境的心理优势感，具体表现为控制感、自信心、自主性等几个方面。有研究表明，具有心理优势感的人更容易体验到成就感、幸福感，更容易与他人建立良好的人际关系，从而容易达到积极的心理状态；而那些缺乏控制性、自信心和自主性的人则更容易情绪低落、成就感低，甚至更容易得抑郁症和焦虑症等心理疾病。

第二，拥有足够的心理资源以应对外在复杂的社会环境。这种心理资源分为两方面：一方面是认知资源，即能够采用有效的应对策略应对压力，解决问题的能力和经验；另一方面是人格资源，即个体能够充分挖掘自己的人格潜能，发挥人格优势，从而解决现实问题。很显然，缺乏能力和经验的人，肯定不能适应社会，从而导致个人无能感和生存危机感；而缺乏人格活力的人也最终陷入人际孤独和社会退缩。

第三，拥有人际适应的能力。社会适应从根本上来说是人际适应。因此，个体还应该拥有适应人际环境的一些人格特征，比如乐群性、合作性、信任感、利他倾向等。乐群者热情、活泼，乐于与人相处；合作者理智、友好，善于与人相处；信任者坦诚、诚实、真实，愿意与人相处；利他者慷慨、助人、慈善，能够与人相处。这些人格特征保证个体拥有良好的人际关系。

第四，拥有持续应对外在压力的心理素质，即心理弹性。具有这种人格素质的人，面对持续的应激情境，会表现出镇定、灵活、坚强、乐观，相反就会表现为冲动、呆板、懦弱、颓废。一般来讲，心理症状发生率与外在压力成正比，而与个体的自我强度成反比。这里的自我强度就是我们所说的心理弹性。

（二）提高社会适应能力，增进心理健康水平

面对现代社会的发展与变化，唯有努力提高人们的社会适应能力，才能维系和增进心理健康水平。提高社会适应能力的途径主要有以下四条。

1. 善于寻求社会支持 社会支持是近年来引起心理学界重视的一种社会适应手段，它是指个体在遭受挫折时得到他人的关心、帮助。医学心理学的研究表明，社会支持可以起到抵消应激性生活事件的作用，促进对社会环境的适应。朋友、家庭、群众团体、党团组织、行政机构等均能为个体提供社会支持。社会支持不仅是物质

上的、经济上的有形支持，更重要的是心理支持。如有的贫困大学生获取社会帮困经济资助固然能缓解其生活困难，但难以消除其自卑心理，而只有通过社会的心理支持，关心、帮助其树立自立自强、奋发向上的精神，才能使其消除自卑感，挖掘潜力、发展能力，健康成长。

2. 变被动适应为主动适应 被动适应是对环境无可奈何、被迫顺应的心理反应，是一种消极的适应，常伴有压抑、焦虑、痛苦等心理感受。如下岗职工闷在家里忧郁寡欢，贫困大学生自卑、自怜等均属被动适应。主动适应是对环境积极地寻求适应，是充分调动主观能动性，努力克服困难、寻求成功的过程。主动适应常伴有由于积极向上，努力克服困难，最终获取成功而产生的喜悦和兴奋的心理体验。如下岗职工不甘现状，摆正自己的位置，挖掘潜力，重谋职业，寻求新的发展；贫困大学生自强不息，刻苦学习，变压力为动力，以求德智体全面发展和奖学金的获取等均属主动适应。主动适应有利于人们才能和潜能的充分发展，有利于社会的稳定与进步，是人们心理健康的重要标志。因此，要善于引导人们积极主动地适应社会，以维护和增进心理健康水平。

3. 适当采用回避法 对有些难以适应并有可能回避的环境，可采取回避的方法，来减少或消除环境对个体的不良刺激。如"文化休克"现象就可通过脱离难以适应的环境来消除或避免；心理承受能力脆弱者不宜炒股票、做期货生意；贫困学生可报考军事院校或农、林、地质等国家扶持的减免学费学校，以免除交不起学费之烦恼。回避法虽然不如主动适应具有积极意义，但在一定情况下运用也可起到解除或避免心理问题和心理障碍的作用。

4. 加强人际沟通 人际沟通，就是指两个或两个以上的人之间传递和交流信息的过程。良好的人际沟通，不但可以为人类提供身心发展的必要信息，有利于建立和维持人际关系，还可以满足人们交往的需要，提高心理品质和社会适应能力。

因此，在社会生活中，加强人际沟通，就能通过别人的看法来证实自我评价的可靠性，特别是通过倾听别人的意见来调整自己的行为，以使个人行为符合社会发展要求，心态适应社会变化状态。此外，良好的人际关系有利于人们建立良好的人际环境；和谐、团结、融洽、友爱的人际关系，能够使人们在工作中互相尊重、互相关照、互相体贴、互相帮助，充满友情和温暖。在这种人际关系环境中工作，会使人们感到心情舒畅愉快，工作压力减轻，效率提高，促进身心健康。反之，在相互矛盾、猜忌、摩擦、冲突的人际关系中，人们之间疏远和敌对，会感到心理不安、情绪紧张，不但影响工作还影响身心健康。

　　总而言之，在飞速发展着的社会中，我们只有对不断变化的环境采取积极主动的方法去适应，对那些难以适应又可以回避的环境则采取回避的方法去减少或消除环境对个体的不良刺激，并加强人际沟通，善于寻求社会支持，才能更好地维护心理健康以适应社会。

五、心理健康的标准

　　由于判断心理健康的依据不同、研究者的学科特点和考虑问题的角度不同，对心理健康标准进行研究的出发点也不一样。关于心理健康的标准，许多专家提出了不同的看法，其中影响比较大的有马斯洛与米特尔曼提出的十条标准。我国的学者，也提出了一些不完全相同的看法，归纳起来，有以下几点：

　　1. 智力发育正常　智力正常是一个人正常生活的最基本的心理条件，是人适应周围环境、谋求自我发展的心理保证，因此是心理健康的首要标准。世界卫生组织提出的国际疾病分类标准（ICD-10），美国精神病学会制定的《精神疾病诊断和统计手册》（DSM-IV）以及中华医学会精神疾病分类（CCMD-3），均把智力发育不全或阻滞视为一种心理障碍和异常行为。心理健康的人，智力发展水平虽然各有不同，但都能使个人的智慧在学习、工作和生活中得到充分表现，并对其中出现的各种问题、困难和矛盾都能力求有效地认识、克服和解决。凡是在智力正态分布曲线之内以及能对日常生活作出正常反应的智力超常者均应属于心理健康的人。

　　2. 意志品质健全　意志是个体的重要精神支柱。心理健康者的意志品质表现在行动目的明确，独立性强；在复杂的情况中能迅速有效地采取决定，当机立断，而不是优柔寡断、草率鲁莽；意志坚定，在任何时候、任何条件下从不动摇对既定目标的执著追求，克服困难，坚持到底；此外，具有良好的心理承受力和自我控制能力。

　　3. 情绪乐观稳定　情绪在人的心理健康中起着核心的作用。心理健康者积极情绪多于消极情绪，乐观情绪占主导地位，能经常保持愉快、开朗、自信的心情，善于从生活中寻求乐趣，对生活充满希望。每个人都难免会在其生活、学习及工作中遇到挫折而心情不快，心理健康与不健康的主要区别，不在于是否产生消极情绪，而在于这种消极情绪持续时间的长短，以及它在人的整个情绪生活中所占的比重是否恰当。心理健康者一旦有了负性情绪，能主动调控自己的不良情绪以适应外界环境。而心理不健康者则陷入消极情绪中不能自拔。情绪的乐观稳定还表现在情绪反应与客观刺激相适应，能做到适度表现。

4. 人格健全完整　心理健康的最终目标是保持人格的完整，培养健全的人格。一个人人格形成的标志是自我意识的形成和社会化。人格健康完整表现在：人格的各个结构要素不存在明显的缺陷与偏差；具有清醒的自我意识，了解自己、接受自己，客观评价自己，既不妄自尊大，也不妄自菲薄，生活目标与理想切合实际，不产生自我同一性的混乱；以积极进取的人生观、价值观作为人格的核心，有相对完整的心理特征。

5. 人际关系和谐　和谐的人际关系是心理健康必不可少的条件，也是增进心理健康的重要途径。个体的心理健康状况主要是在与他人交往中表现出来的。人际和谐主要表现在：乐于与人交往，既有稳定而广泛的人际关系，又有知己的朋友；在交往中保持独立而完整的人格，有自知之明，不卑不亢；能客观评价别人，取人之长、补己之短，宽以待人；在交往中能以尊重、信任、友爱、宽容和理解的态度与人友好相处，能接受和给予爱与友谊；与他人同心协力、合作共事，并乐于助人。

6. 适应社会环境　能否适应变化着的社会环境是判断一个人心理健康与否的重要基础。能适应环境主要指有积极的处世态度，与社会广泛接触，对社会现状有较清晰正确的认识，其心理行为能顺应社会改革变化的进步趋势，勇于改造现实环境，以达到自我实现与社会奉献的协调统一。在行为方面，行为方式与年龄特点、社会角色相一致；行为反应强度与刺激强度相一致。

在界定上述心理健康标准时，还应注意以下几个问题。

第一，心理健康是相对的，人与人之间存在差异。如前所述，不同地域、不同民族和国家之间因社会文化背景差异，心理健康标准可能不同。第二，从心理健康到不健康是一个连续带。每个人的心理健康水平可处在不同的等级，健康心理与不健康心理之间难以分出明确的界限。有很多人可能处在所谓的非疾病又非健康的中间"亚健康状态"，或者"第三状态"。第三，要区分心理不健康与一时的不健康行为。判断一个人的心理健康状况，不能简单地根据一时一事下结论。心理健康是较长一段时间内持续的状态，一个人偶尔出现一些不健康的心理和行为，并非意味着此人一定心理不健康。第四，心理健康是一个文化的、发展的概念。在同一时期，心理健康标准会因社会文化标准不同而有所差异，特定的社会文化对心理健康的要求，取决于这种社会文化对心理健康的各种特征的价值观。心理健康不是一种固定不变的状态，而是一个变化和发展的过程。

第二节 个体心理健康的发展特点

一、塑造健康心理的要素

塑造健康心理旨在改进及保持心理健康，诸如精神疾病的康复、精神病的预防、减轻精神压力，以及使人处于能按其身心潜能进行活动的健康水平等。

（一）塑造健康心理的原则

1. 理论与实践结合原则 心理健康的维护既取决于心理卫生知识与理论的掌握，也取决于理论指导下的实践成果。长期以来，心理健康教育没有得到应有的重视，缺乏心理卫生知识而产生的不健康行为随处可见，危害了人们的健康。加强心理健康研究，普及心理卫生知识，有助于人们科学理解自身的心理和行为，并付诸实践，指导行为，自我保健。

2. 生理与心理统一原则 健康是包括生理健康与心理健康的统一整体，两者相互联系相互影响。健康的身体寓于健全的心理，而健全的心理寓于健康的身体。医学研究证明：生理方面的疾病或异常会明显地引起心理行为方面的症状，而长期不良的心理刺激会引起生理器官与功能失调等病变，导致躯体疾病。因此，通过体育运动、卫生保健，增强体质和生理功能有助于增进心理健康，而坚强的意志、乐观的情绪、健康的行为习惯和科学的生活方式可以使人强壮、长寿，战胜躯体疾病。

3. 个体与群体协调原则 每个个体都生活在一定群体之中，个体的心理健康维护依赖于群体的心理健康水平。家庭是最基本的社会群体，家庭关系的协调、父母教养子女的态度是个体心理健康发展的关键因素。独生子女的不健康心理特点，如以自我中心、自私、任性、依赖等主要源于家庭教育的不当，而非独生子女必有的特征。青少年的心理健康与否直接与学校的教育、社会风气、大众传播有关。因此，创建良好的群体心理健康氛围有助于促进个体心理健康。

4. 防治与发展并重原则 早期的心理卫生工作重视心理障碍与精神疾病的矫治和预防，强调防止和减少心理疾病的发生，对那些心理疾病患者做到尽早发现，及时提供干预，改善社会适应能力。但现代心理卫生工作更强调发展与完善的价值，通过培养健康的心理、健全的人格，促进人的全面发展。

（二）塑造健康心理的途径

促进心理健康的活动包括生理、心理和社会三方面内容。

1. 生理方面　指从受孕期到老年的人生各个阶段，对人体脑神经系统的保护和预防损伤的各种卫生保健服务。包括优生优育减少遗传性疾病、定期体检早期发现器质性异常、加强锻炼增强体质、合理休息及时消除疲劳、改善饮食保证营养等。

2. 心理方面　指从出生到老年的各个发展阶段，心理需要能获得基本满足，情绪困扰降低到最低程度，社会化进程顺利。例如：婴幼儿时期良好亲子关系的建立、智力早期开发、良好情感和性格的培养；青少年时期性心理发展的指导、健康自我形象的确立、挫折承受能力的提高、情绪调控能力的培养、人际交往与社会责任感的培养等。无论对于哪个年龄段的人来说，在面临人生转折时期，尤其是升学、就业、婚恋、生育、搬迁、失业、退休、丧偶等，最容易出现心理困扰和障碍，更应该加强心理健康的指导，疏泄不良情绪，改善环境适应能力。

3. 社会方面　指社会环境、社会制度和社会组织各方面功能的强化。包括建设精神文明、净化生活环境、提供娱乐设施、减轻社会压力、改善医疗条件、指导科学的生活方式等。

（三）塑造健康心理的方法

人们的心理健康不仅关系到个人的生活、学习、成长、幸福，也关系到社会的发展、民族的兴衰。家庭、学校、社会等应该通过具体可操作的方法，增进心理健康，减少心理疾患。

1. 心理健康保健网络　心理健康是一项全社会的事业，需要上下配合，左右协调，共同努力。初级保健是指在大众中培养一批心理卫生工作的骨干，他们生活在基层，起着宣传心理健康知识、及时发现问题、联系专业人员帮助的作用。中级保健是指基层组织的党政、工会、妇联、共青团中有受过一定专业培训的人员，他们具有区分心理问题与思想问题的能力，具有对一般心理适应问题给予指导和援助的能力。高级保健是指社会与学校的心理健康专业机构所开展的研究、咨询、治疗工作。

2. 开展心理健康教育　通过心理健康讲座、展览、报刊、杂志等形式，有针对性地普及宣传心理卫生知识，唤起心理保健意识。比如，国内许多学校都已开设了心理健康或心理卫生选修课，定期举办专题讲座，针对青少年成长中的困惑，给予有效指导。一般而言，心理健康教育内容包括智力发展教育、非智力因素培养、环境知识教育、人际关系和谐教育、人格健康发展教育等。

3. 创造良好的社会环境 包括文化环境与自然环境、心理环境与物质环境。环境对人的心理健康会产生重要的影响。优美整洁的环境、丰富多彩的文体活动、团结向上的心理氛围，可以使人感到心情舒畅，可以消除疲劳、缓解压力，扩展交往空间，获得社会支持，心理更健康，生活更愉快。

4. 增设心理健康专业机构 促进心理健康，预防心理疾病，矫治心理障碍是一项专业化很强的工作，需要受过专业训练的咨询员、社会工作者、临床心理学家、精神科医生实施。但目前国内专业机构还很少，远远不能满足大众增进心理健康的要求。目前，各级各类学校设立了心理辅导或咨询中心，一批专业人员正在成长，必将推动心理卫生事业的发展。

二、儿童期

（一）儿童期的生理心理发展特征

儿童期又称童年期或学龄期，是指 6、7 岁至 11、12 岁。这个时期正是小学阶段。除生殖系统外其他器官已接近成人。脑的发育已趋成熟，7 岁时为 1250～1350g，12 岁已增长到 1350g。大脑皮层兴奋和抑制过程都在发展，行为自控管理能力增强。

这是智力发展最快的时期，感知敏锐性提高，感知逐渐具有目的性和有意性；有意注意发展，注意稳定性增长；无意记忆向有意记忆发展；口头语言迅速发展，开始掌握书写言语，词汇量不断增加；形象思维逐步向抽象逻辑思维过渡。

儿童对事物富于热情，情绪直接，容易外露，波动大，好奇心强，辨别力差。

儿童的个性得到全面的发展，自我意识进一步发展，社会意识迅速增长，但性格的可塑性大，自我意识进一步发展，个性品质及道德观念逐步形成，喜欢模仿。

（二）儿童期的心理健康

1. 小学生入学的适应 这个阶段学习已成为儿童主导活动。大多数儿童怀着喜悦的心情进入小学，在老师教育引导下培养了学习的兴趣。然而，也有少数儿童一下不能适应。因此，老师和家长对新入学儿童应多给具体的指导帮助，要重视新生各项常规训练，如课堂学习常规、品德行为常规等；要注意教学的直观性、趣味性；注意使用肯定和表扬鼓励方法以激起他们的学习兴趣和信心；要引导建立温暖快乐的学校生活。

2. 注意"情商"的培养 "情商"即非智力因素，也就是良好的心理品质。教育学家大量调查表明，智商高不一定能使人成功，倒是"情商"高的人更易成功。因此，必须注重儿童良好的心理品质培养，尤其以下几个方面：①良好的道德情操，积极、乐观、豁达的品性；②良好的意志品质，困难面前不低头的勇气，持之以恒的韧性；③同情与关心他人的品质，善于与人相处，善于调节控制自己的情感，并给人以好的感染。

3. 注意开拓创造性思维　创新精神、创造性思维应该从小培养。儿童的教育不但要强调传授文化知识，还应注意儿童思维的灵活性、多向性和想象力的培养。

4. 培养正确的学习动机和学习习惯　要对儿童增强正确的学习动机、学习态度和学习习惯、方法的教育和训练，如培养专心听课、积极思考、踊跃提问、计划学习和休息等习惯。

三、青少年期

（一）青春期的生理心理发展特征

青春期是指 11、12 岁到 14、15 岁，相当于初中学生阶段。是从儿童过渡到青年的阶段。这个阶段的少年生理心理发生巨大变化。在内分泌激素的作用下，第二性征相继出现，男性出现遗精，女性出现月经来潮。这时脑和神经系统发育基本完成，第二信号系统作用显著提高。

青春期的认知活动具有一定精确性和概括性，意义识记增强，抽象逻辑思维开始占主导，思维的独立性、批判性有所发展，逐渐学会了独立思考问题。

但青春期也是一个过渡时期，心理发展走向成熟而又尚未成熟，常表现为自我意识的矛盾。一方面青少年逐渐意识到自己已长大成人，要求把他们当"成人"看待，希望独立，不喜欢老师、家长过多的管束，常表现出不听话，不接受成人的意见，好与同龄人集群。另一方面他们阅历还浅，涉世不深，在许多方面还不成熟，生活上、学习上都还有较大的依赖性。少年期性意识开始觉醒，产生对异性的好奇、关心和接近倾向，由于社会环境的制约，他们在异性面前可能感到羞涩或以恶作剧来吸引异性的注意。

（二）青春期的心理健康

1. 消除心理代沟　代沟是指父母与子女间心理上的差异和距离，以及由此引起的隔阂、猜疑、苦闷，甚至离家出走等，也是中学生中常见的心理问题。代沟具有两重心理意义，一方面它意味着中学生自我意识的发展，心理已趋向成熟，具有积极的社会化倾向；另一方面它使家庭关系紧张，对父母的良苦用心长期反感、抵触，会影响两代人的身心健康，导致个别子女离家出走甚至更严重的后果。因此，对于严重的"代沟"应予以重视，不可等闲视之，应该设法通过心理咨询、心理指导等方式促进双方及早进行心理调适。目标是指导子女应尊重、体谅父母，理解父母有时的唠叨啰嗦；同时指导父母尊重、理解和信任孩子。

2. 引导性意识健康发展 应及时地对青少年进行性教育，包括性的生理健康、性心理健康、性道德和法制教育。通过教育消除青少年对性器官及第二性征的神秘、好奇、不安、恐惧；培养高尚的道德情操，提高法制观念，自觉抵制黄色影视书刊的不良影响；学会讲究性器官的卫生，预防性病。另外，要引导青少年珍惜青春、防止早恋。

3. 发展良好的自我意识 学校应及时开展青春期的自我意识教育，使青少年能够认识自身的发展变化规律，学会客观地认识自己，既看到自己的长处也看到不足，能客观地评价别人，学会面对现实，从自己的实际出发，确立当前的奋斗目标。

（三）青年期的生理心理发展特点

青年期是个体从不成熟走向成熟的后过渡时期。

1. 生理发育成熟 青年在22岁左右形态生长发育完全成熟。此时骨骼已全部骨化，身高达最大值，第二性征在19～20岁彻底完成，男女体态区分明显。

进入青年期的人的各项生理功能日渐成熟。脉搏随年龄增长而逐渐减慢；血压随年龄增长而增加且趋于稳定；肺活量也随年龄增长而增加，且趋于稳定。

身体素质包括机体在活动中表现出来的力量、耐力、速度、灵敏性和柔韧性等，它们的发展都在青年期进入高峰。脑的形态与功能已趋成熟。

2. 认知语言能力成熟 稳定性和概括化是观察力向成熟发展的重要标志。青年的抽象逻辑思维能力和注意的稳定性日益发达，他们可借此组织、调节和指导观察活动，因此观察的概括性和稳定性提高。认知旺盛，富于幻想是这个时期的特点。青年人的词汇已很丰富，口语表达趋于完善，书面语言表达基本成熟。

3. 情绪情感丰富强烈但不稳定 青年的情感体验进入最丰富的时期，许多文学艺术反映出青年人丰富多彩的社会与两性情感。同时其情感的内容也越发深刻且带有明显的倾向性。青年人伴随着不断接受新鲜事物，情绪出现强烈但不稳定的特征，有时出现明显的两极性。随着年龄的增长，其自我控制能力在提高。

4. 意志发展迅速 青年人的意志力处在发展相当充分的时期。其表现在自觉性与主动性的增强，遇事常常愿意主动钻研，而不希望依靠外力。随着知识与经验的增加，行为的果断性也有所增强，动机斗争过程逐渐内隐、快捷。由于神经系统功能尤其是内抑制的发达，动机的深刻性和目的水平的提高，自制力与坚持精神都有所增强。

5. 人格逐渐成熟　青年期是人格形成与成熟的重要时期，虽然其个性还会受到内外因素的影响而发生变化，但已相对稳定。其一，表现为自我意识趋于成熟，一方面对自身能进行自我评价、自我批评和自我教育，做到自尊、自爱、自强、自立，另一方面也懂得尊重他人的需要，评价他人的能力也趋于成熟。其二，青年人生观、道德观已初步形成。其表现为对自然、社会、人生和恋爱等都有了比较稳定而系统的看法，对自然现象的科学解释，对社会发展状况的基本了解，对人生的认识与择偶标准的逐步确定表明其社会化的进程已大大加快。其三，能力提高，兴趣、性格趋于稳定。青年人各种能力发展不一，但观察力、记忆力、思维能力、注意力等均先后达到高峰。兴趣基本稳定，持久性在提高。性格已初步定型，以后的改变十分细小。

（四）青年期心理健康问题

1. 社会适应问题　青年期的自我意识迅猛增长，成人感和独立感、自尊心与自信心越来越强烈，期望个人的见解能得到社会与他人的尊重。与此对照，他们的社会成熟则显得相对迟缓，社会生活中常常会遇到各种挫折与人际关系的矛盾。青年期是自我摸索、自我意识发展的时期。当个人对客观事物的判断与现实相统一时，就能形成自我认同，否则，就会产生心理冲突，重者发展为自我拒绝。青年期也正是社会实践深化的阶段，社会交往开始向高层次发展，比如交往有选择性、自控性等。但是由于种种原因，有些青年不能很好地进行社会交往，甚至形成社交障碍，为此而感到苦闷、自卑，以至影响了身心健康。

对此，应注意以下多方面的对策：

（1）使青年正确地认识自己，了解自己的长处与不足，这是进行自我评价的前提。学会辩证地思维，对现实用客观的标准去衡量，这是进行自我肯定的必要步骤。

（2）帮助青年树立适当的奋斗目标，从而避免不必要的心理挫折和失败感的产生，即使发生了挫折，也要学会应用失败去激励自己。

（3）使青年了解相互交往的重要性，在封闭自我与开放自我中选择后者。社会争取帮助青年增加交往的途径，提供更多参加交往的机会。

2. 情绪情感问题　青年人富有理想，向往真理，积极向上。但往往由于认识上的局限性和不成熟，易产生某些误区。如青年人常常认为"凡是需要的都是合理的"，如不能满足需要则引起强烈的情绪不满。青年人容易在客观现实与想象不符时遭受挫折打击，以致消极颓废甚至萎靡不振，强烈的自尊也会转化为自卑、自弃。青年人虽然懂得一些处世道理，但却不善于处理情感与理智之间的关系，以致不能坚持正确的认识和理智的控制，而成为情感的俘虏，事后又往往追悔莫及，苦恼不已。

因此，情绪情感的调节在青年期尤为重要。

（1）期望值适当　应将目标定在能力范围之内；对他人的期望也不宜过高。

（2）增加愉快生活的体验　多回忆积极向上、愉快生活的体验，可缓冲不良情绪。

（3）使情绪获得适当表现的机会　在情绪不安与焦虑时，不妨找好朋友说说，或找心理医生去咨询。

（4）行动转移法　对某些长期不良的情绪，可用新的工作、新的行动去转移。

3. 性的困惑问题　青年时期是发生性及其他心理健康问题的高峰期。这与青年时期性生理成熟提前与性心理成熟相对延缓的矛盾有关，与性的生物性需求与性社会要求的冲突有关，也与整个社会的性心理氛围是否健康有关。青年性心理健康问题较多，主要有：

（1）性欲冲动的困扰　性冲动是男女青年生理心理的正常反应。在一部分青年中发生的性幻想、性梦与手淫，均属于青年人的性自慰活动，适当的发生对其缓解性的紧张与冲动是有益的，但是许多人对此还难以接受。一方面是性的自然冲动，另一方面是对性冲动持否定批判的态度，于是形成了深刻的矛盾。有的人压抑自己，有的人寻求不正常的发泄途径，如所谓的"厕所文学"，更有甚者，表现为窥视、恋物等心理行为或性过错。

（2）对性的好奇与敏感　青年人对性的好奇与性知识的需求是其人生发展的必然现象，既非可耻，亦非罪恶与下流。但是在现实生活中，一方面青年人对性的自然属性了解不多，常常发生对性的神秘感、可耻感与禁忌感。另一方面，青年人对性的社会属性知之甚少，因而常发生对性的随便、越轨与不负责任。

（3）异性交往的问题　对异性的好感与爱慕是青年人随性机能成熟而产生的正常性心理现象。男女正常交往是非常必要的，不仅仅对于性心理健康，乃至对人的全面发展都有直接的作用。现实中，青年男女交往不甚理想。希望多与异性交往的占94%，而实际生活中经常与异性交往的只占22%，有20%的人感到与异性交往不自然、脸红、心跳加快、语无伦次者颇多。异性恐惧症是社交恐惧症的大部分。缺乏或不善于与异性交往是青年烦恼的主要原因。

4. 针对青年性心理诸多问题，应采取有关的措施

（1）正确理解性意识与性冲动 对性冲动的认识，首先要接受其自然性与合理性。越是不能接受、越压抑、越矛盾，性冲动有时会表现得越强烈甚至表现为病态。

（2）对性有科学的认识 对性有正确的知识与态度是性心理健康的重要问题。性既不神秘、肮脏，也并非自由、放纵。

（3）增进男女正常的交往 缺乏异性交往，是性适应不良的原因之一。两性正常、友好交往后，往往会使青年男女更稳妥、更认真地择偶，会在交往中加深了解，逐步发展，会减少因空虚无聊而恋爱的比例，美满婚姻的成功率也会更高。

四、中年期

（一）中年期的生理心理发展特点

中年，是处于青年与老年之间的年龄阶段。人到中年，知识经验在日益丰富，然而人体的生理功能却在不知不觉中下降。

1. 生理功能逐步衰弱 进入中年期以后，人体的各个系统、器官和组织的生理功能从完全成熟走向衰退。

2. 心理能力继续发展 孔子曾描述过人的变化："三十而立，四十而不惑，五十而知天命，六十而耳顺"，形象地说明了人的心理能力进入中年期后仍在发展。

（1）智力发展到最佳状态 中年时期，知识的积累和思维能力都达到了较高的水平，善于联想，善于分析并作出理智的判断，有独立的见解和独立解决问题的能力。中年时期是最容易出成果和事业上成功的主要阶段。

（2）个性稳定，特点突出 人到中年，稳定的个性表现出每个人自己的风格，有助于其排除干扰，坚定信念，以自己独特的方式建立稳定的社会关系，并顺利完成自己追求的人生目标。

（3）意志坚定 中年人的自我意识明确，了解自己的才能和所处社会地位，善于决定自己的言行，有所为和有所不为。对既定目标勇往直前，遇到挫折不气馁。同时也有理智地调整目标并选择实现目标的途径。

（4）情绪趋于稳定 中年人较青年人更善于控制自己的情绪，较少冲动性，有能力延迟对刺激的反应。

（二）中年期的心理健康问题

1. 心理压力超负荷　中年人肩负着社会与家庭的重任，是各行各业的主力，又是家庭的"顶梁柱"，具有多重社会角色。中年人对事业成就的期望高，劳心劳力，尽职尽责，但由于主客观的种种因素，事业上经常会遇到困难、挫折与失败，长期承受着高强度的精神紧张与心理压力，因此严重威胁到中年人的心身健康。

对此，应注意以下各个方面的对策：

（1）量力而行　中年人要权衡自己的精力和时间，停止超负荷运转，对不合健康的过重任务，要学会说"不"。

（2）学会放松　在工作与精神压力过大时，学会用放松技术来调节。对照法、直接法、生物反馈、气功、太极拳等均是很好的放松方法。

（3）淡泊名利　中年人的成就欲与时间紧迫感常引导自己不由自主地与别人比较。真正的成功者需有远大的目标，平和的心态，不为眼前利益而牺牲健康。主动发展业余爱好，不断丰富精神生活。

2. 家庭与婚姻矛盾　中年人要在事业上有所作为，需要一个安定、和睦的家庭作后盾。家庭是一个人身心调养的小岛，是避开社会风浪的港湾。但是，婚姻问题常会成为影响中年人心理健康的重要因素。虽然离婚不能一概而论对于每一个人都是坏事，但特定历史条件下的高离婚率也确实给当事人带来许多心理健康问题。另外，家庭中父母与子女的关系也是中年人常常遇到的困惑之一。例如，夫妻间因教育子女的态度不一，产生矛盾或口角，不仅伤了夫妻感情，子女的问题反而更向负面方向发展。

因此，必须营造一种良好的家庭氛围：

（1）增进夫妻间的"沟通交流"　即使是多年夫妻，也要相互沟通，消除误会。促进"夫妻认同感"，双方在情感与行为上就会表现出较高的统一性。

（2）注意良好的子女养育方式　父母是孩子的第一任老师，父母的身教是最好的教育。父母要有良好的修养，对孩子不过度保护，也不放纵姑息，采取一致的态度与统一处理问题的口径，同时要调整好对孩子的适度期望值。

3. 人际关系错综复杂　中年期是人际关系最为复杂的时期。在工作关系中，中年人要小心处理好与老年人（上级）的关系；还要处理好与青年人（下级）的关系。在社会关系中，可能会因自身社会地位的变化而疏远或失去过去的朋友。既要照顾父母，又要兼顾工作，既要作"孝子"又要作"忠臣"，搞得中年人心力交瘁，甚至"英年早逝"。

对此，应注意以下有关方面的对策：

（1）改善个性品质　个性缺陷常常是导致人际交往心理障碍的背景因素，甚至是关键因素。因此应养成热情、开朗、宽宏、富有责任心等良好的个性品质。

（2）调整认知结构　对人际关系有一种积极、全面、善意的认识是良好交往的基础。克服视人际关系为尔虞我诈、演戏作假、人情冷漠等心理定势，以诚相交，常常会广交朋友，建立良好的社会支持系统。

（3）提高交往技能　处理人际关系是一种能力，也是一种技术，可以通过训练来培养。比如适度地、真诚地赞赏对方，善于倾听，设身处地，学会找到相似性，宽以待人，乐于助人，增加主动性，求大同存小异等，都是在人际关系中十分有用的技术。

（三）更年期心理特点与心理健康

更年期是中年进入老年的生命转折时期，亦是生育功能由旺盛进入衰退的过渡阶段。男女均有更年期，女性早一些，一般为45～50岁，男性晚一些，一般为55～60岁。由于此时期生理与心理上的巨大变化，部分人会出现常见的心身疾病——更年期综合征，有人将这一时期称为"多事之秋"。

1. 更年期生理心理特点与问题　更年期生理上的变化首先发生在性腺功能的衰退。卵巢的衰老，下丘脑与垂体内分泌相应发生的变化，最终引起了月经的变化，由规律变成不规律以至最终完全停止。

更年期妇女由于卵巢功能减退，血中孕激素、雌激素水平下降，垂体功能亢进，分泌过多的促性腺激素，影响了植物神经的稳定性，部分妇女产生了不同程度的心血管运动性症状如典型的潮红潮热、出汗和头晕三联症状，以及大脑皮层功能失调症状，如烦躁激动、心悸、失眠多梦等。

随着更年期内分泌的改变，常出现心理与精神状态的转变。常见的有焦虑、悲观、失落、孤独的心理反应，甚至个性行为上出现多疑、嫉妒、自私、唠叨、急躁、不近人情，有时无端的烦躁，担心家人会遭到不幸，有时过度兴奋，有时伤感、抑郁，出现自责、自罪心理，悔恨自己成了废物，产生自杀企图的绝望心理，搞不好人际关系等。

2. 更年期心理保健

（1）养成规律的生活习惯　保持日常饮食、睡眠、工作活动等生活作息平静而有规律，避免过度紧张和劳累，注意劳逸结合，多吃含有钙质的食物，如牛奶、豆制品、排骨等，延缓骨质疏松等老年疾病的发生，加强体育锻炼。

（2）正确认识更年期的心身反应　每一个更年期将至的人应该及时掌握有关更年期的生理心理知识，认识更年期的到来是生命的规律。要树立对自己健康状况的信心，减轻精神负担，以乐观的态度对待这一生理过程。

（3）家庭与社会的关心　家庭成员、同事及朋友包括领导干部都应该学习更年期基本知识，要正确地理解更年期妇女的脆弱和不稳定性，给予多方面的体贴和照顾，建立更好的社会支持系统。

五、老年期

我国 60 岁以上的老年人已经超过 1.2 亿，是世界老年人口最多的国家之一，一些大城市已经进入老年社会。老年人除了生理上的正常衰老，心理上也发生着巨大的变化。不断提高老年人的心理健康水平已经成为我国的一个重要卫生课题。

（一）老年期的生理心理发展特点

1. 生理功能衰退　人体衰老涉及全身性细胞、组织和器官的退行性改变，既有形态上的改变，又有功能上的下降；既有随年龄逐步出现生理性衰老的特点，又可能有因老年病影响而出现病理性衰老的表现。

除了皮肤松弛、毛发稀疏、体形改变外，老年人身体各系统、各器官会发生程度不一的器质性或功能性改变。其中肾、心、肺等重要器官的储备能力下降较明显。许多老年人常常有远视（老花眼）、视力减退、视野变小，发生老年性白内障，听力也常常下降，肌力减弱，动作缓慢，手脚颤抖等现象，使人产生"人老珠黄"的感觉。

2. 心理变化　老年期中枢和周围神经系统发生变化，脑细胞减少，脑组织萎缩，容积缩小，脑血流量比青壮年减少五分之一，脑功能下降，可以发生一系列心理上的改变。

（1）记忆能力下降　老年人近期记忆保持效果差，近事易遗忘；但远期记忆保持效果好，对往事的回忆准确而生动。机械记忆能力下降，速记、强记困难，但有意记忆是主导，理解性、逻辑性记忆常不逊色。

（2）智力改变　老年人的晶体智力易保持，而液体智力却下降。老年人解决问题的能力随年龄而下降。

（3）情绪改变　老年人情绪趋向不稳定，常表现为易兴奋、激惹，喜欢唠叨，常与人争论，情绪激动后的恢复需要较长的时间。

（4）性格改变　由于抽象概括能力差，思维散漫，说话抓不住重点。学习新鲜事物的机会减少，故多办事固执、刻板。有些老年人由于自我中心，常常影响人际关系，乃至夫妻感情。进入老年，两性出现同化趋势，男性爱唠叨，变得女性化，女性更爱唠叨，变得更加女性化。

（二）老年期常见的心理健康问题

1. 孤独心理　退出工作岗位，生活学习一下子从紧张有序转向自由松散状态，子女离家（或称"空巢现象"），亲友来往减少，门庭冷落，信息不灵等，均易使老年人出现与世隔绝的感觉，感到孤独无助，甚至很伤感。据资料反映，约有1/3的老年人常有孤独感，其中独住者多于与子女合住者，女性多于男性，高龄多于低龄。

老年人克服孤独心理状态的途径有：

（1）**认识孤独**　老年人的孤独与封闭是心身健康的大敌，常常会加快老化的过程。认识孤独给老年人带来的伤害是克服孤独的第一步。

（2）**加强交际**　老年人离退休后，应尽可能保持与社会的联系，量力而行，继续发挥余热。只有走出家门，加强人际交往，才能找到生的意义，生的乐趣。

2. 权威心理　离退休的实质是一个人社会角色的转变。从一线变为二线，从勤奋刻苦的工作变为逍遥自在的休息，从有职有权到平民百姓。这种转变令许多老人难以适应，因而产生"离退休综合征"。由于个人的经历和功绩，易使老年人，尤其是男性产生权威思想，要求小辈听他们的话，尊重他们，否则就生气、发牢骚，常因此造成矛盾和冲突。老年人的行为及各项操作变得缓慢、不准确、不协调，一些老年人既苦恼又不服气，常好采用"当年勇"的自我心理防御方式以补偿和掩饰自己的不足。

老年人克服权威心理的途径有：

（1）**找回自己的兴趣与爱好**　要认识到每个老年人以前都曾有过兴趣爱好，但年轻时"有闲无钱"，中年时"有钱无闲"，只有到了老年才"有钱有闲"。所以离退休后，应培养自己的享乐能力，找回曾有的兴趣爱好，好好体验人生的丰富多彩。

（2）**善于急流勇退**　要认识"长江后浪推前浪"，要经常看到年轻人的长处。年轻人应该尊重老年人，老年人更要让年轻人在自己的实践中不断成长起来。

（3）**坚持用脑**　老年人应遵循"用进废退"的原则，坚持学习、坚持科学用脑，不但有利于减慢心理的衰老进程，而且能不断学习新事物，继续为社会作贡献。

3. 恐惧心理　老年期最大的恐惧是面对死亡。老年人常常患有一种或多种慢性疾病，给晚年生活带来痛苦和不便，因为体弱多病，自然常会想到与"死"有关的问题，并不得不作出随时迎接死亡的准备。特别是对于患有某些难以治愈的疾病，有 1/4 以上的老年人常常表现出惊恐、焦虑、不知所措。一些老年人表示并不怕死，但考虑最多的是如何死。一般老年人都希望急病快死，最怕久病缠绵，惹人讨厌，为摆脱这种局面而四处求医，寻找养生保健之术。

老年人调节恐惧心理的途径有：

（1）确立生存的意义　有意识地迎接死亡的来临是对老年人的巨大挑战。只有对死亡有思想准备，不回避、不幻想，才能让老年人有从容不迫的生活。死赋予生以意义，死对于老年人来说同样赋予老年人的生活以意义，使之更珍惜时间，尽量完成未了的心愿。

（2）维持适当的性生活　老年人适当的性生活是其生命质量的体现，也是对死亡恐惧的一种缓解剂。根据美国杜克大学对 66～71 岁老年人的调查发现，对性有兴趣的男性为 90%，女性为 50%。性是爱与生命的源泉，对生活"内驱力"有重要影响。当然，老年人的性行为有其特点，有时甚至是皮肤的接触就获得了性的满足。

（3）家庭与婚姻的和睦　生活有子女体贴照料，有病能及时诊治，经济有保障，父慈子孝，老伴关系融洽，会使老人感到温暖和安全。帮助丧偶和孤寡老人在自愿的前提下重组家庭，也是重要的一环。

第三节　社区的心理健康工作

一、社区心理健康工作的原则

社区心理健康工作是指以个人为中心、家庭为单位、社区为范畴，开展心理咨询、心理治疗和社区精神病防治工作，以促进和提高社区人群的心理健康水平。随着社区心理健康工作的不断丰富和发展，一门旨在探讨在社区背景下如何应用心理学的知识解决社区心理健康问题的学科也产生了，这就是社区心理学。

社区心理学的目的是理解人和帮助人。社区心理学关心的是在现实生活中对人的理解，并基于这种理解改善和增进人的生活质量，所以社区心理学力图在人们的真实背景和社会系统中理解和帮助人，即把人置于背景和系统之中，是社区心理学最为突出的标志。社区心理学的对象是人与社会背景的交界面，是一个不可分割的格式塔，是"情境人"。因此，在社区心理学指导下的社区心理健康工作的原则是：

1. 人与环境适应的原则　人与环境的适应是人与环境的彼此互动，人与环境应达到协调统一，社区心理健康工作既需要调整个人，也需要调整环境，不是简单地将责任归咎在个人身上。

2. 预防重于治疗原则 许多心理问题，尤其是一些心理上的伤害，错过了重要的治疗关键期，不但失去效果，而且花费不菲。社区心理健康工作强调对社区成员开展广泛的心理健康教育活动，预防各种严重心理问题的产生。

3. 差异性原则 人与人之间存在各种差异性，不能强求每个人的行为表现都一致，因此，与其他人的行为表现不同并不意味着是异常。从社区心理学的研究中看到，人群中约有一成左右是少数的特殊人群。社区开展心理健康工作，要考虑到各种人群的生理、心理特点以及兴趣、爱好等方面的不同，不能千篇一律，追求统一，尤其要考虑那些在一般情况下被认为是比较弱势、不被重视的人群。

4. 发展性原则 社区心理健康工作是一项促进心理发展的工作。通过广泛地开展心理健康教育，促进社区成员各项能力的发展，尤其是个体掌控自己生活的能力、自我心理协调能力的发展。通过建立各种心理健康互助团体，发挥社区每个成员的作用，开展互相帮助，有助于促进社区成员的心理健康，同时也应该是社区心理健康教育的重要工作之一。

罗伯特·怀特认为，个体能力的发展是在人与环境互动的过程中不断获得的对环境的掌控能力。调整环境，可以让一个人发挥最大的能力，人的这种对环境适应的能力是需要在成长早期就不断得到训练和强化的。开展社区心理健康教育，要使受教育者明确，只有根据自己的特点，发挥长处，培养适应环境与改造环境的能力，才能做环境的主人。

二、社区心理健康工作的对象

社区心理健康工作的对象主要是社区的居民，提供的服务范畴十分广泛，可以从以下不同的角度来划分。

（一）按年龄划分

社区范围内可以接触到不同年龄段的人群，不同年龄阶段的个体有着不同的心理特点和心理发展规律。具体内容如前文所述。

1. 儿童 儿童期是个体生理、心理发育最快的时期，也是智力发育及人格形成的关键时期，儿童期健康心理的维护和培养关系到个体成年后的心理健康水平和职业成就，而且具有不可替代性。

2. 青少年 青少年期的心理问题突出表现在学习、就业压力、婚姻恋爱问题、性发育以及性成熟带来的困扰等。

3. 中年　中年是青年到老年的过渡时期，这一时期中，社会和家庭给予中年人的任务相对更加繁重。

4. 老年　老年人中比较普遍存在的心理问题有退休所带来的社会职能的变化，经济收入的下降及人际关系的淡漠对老人情绪上的影响，丧偶、再婚、生病、空巢等生活事件所造成的心理创伤等。

（二）按人群划分

1. 慢性病人　有许多慢性疾病如肝炎、糖尿病、冠心病等，病人在患病后，由于躯体长期受疾病的折磨，心理上或多或少会有焦虑、抑郁、烦躁、恐惧等不良情绪存在，这些负性情绪如果得不到很好的解决，就会影响慢性疾病治疗及康复的疗效。

2. 伤残病人　我国有残疾人6000万，他们是社会的弱势群体。病人在疾病或意外事故致伤或致残后，心理上会发生一系列的变化，这些变化不是躯体治疗所能解决的。而且绝大多数伤残病人的康复过程是在家庭与社会中完成的，社区医生及时地给予这些病人以必要的支持和帮助，为他们的心理康复提供有效的保障，无疑会大大缩短病人康复的过程，提高康复的效果。

3. 更年期妇女　女性45岁左右就要进入到更年期，WHO认为，在此期间大约有80%的女性会被更年期综合征所困扰。研究表明，除了卵巢功能减退、雌激素低下等生理因素外，许多心理、社会因素在更年期综合征的发生、发展、治疗和预后中起着很重要的作用。

4. 犯罪假释人员　这类人员由于其特有的经历及个性特征，其行为表现很可能以其本能的欲望、偶然的动机和情感冲动为出发点，有时会造成对他人的伤害，加之受到家庭及社会的压力，可能产生各种各样的心理问题。因此，有必要对这类人员开展社会救助和心理辅导工作。

5. 自杀人群　根据我国2003年首次大规模自杀调查结果公布的数字，自杀已成为我国第五大死因，仅次于心脑血管疾病、恶性肿瘤、呼吸系统疾病和意外死亡。全国平均年自杀率为23/10万，每年自杀死亡人数已达到28.7万，此外还有近200万人自杀未遂。对于这一问题的解决，除了需要综合性的治理措施之外，社区的心理工作者也是目前解决我国自杀率逐年升高这一问题很关键的一环，因为在社区中他们有着很好的时间和地域优势，能够提供快速而简洁的服务。

（三）按心理问题的严重程度划分

1. 健康人的心理问题 如一般的家庭婚姻危机，人际关系紧张，教育子女问题，不良行为的改变，突发事件的创伤处理，失业后的心理调适，事业竞争所带来的巨大压力等，社区医生通过提供有效的心理咨询，可以将这些心理困惑进行及时的疏导。

2. 病人的心理矫治 焦虑、抑郁、恐惧性神经症患者在大医院心理咨询门诊占很大比例，这些病症的顽固性、迁延性、反复性导致需要进行较长时间的心理咨询，这就给患者带来很多不便，社区医生如果能为这些病人进行有针对性的咨询和心理治疗，就可以既给他们带来许多方便，也会提高他们的生存质量。

3. 人的鉴别和康复治疗 我国有精神病人 1600 万，其中 99% 是由家庭照顾的，他们的康复以及生老病死多是在社区。因此应该优先和大力发展社区的精神卫生工作。社区精神卫生工作在精神疾病的早发现、早诊断、早治疗以及出院后的康复发挥重要作用。社区医生可以通过健康教育、药物治疗、家庭监护、环境支持等来提高精神病人的治疗效果，改善其生活质量。

4. 病人的综合治疗 心身疾病是一类在疾病的发生、发展、治疗和转归上都与心理、社会因素密切相关的躯体疾病，如高血压、冠心病、消化性溃疡、糖尿病、癌症等。遗憾的是，目前我国的许多人还没有认识到心理因素与心身疾病的关系，我国 90% 以上的心身疾病病人拒绝看心理医生，而临床上的许多医生，也常常忽略这类疾病的心理矫治。社区开展心理工作可以很好地解决这样的问题。社区医生可以在为病人进行身心两个方面治疗的同时，有针对性地给病人提供健康的生活方式的指导，用心理学的方法和技术矫正患者不良的生活和行为习惯。

三、社区心理健康工作的内容

社区的心理健康工作是指以社区为单位，利用心理学的相关理论、方法和技术，对社区内的居民提供以保障和促进人群心理健康为主要内容的健康服务，借以提高个体的整体素质，当然也包括心理素质和社会适应能力，从而减少心理和行为问题的发生。社区心理健康工作是一种方便、灵活的心理健康教育方式，它能解决一些尚处在萌芽状态的心理健康问题，避免这些问题有可能带来的不良后果，它最贴近居民，了解居民的需求信息，能灵活地利用这些信息，为居民提供最佳的心理健康服务，解决居民日常生活中的一些心理难题。而且，对于一些观念还未完全转变的居民来说，社区心理健康工作又避免了他们去综合医院心理专科门诊或精神专科医院的顾虑。

社区心理健康工作，不仅是要开展心理咨询，解决社区居民存在的心理健康问题，有心理障碍能及时就医，及早发现和治疗心理和精神疾病，而且要根据本社区居民的特点，利用各种途径和方式宣传心理健康的科学知识，解决心理健康的问题，帮助社区居民提高心理素质。可以采取以下具体措施：

1. 心理咨询门诊　发达国家每百万人有心理咨询师 200 人，而我国每百万人只有 3 人，有必要提高专业工作者的素质和数量。在社区卫生服务中心或社区卫生医院设立心理咨询门诊，至少配备 1 位具备心理咨询师资格的专职医生，购置必要的心理测试工具，一方面对社区来访者做咨询，另一方面对心理障碍者进行心理治疗，再有对严重心理疾病患者及时向心理专科医院转诊。

2. 心理健康网络　各地政府对社区卫生服务非常重视，依托社区卫生机构网络开展心理健康教育，经常处理心身问题，发挥对公众的心理健康促进作用。近年来上海、北京等地相继出台了地方精神卫生法规，从组织形式、管理办法、经费来源等形成城市网络模式，即市－区－街道三级保健网络模式。北京郊区、山东烟台等农村相继建立县－乡－村三级保健网络模式。在注重网络建设的同时，也要注重培养心理咨询的专门人才，还应对社会管理人员特别是社区干部增加这方面的知识和技能。

3. 心理健康宣传员　中国人往往讳疾忌医，在社区人群与健康活动中心之间联络可由基层医生担任，深入家庭发放宣传材料，发布活动信息，力求早期发现心理困惑者，规劝其参加集体咨询活动。同时培养社区中的心理健康骨干，发挥市民学校的作用，把心理健康服务融入社区的各项活动中，提升社区居民的心理健康意识，预防心理疾病，对心理疾病和精神问题进行积极的治疗，对心理问题进行及时的干预，从而培养和促进社区健康心理，这是社区卫生服务必须积极推行的一项重要措施。

4. 成立心理健康活动中心　面向社区人群开展形式多样的心理卫生宣传工作，建立健康宣传栏，宣传心理卫生知识，进行心理健康普查。针对不同人群、热点问题如青少年教育、家庭关系、生活习惯、行为方式等，定期举办专题讲座。开展初级心理保健，有心理问题可及时解决，从而提高居民的整体健康水平。

我国开展社区卫生服务已经近 10 年，对维护社区居民的健康做了大量的工作。而社区的心理健康工作还很薄弱，国外早已将心理卫生服务纳入社区卫生服务之中，并且成为一项十分重要的工作。我国目前的心理卫生服务基本上仅限于医院心理咨询，远远不能满足社会的需要。国内有些学者对社区心理健康服务进行了一些研究，分析了当前我国社区居民对心理健康服务的需要、存在的问题以及解决这些问题的建议。社区居民对心理卫生服务有比较迫切的需求，但就目前社区卫生服务机构来说，大多数社区医务人员都认识到对社区居民开展心理健康服务的重要性，但他们满足社区居民心理健康服务需求的能力不足，普遍缺乏系统的心理健康服务的专业培训。因此，社区心理健康工作是一项特殊的事业，具有很大的发展前景，但需要全社会的高度关注，以及对心理学常识和心理健康服务的普及与认同，期待利用现有资源的挖掘与整合，包括卫生、教育、心理咨询研究机构、社工协会等联动推进，彻底改变社区心理健康工作落后的状况。

下篇　精神卫生

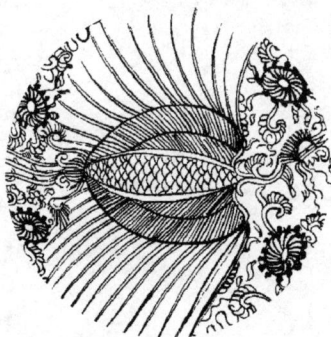

第 八 章

精神卫生概述

第一节 精神卫生概念

精神卫生又称心理卫生。狭义的精神卫生，是指研究精神疾病的预防、医疗和康复。即预防精神疾病的发生；发生后的早期发现、早期治疗；促使治疗后精神疾病患者的康复，帮助他们重返正常的社会生活。广义的精神卫生是指保障和提高人们的精神健康水平。在努力提高全民族的健康水平的同时，也包括提高社会的精神卫生水平。

健康是一个多元的结构概念，包括身体、心理以及社会适应等方面。单就心理健康而言，从不同侧面都可以提出一些要素，比如心境愉快，良好的人际关系，适应社会生活等。有学者从以下几个方面进行过总结：①体验方面：有良好的心情和恰当的自我评价（即有自知之明）。②操作的标准：从事心理活动有效率（自我感觉有效率，他人评价有效率）以及能建立和维持良好的人际关系。③发展的标准：在可见的未来有能力不断开拓自己，能发挥出个人更多的潜能。这条无法实测，只能通过他人的评估来判断。

心理问题，有时也称精神问题，一般包括精神疾病和心理障碍两大领域。人们对精神疾病，尤其是精神分裂症等重症精神疾病的认识较多，就诊率也较高。然而，短时的、程度较轻的焦虑、恐惧、情绪问题等心理障碍还没有引起人们足够的重视。其实，就像大家都可能感冒发烧一样，大多数人都会有情绪不好、状态不佳的时候。据保守估计，我国至少有1.9亿人在其一生中需要接受专业心理咨询或心理治疗。在我国3.4亿青少年中，有各类学习、情绪和行为障碍等心理健康问题的人数高达

3000万人。遗憾的是，人们很难像去看感冒一样坦然地去对待自己的心理问题。遇到心理问题时，不会求助，最多跟至亲或密友谈谈，即使越来越严重，也只有少部分人会去求助于心理咨询师等专业人士。出现这样的情况，与社会文化因素密不可分。在传统文化的影响下，中国人所特有的含蓄性和保守性使他们不愿意向陌生人暴露隐私，而是选择回避、自我调节或者通过购买心理自助书籍来解决心理问题。另一方面，社会对心理健康的知识宣传不够，大众不清楚心理障碍与精神疾病的区别，担心遭到周围人的歧视和疏远，也不知道心理援助到底能帮助自己解决哪些问题，在什么样的情况下需要去寻求心理方面的帮助等。正是这种对心理援助的无知和误解使很多人拒绝走进心理服务机构。目前存在的问题主要表现在以下几个方面：

1. 精神卫生存在的问题及其程度　据世界卫生组织估计，全世界至少有数千万人患严重的精神病和颅脑疾病，如精神分裂症、痴呆、大脑疾病和损伤患者至少在2.5亿人；患轻度精神障碍，如神经症、轻中度智力低下再加上心理障碍者，总患病人数高达10亿之多。随着工业化国家人群进入老龄化，老年性痴呆患者估计占老年人的10%～20%。我国人口众多，从绝对数据上看，精神疾病患者众多，精神卫生是一项繁重艰巨而又紧急迫切的工作。

2. 烟草和酒精依赖的精神问题　烟草依赖已被列入精神卫生调查范围，而且已达到相当惊人的地步。如香港调查公布的数据中，烟草依赖居首位，占28%。酒精的消费量，自二次世界大战以来一直在增长。据资料分析，酒精依赖者的人均寿命缩短10年。

3. 儿童行为问题　儿童问题历来都是必须关注的问题。我国实行计划生育政策，独生子女的培养受到了社会各界的重视。据调查分析，在一部分独生子女中，也出现了一些行为问题，如乱花钱、不合群、自我中心等，甚至成了"小皇帝"、"小皇后"。人口流动引起的"留守儿童"问题已经摆在社会的面前。

4. 老龄化的问题　老年人在人群中的比例，发达国家已达15%左右，我国在向10%迈进。一些大城市已进入老年型城市。老年化的发展，带来了一系列经济、社会和精神卫生方面的问题。这不仅是老年人自身的心理和身体健康问题，而且是整个社会所面临的社会保健问题。

5. 残疾人的精神卫生问题　据世界卫生组织调查，世界将面临残疾人口的增长，其主要原因是人类文明已经进步到了足以使绝大多数残疾人免于自然淘汰，但又不足以治愈的水平。也就是说，残疾人的平均寿命在增长，而有效的治疗技术又无突破性进展。由于对精神卫生知识缺乏足够的了解，导致残疾人在躯体或心理方面的困难增加。

对精神卫生的理解，不可限于狭窄的范围，应从更广泛的角度来探讨。可以说，开展精神卫生工作，从围产期保健到安度晚年，从学校、工作单位以及社会环境都应有精神卫生的需求。从宏观的层面来说，应有行政、卫生、教育、民政、传媒等各有关政府部门的协调合作，民间各类相关学术组织的积极配合，才能增进我国人民的精神健康水平。

有几个概念需要提及。精神病、精神疾病或精神障碍是一组由不同原因所导致的大脑功能紊乱，临床上突出地表现为精神活动的异常——精神障碍，包括感知、思维、情感、注意、记忆、意识和智能等多方面的异常。精神病指一组严重精神障碍的疾病，有感知、记忆、思维能力受损，情感反应与行为失当。常出现各种幻觉、妄想等精神病理症状，同时有自身适应能力和社会功能下降，自知力缺乏，如精神分裂症等。精神障碍指精神活动明显偏离正常，以精神病性症状和社会功能下降，或本人感到精神痛苦为特征的一组表现。精神障碍泛指各类精神疾病，包括传统概念中的精神病、神经症、人格障碍和精神发育迟滞等。精神疾病与精神障碍同义，是精神科各类诊断的总称。

中医精神病学的发展经历了极其漫长的过程。虽然仍停留在经验医学的基础上，但就精神疾病的分类、诊断、治疗以及理论已有自成体系的见解。

中医精神病的分类和症状学是紧紧联系在一起进展的。它经历了一个由简到繁、由粗到精的发展过程，也是逐步分类逐步补充的过程。精神病学的理论奠基于《黄帝内经》，"人有五脏化五气，以生喜怒悲忧恐"；"心主神明"（包括了脑）与亚里士多德的"心是精神的发源地"相似。其辨证论治、阴阳脏腑、六淫七情等学说一直成为精神病病因、病机学说的基础。《灵枢·癫狂篇》中对癫狂的论述提出脏腑功能与精神活动相关的理论学说，并指出证治针药等理论根据和治疗原则，是我国最早的精神病学的专篇论著。《内经》提出狂症的血热过亢学说，至今仍为中医认识狂症的主要学派。关于发热性精神病，也是最早见于《内经》。汉代杰出医学家张仲景在《内经》"癫狂"的基础上补充了精神病的内容，其中对热病发狂记述颇多，对热病或传染病所致的精神紊乱描述甚为细致，对治疗和预后也有较深入的创见。他在"癫狂"的基础上提出脏躁证："喜悲伤欲哭，如神灵所作"；奔豚气证："从小腹起，上冲咽喉，发作欲死，复还止，皆从惊恐得之"；百合病证："意欲食，复不能食，常默然，欲卧不能卧，欲行不能行，饮食或有美时，或有不欲闻食臭时，如寒无寒，如热无热，口苦小便赤，诸药不能治，得药则剧吐利，如有神灵者，身形如和……"这些临床描述颇具现代医学神经症及癔症的表现。

中医对精神病的辨证治疗，与对精神病病因病机的分析有密切关系。如对狂症用泻火法；对癫症用祛痰、活血等治疗，皆随其病因病机理论的发展而出现。同时中医也逐渐发展了一套用针灸治疗精神病的方法。

数千年来，中医在治疗精神病方面积累了丰富的经验，治疗方法多样，临床效果也较好。与现代医学不同，中医精神病学是在整体观指导下进行辨证施治，强调"异病同治，同病异治"，因此治疗方法繁多。随着现代社会生活方式的发展，人们更需要快捷、高效、安全的治疗方法，更重视对"病"而非"证"的治疗，因此中医如何适应这些转变，使更多的人接受中医中药，是当前中医精神病学应用的焦点。

第二节　社区精神卫生服务

一、健康人群与卫生保健

预防保健工作的主要对象是人群与环境，表现为健康、群体、环境之间的社会关系。因为健康在预防医学中具有双重含义：一是预防医学的目的是促进和保持健康；二是预防医学的对象主要是健康人群，而不是个体。社区和医院的不同之处就是，社区卫生工作以预防为主，社区医院的医务人员在诊病的同时，还要以居民的公共卫生和保健为己任；社区医院的服务对象不仅是病人，健康人群也是其服务对象，这也是它和综合医院的最大不同。

在社区除了基础的预防保健以外，更需要包括心理、行为保健在内的预防医学保健。

根据全球卫生组织的战略目标，我国党中央和国务院从国情出发，提出"到2010 年在全国建立起适应社会主义市场经济体制和人民健康需求的、比较完善的卫生体系，国民健康的主要指标在经济较发达地区达到或接近世界中等发达国家水平，在欠发达地区达到发展中国家的先进水平"。为了实现上述目标，2002 年党中央、国务院做出了《关于进一步加强卫生工作的决定》，主要包括：①加强公共卫生工作，坚持预防为主方针，加强农村疾病预防控制，做好农村妇幼保健工作，大力开展爱国卫生运动，推进"亿万农民健康促进运动"。②建立以公有制为主导的社会化农村卫生服务网络。③建立以大病统筹为主的新型农村合作医疗制度。④加强县级预防保健机构建设，积极引导乡镇卫生院转变服务模式，以其卫生服务为重点，做好预防、保健和基本医疗服务的工作。⑤积极开展城市卫生支援农村卫生活动，采取人员培训、技术指导、巡回医疗、设备支援等方式，帮助农村卫生机构提高服务能力，早日实现农村初级卫生保健的规划目标。城市卫生保健工作重点应搞好以下方面工作：①认真做好食品卫生、环境卫生、职业卫生、放射卫生和学校卫生工作。②继续开展创建卫生城市活动，重视健康教育，增强市民的卫生文明意识，坚持开展除"四害"（蚊虫、苍蝇、老鼠、蟑螂）活动，以预防和减少疾病的发生。③依法保护重点人群健康，加强妇幼保健工作，积极开展老年保健、伤残预防和残疾人的康复工作等。

预防保健工作有以下几个方面的特点：①社会性：预防保健工作的面很广，服务对象主要是人群，不是个体病人，它预防传染病、地方病、职业病，保护环境，预防因环境破坏而引发的疾病，制定预防疾病流行的对策并组织实施，除了国家的投入，预防保健工作者认真履行职责以外，必须争取全社会的支持。因此，预防保健工作者在工作中要充分考虑涉及工作关系和人际关系等方面的道德要求，同时要避免急功近利的短期行为。②多学科性：预防保健医学是自然科学与社会科学相互渗透的一门边缘科学。涉及生态学、地质学、遗传学、社会学、管理学、伦理学等多种学科。它面对的是社会人群整体，涉及人类疾病与自然、社会的关系。因此，需要多学科工作者的团结协作，首先要求预防保健工作者要处理好各种关系，主动向有关部门反映情况，争取各部门的配合，以保证工作的顺利进行。③群体性。预防保健工作区别于临床医学的特点之一是群体性。它的服务对象在多数情况下是健康人或受感染威胁的人；服务对象不只是个别病人，而是整个社会群体。

初级卫生保健是指为病人提供初诊和复诊机会的方式。它是国家卫生保健中最基本或最基层的卫生保健，是个人和家庭及居民团体同国家卫生服务体系发生联系的最初形式。其主要内容有：①改善食品的供应；②保持基本的环境卫生；③主要传染病的预防和免疫接种；④妇幼保健和计划生育；⑤地方病和流行病的预防和控制；⑥常见病的妥善处理；⑦基本药物的供应；⑧培养形成个人保健能力；⑨建立合理全面的心理保健计划。

二、心理卫生与行为问题

（一）心理健康的概念与意义

人类对健康概念的认识是随着社会的发展以及人类对自身认识的深化而不断丰

富的。在生产力低下的时期，人类只关注如何适应和征服自然，维护自身的生存。其后，随着生产力水平的提高，人类开始关心身体健康，防病治病的医学科学应运而生。历史发展到现在，人类对健康的认识又发生了飞跃。1948 年，联合国世界卫生组织（WHO）成立时，在其宪章中开宗明义地指出：健康不仅仅是没有疾病，而且是身体上、心理上和社会上的完满状态……从健康观的演变可以看出，科学的健康观改变了人们传统的没有疾病即健康的观念，健康的目标是追求一种更积极的状态，一种更高层次的身心协调与发展。心理健康是指生活在一定社会环境中的个体，在高级神经功能和智力正常的情况下，情绪稳定、行为适度，具有协调关系和适应环境的能力，以及在本身及环境条件许可的范围内所能达到的心理最佳功能状态。

1. 心理健康对于预防精神疾病、心身疾病和恶性事故的发生有重要的意义 精神疾病是一种严重的心理障碍，它的发生与人的心理健康水平密切相关。由于社会生活的纷繁复杂以及各种压力，人们随时都面临着来自各个方面的心理应激，重视心理健康问题，可以使人们很好地处理各种矛盾，提高心理承受水平，在挫折面前有足够的心理准备，并采取有效的措施，积极预防精神疾病的发生。心身疾病是指心理因素在病症的起因中占据重要地位的病症，这些疾病往往与心理因素和行为方式有关，如冠心病、高血压、溃疡、某些肿瘤疾病等。诸如情绪不稳定，易大喜大怒，过于争强好胜，长时间的焦虑不安，不易满足等心理特点很容易导致疾病的产生。重视心理健康问题，可以使人有效地抵御各种不良的诱因的作用，矫正不良的心理反应，有效地预防心身病症的发生；近年发生的恶性事故中，有许多与当事者的心理健康状况有关。心理健康水平较低的人，很容易产生无法控制的愤怒情绪乃至行为，易出现严重越轨或反社会行为。提高人们的心理健康水平可以预防这类事件的发生。

2. 心理健康是提高生活质量的重要保证 健康的心理是人们接受思想政治教育、学习科学文化知识、处理好人际关系、预防各类躯体疾病的前提，所以这是正常学习、交往、生活、发展的基本保证。如果一个人经常地、过度地处于焦虑、自卑、怨恨、猜忌等不良心理状态，是不可能在学习、工作和生活中充分发挥个人潜能，取得成就的，也就更谈不上良好的生活质量。无论是什么人，心理健康对他们的品德素质、思想素质、智能素质乃至身体素质的发展都有很大的影响。心理素质是人才素质的基础，心理健康是良好的心理素质的基本要求，更是提高生活质量所必须具备的。

3. 心理健康对于建设社会主义精神文明有着重要的意义 心理健康不仅对个体

有意义，而且对群体也有不可忽视的意义。心理健康有助于克服人的消极心理状态，振奋民族精神；有助于缓解人际的冲突，改善交往环境，增进社会稳定；有助于塑造良好的个性，发展健全的品格，提高人们道德水平；有助于人的积极性和创造力的提高，推动社会主义现代化建设的进程。可见，心理健康工作是精神文明建设的重要组成部分。

（二）心理健康与行为的关系

行为是心理的外在表现之一，它们之间是有联系的。如心身疾病中的高血压，从心理学上评估，患者往往负性情绪体验比较多，具有所谓的"高血压人格"。这就是敌意、好胜、没有耐性、急躁、易怒而且压抑负性情绪。所以从外在的行为来进行评估、干预、预防，也是预防精神疾病、心身疾病、提高生活质量的重要途径之一。

还有一些与精神问题相关的行为表现就是对精神活性物质的依赖。这是严重的行为问题，多数还伴有精神障碍。因为我国有明确的相关法律严禁吸食精神活性物质，从这一角度来说，这种行为是违法犯罪。因此心理与行为之间的关系无论是在常态还是所谓的病态都密不可分。

三、精神健康的社区服务

20 世纪 50 年代，以美国为代表的西方发达国家提倡开展精神病患者非住院化运动，以减少精神病人的住院人数，使更多病人有条件重返社会。此后社区精神医学逐步形成。经过 50 多年的实践，社区精神医学在西方国家迅速发展，并逐渐完善，形成了以多种形式的社区精神卫生服务体系为主结合急重性精神病人入院治疗的良好的精神疾病诊治模式。由于社区精神卫生服务的开展，使精神病院病床数大幅度下降，病人及家属经济负担及精神负担大幅减少，病人生活质量获得较大程度改善，复发率显著降低，社会功能明显恢复。这为我国社区精神卫生服务健康发展提供了很好的借鉴。

社区精神卫生的对象至少有两大部分，其一是针对少数的精神障碍患者，其二是占大部分的健康人群。

对于第一部分，其工作的主要内容就是社区服务站的任务，是对出院后及离开门诊的精神病人进行的服务：①巩固疗效；②预防复发；③促进康复；④准备回到社会生活中去。对于第二部分就是要做好心理卫生保健工作。

总体上来说可以概括为：①对出院后的病人继续服用抗精神病药物或其他相关

药物，参考住院或门诊的用药剂量进行适当调整，当病情缓解时服用维持量；②继续进行心理治疗，由心理治疗师负责；③进行家庭治疗和个体工作，由社会工作师负责；④从事各种工作娱乐治疗，如音乐、书画、手工、种植、游戏等，此时宜诱导启发病人的合群性，培养其良好的人际关系；⑤帮助病人接触社会，如组织病人游公园、郊游、观剧、阅读报纸等；⑥学习知识，根据病人的特点学习专业知识，以备病情缓解巩固后在社会上求职，恢复正常生活；⑦预防心理疾病，预防重于治疗。有些精神病院称作精神病防治院，实际上并未做预防心理疾病的工作，此工作最宜由社区服务站承担。

就目前而言，我国社区精神卫生工作还较多限于第一部分。它的主要任务是：①社区人群的精神卫生健康教育和精神卫生健康促进；②社区精神障碍患者的长期监护与管理；③社区精神障碍患者的巩固治疗；④社区精神障碍患者社会功能康复。精神障碍患者，除重度者在疾病的早期或急性期应住院治疗外，在精神障碍症状控制后或诊断及治疗方案明确并缓解后，均应到社区精神卫生服务站接受康复治疗，不宜长期住在精神病专科医院或反复到专科医院门诊。社区精神卫生服务的具体工作内容应包括：①开展全社区的预防心理疾病的健康宣传和健康促进；②组织患者每天到社区精神卫生服务站来；③督促患者继续服用抗精神病药物，并适当调整；④进行心理治疗；⑤指导家庭治疗；⑥组织实施各种工作娱乐治疗，帮助患者接触社会；⑦帮助患者建立回到社会的各项准备，学习专业知识等。在社区精神卫生服务过程中，应坚持预防为主，康复与医疗相结合的原则，根据社区人群精神卫生的需求和患者的个体特点循序渐进，讲求实效，采取综合性康复措施，增强患者康复的信心。

第 九 章

常见精神疾病与处理

第一节　精神疾病的概述

一、精神疾病的概念

精神疾病是心理功能相对持久而严重的紊乱。从成因上分析，可以是某种生物学改变决定的，如痴呆，是脑组织老化、萎缩这一生物学过程决定的。也可以是某种尚未探明的生物学过程决定的，如精神分裂症。还可以是在生物学基础上，由心理社会因素参与下形成的，如焦虑性神经症。无论哪一类精神疾病，都可以用生物心理社会模式加以理解。例如脑外伤后出现的情绪暴躁，显然是外伤这一事实决定的，但如何理解患者产生的心理功能障碍，怎样去照料和从心理上抚慰患者，都是需要从整体来考虑的。需要说明的是，在疾病的形成和变化过程中，心理社会因素占的影响分量越重，其表现越难以符合固定的病程特点，也就是不太符合严格的疾病定义。因此，有些精神疾病现象也被称为心理障碍。

中医认为人的精神（神）和形体（形）是统一的整体，这种统一的整体如果能和外界环境协调统一，则身体健康，精神饱满，健康长寿。任何躯体的过劳，精神的忧郁或社会负担过重，皆可损害身体及精神健康，造成疾病。

二、精神疾病的病因

精神疾病的病因极少数为单一的，而常是多种因素的综合与共同作用。

（一）生物学因素

1. 遗传因素　　遗传在精神疾病的发生中占有重要地位。Rosanoff、Pollock 及 Malzberg 等曾对精神病的阳性家族史病人作了报导。Kallmann 注意到精神分裂症和情感性疾病的病人中，遗传因素有明显作用。精神发育迟滞的某些病种，如苯丙酮尿症和先天愚型（Down 综合征）等，已被证明为遗传性疾病。

（1）家系调查　　家系调查证实了遗传因素的作用，即患者亲属之中发生同类精神疾病的，比正常人口中普查所得的发病率有明显增高，而且血缘关系越近，发病率愈高，即发病率在一、二级与三级亲属间有显著差别。

（2）双生子研究　　如以精神分裂症为例，据 1928~1961 年欧洲、日本和美国的报导，单卵双生子的同病率为 6%~73%，双卵双生子的同病率为 2.1%~12.3%，提示前者的同病率远较后者为高。

（3）寄养子研究　　该方法为区别遗传因素影响和环境因素影响提供了科学方法。结果也显示，精神病患者的子女，即使在生后不久即与患病父母分离而寄养于外人，其患病机会仍较正常对照组为高。可见，遗传因素在某些精神病发病中占有重要地位。

（4）细胞遗传学研究　　这些研究发现了染色体畸变，如某个染色体的缺失、重复、倒置、易位，可以引起精神发育障碍。如第 21 对染色体为三体时，患儿出现先天愚型，即 Down 综合征；如只有一个性染色体，而另一个缺失，则可出现 Turner 综合征。

（5）分子遗传学研究　　主要是利用限制性内切核酸酶技术、DNA 插入技术、基因探针技术等来完成分子遗传学研究。例如，阿尔采夫氏症的病理特征之一是脑血管周围淀粉样的物质沉着，经研究这种蛋白质的部分氨基酸顺序属于基因变异。

2. 器质性因素　器质性因素包括大脑病变、躯体疾病、感染和中毒等致病因素引起的精神障碍。属于这方面的病因多种多样，其临床表现也不相同。

（1）感染　　细菌或病毒的感染可以引起很多变化。我们临床上遇到的感染性精神障碍，多系由于急性细菌或病毒感染所引起，如肺炎、脑膜炎和脑炎等，在 CCMD-3 中，已将感染引起的中枢病变性精神障碍与外周感染所致的精神障碍分别讨论。严重的病例，在感染恢复后，可残留智能缺损或人格改变。儿童患者年龄愈小，损害愈严重。

（2）中毒　　导致中毒性精神障碍的物质较多，常见的为药物和工业中毒。如铅、汞、锰、二硫化碳、一氧化碳、苯等工业毒物及有机磷、有机汞农药；医用药物如激素、抗结核药、阿托品等均可引起中毒而导致精神障碍。除此之外，一些精神活动物质如酒精、苯丙胺、吗啡、杜冷丁及毒品如大麻、海洛因、冰毒都具有很明显的成瘾性，也可以导致明显的精神异常，特别是戒断时更为明显。

（3）颅脑外伤　颅脑损伤系指头部受到直接外力或间接外力引起脑组织水肿、肿胀及血肿等病理变化。这些病理变化又可以进一步导致颅内压升高，动、静脉循环障碍和由此造成的脑缺血和缺氧。在此基础上可伴发精神障碍。多数病人精神症状的发生与外伤的严重程度及意识丧失时间长短有密切关系。

（4）内分泌、代谢及营养障碍　凡患有内分泌、代谢及营养方面疾病的人，有些可伴发精神症状。在内分泌疾病中，甲状腺功能亢进或低下是临床上较为常见的，如呆小病，不仅可引起躯体发育矮小，也常伴有精神发育迟滞。席汉氏病患者、库兴氏病患者精神障碍的发生率都较高。此外，自发性低血糖也可伴发精神障碍。

（5）脑肿瘤　脑肿瘤的增长，可破坏并压迫附近脑组织，导致水肿和脑内压力增高，因而常常伴有精神症状。在各种脑瘤中，以神经胶质瘤、脑膜瘤多见。而最常出现精神症状的部位为额叶、颞叶和垂体等处的病变。

（6）退行性疾病　这是指中枢神经系统有组织上的变性而病因未明的某些疾病，如阿尔采夫氏病、Pick 氏、Jacob - Creutzfeldt 氏病、震颤麻痹等。这些疾病有的以精神障碍为首发症状，然后才出现精神系统阳性体征。

（二）心身素质因素

1. 躯体素质　躯体素质或称为体质，包括体型大小、体型类型、体力强弱、营养状况、健康水平、疾病抵抗能力、损伤的恢复或代偿能力、对体力和精力消耗的耐受性等。它与机体的代谢类型、内分泌系统功能、免疫系统功能等以及遗传素质相关，也与后天生活经历相关。其与精神疾病的关系有克瑞其米尔较详尽的描述。克氏从形态－生理－心理学的观点出发，提出了体型相关的假说。他把人的体型描述为四种，即矮胖型、瘦长型、力士型和发育异常型。并认为躁狂症多见于矮胖型，精神分裂多见于瘦长型，而癫痫多见于力士型。

2. 心理素质　巴甫洛夫及其学派，经过长期的实验观察，提出了气质类型学说。巴氏根据神经活动过程的强弱、均衡性和灵活性等动力特征，将其分为 4 种气质类型，即强而不均衡灵活型——胆汁质、强而均衡灵活型——多血质、强而均衡不灵活型——黏液质及弱而不均衡不灵活型——抑郁质。进一步的研究还发现，胆汁质及抑郁质在适应不良的情况下，容易出现精神病或神经症，如精神分裂症的病人多偏于抑郁质，情感性疾病多偏于胆汁质，神经衰弱多见于抑郁质或黏液质的个体。

性格是个体在生活经历中形成的稳定的态度体系与行为方式。其本身不是致病的直接因素。性格与疾病的关系近年来研究较多，且有定论。不良的性格，如敏感、脆弱与退缩等在适应不良或极大压力等社会因素冲击下，易于出现精神障碍；而情绪稳定、坚韧、开朗、豁达的性格，在同样的外界压力下，能表现出较高的耐受能力，而不出现精神障碍。

（三）社会因素

1. 自然和社会灾难　来势急剧而强烈、无法防备的灾难性事件，如地震、火灾、洪水等天灾与战争、动乱、暴力等人祸的强烈应激可导致精神失常而致病。创伤后应激障碍（PTSD）作为一种疾病已较常见，其病程往往迁延数年。

2. 生活事件　一般认为，不论是重性神经病，还是神经症，甚至是某些器质性精神障碍都有不同性质和程度的生活事件诱发因素。大到配偶、亲人的突然死亡，小到与同事或上级、邻里关系不和、工作受挫都可促发精神障碍的发生。

3. 家庭结构的关系　非完整结构家庭，如离婚、单亲的家庭，不仅对当事者有重要影响，对儿童的心身发展也有负性作用。由于缺乏正常家庭的温暖和教育，单亲家庭的儿童或由此离家出走或无家可归的儿童，犯罪率较高，冲动性行为与反社会人格者多，这应引起社会的关注。

随着社会的发展和科学的进步，老龄化家庭也增多，老年人一旦退休或丧偶之后，特别是无人照顾和支持时往往感到孤独和无聊，无所寄托，会增加老年期精神障碍的发生。

4. 社会环境因素　都市化的发展使人们远离了自然，也增加了居民的心身应激。如拥挤的交通、烦人的噪音、狭小的住房，物化而复杂的人际关系，环境污染和犯罪率的增加，均对精神卫生产生不良的影响。这些可能导致适应不良，情绪苦闷，甚至精神异常。社会观念和发展也会增加某些疾病的发生，这其中的吸毒和酗酒等成瘾行为近年来迅速增加，由此产生的精神障碍相应增长。

5. 文化和种族因素　跨文化精神病学研究发现，不少类型的精神疾病因文化或地域差异而有不同，如转换性癔症在文化水平较高的国家地区较少见，却多见于文化落后或相对闭塞的地方。北欧的斯堪的维亚国家的人群中情感性疾病较多；酒精中毒性精神疾病障碍在爱尔兰很常见，但在犹太人中则很少发生。

在不同的种族之间，精神病的发病率有所差异。西欧的犹太族人与当地居民相比，以躁狂抑郁症和精神分裂症多见；缩阳症见于马来西亚以及我国的南部和香港地区。在我国抑郁症、麻痹性痴呆及酒精中毒，均较欧美发达国家少。种族差异的原因是多方面的，主要与传统习俗及生活方式有关。

（四）中医对精神疾病病因的认识

中医学认为，人是一个有机整体，一个人是否患病是由机体与环境中各种有害因素进行斗争的结果，精神疾病的病因也是如此。如外界的"邪气"压倒了机体内的"正气"就会出现阴阳、气血、脏腑及经络等失调，表现为各种不同病症。主要的有害因素为七情内伤、六淫侵袭、不内外因等。

1. 七情内伤　喜、怒、忧、思、悲、恐、惊称为七情，属内因。精神疾病与七情内伤关系密切，各种情感之间具有生克关系，并符合阴阳五行学说，为以情胜情治疗精神疾病的活套疗法提供了中医理论依据。有《证治要诀》"癫狂由七情所致"；《石室秘箓》"呆病乃郁抑不舒，愤怒而成者有之……"等论述。

2. 六淫侵袭　所谓六淫，风、寒、暑、湿、燥、火，系因自然因素，属外因。六淫侵袭机体产生各种疾病，《诸病源候论》提出"癫疾"是由于"风邪所伤"、"邪入于阴"、"狂病者，由风邪入并于阳"等观点。

3. 不内外因　饥饱、劳倦、压力及虫兽等均可引起精神障碍，这些因素谓之不内外因。

三、精神疾病的症状学

（一）感知觉障碍

1. 感觉障碍

（1）**感觉过敏**　这是对外界一般强度的刺激，如声光的刺激以及躯体上的某些轻微的不适感的感受性增高。例如，感到阳光特别耀眼，风吹的声音感到震耳，开关门的响声就好像射击声似的那样强烈，普通的气味感到浓郁而刺鼻，皮肤的触觉和痛觉也都非常敏感，甚至感到衣服或被单接触到身体时也难以忍受。这类症状多见于神经衰弱、癔症、感染后的虚弱状态等。

（2）**感觉减退**　与上一症状相反，对外界刺激的感受性降低，如强烈的疼痛或者难以忍受的气味，都只有轻微的感觉。严重时，对外界刺激不产生任何感觉（感觉消失）。感觉减退较多见于入睡前状态、抑郁状态、木僵状态，或在某些意识障碍时以及癔症和催眠状态。感觉消失较多见于癔症。

（3）**感觉倒错**　对外界刺激可产生与正常人不同性质的或相反的异常感觉，例如，对凉的刺激反而产生了热感。用棉球轻触皮肤时，病人产生麻木感或疼痛感。

多见于癔症。

（4）内感性不适（体感异常） 躯体内部产生各种不舒适的或难以忍受的感觉，都是异样的感觉，且往往难以表达。例如，感到身体某部位有被牵拉、挤压、撕扯、转动、游走、溢出、流动、虫爬等特殊感觉。内感性不适的特点是不能明确指出体内不适的部位。因而，与内脏性幻觉不同。这些不适感常引起病人不安，可构成疑病观念的基础。较多见于精神分裂症、抑郁状态及颅脑创伤所致精神障碍。

2. 知觉障碍 知觉的障碍是精神科临床上最常见的，而且是许多精神病的主要症状。常见的知觉障碍有错觉、幻觉和感知综合障碍。

（1）错觉 错觉是歪曲的知觉，也就是把实际存在的事物歪曲地感知为与实际完全不相符合的事物。例如：把挂在门后面衣架上的大衣看成为躲在门后的人，一个装置在天花板上的圆形灯罩被看做悬挂着的人头等。

精神病人的错觉按各种不同的感官，可分为错听、错视、错嗅、错味、错触及内感受性的错觉，临床上以错听和错视多见。

（2）感知综合障碍 它是另一类较常见的感知觉障碍。病人在感知某一现实事物时，作为一个客观存在的整体来说，是正确的，但是对这一事物（包括病人躯体本身）的某些个别属性，例如形象、大小、颜色、位置、距离等，却产生与该事物的实际情况不相符合的感知。①视物变形症：此时病人感到某个外界事物的形象、大小、颜色以及体积等出现改变。例如，一位病人看到他父亲的脸变得很长，眼睛很小，像两粒瓜子那样，鼻子很大，脸色是灰白色的，像死人的颜色那样难看，整个形象变得非常可怕。病人看到外界事物外形变大（视物显大症）或变小（视物显小症）。病人看到家里养的小猫像动物园里的老虎一样大，而他的父亲在他看来却比他七八岁的弟弟身材还要矮小。②空间的知觉障碍：病人感到周围事物的距离发生改变，如事物变得接近了或离远了。有的病人不能准确地确定周围事物与自己之间的距离，感到有的东西似乎不在它原来的那个位置上。③周围环境改变的感知综合障碍：病人感到周围的一切似乎都是不活动的，甚至是僵死的；或者相反，感到周围一切都在急速而猛烈地变化着。另外，病人还可觉得周围事物变得似乎是不鲜明的，模糊不清，缺乏真实感，这种现象称之为非真实感。病人诉说："我感到周围的东西似乎都变了，好像隔了一层东西似的！"，"好像都是假的"。可见于精神分裂症、中毒性或颅脑创伤所致的精神病等。④对自身躯体结构方面的感知综合障碍：体形障碍是指病人感到自己整个躯体或个别部分，如四肢的长短、轻重、粗细、形态、颜色等发生了变化。这些症状可见于精神分裂症、脑肿瘤、癫痫、脑炎所致的精神障碍等。

（3）幻觉　幻觉作为一种精神病性症状，在精神分裂症中十分常见。幻觉是一种主观体验，这种体验过程是将表象确信或误以为知觉，是一种异常现象。此时，主体对表象和知觉无法区别，也无法用体验标准和社会标准来检验这种体验，表象已被真正地感受为知觉——幻觉便发生了。①听幻觉：也称为幻听或言语性幻觉。这是精神分裂症一个颇为常见的症状。常见的听幻觉有争论性幻听、评论性幻听以及命令性幻听。有时还可以见到病人用棉花团塞住两耳，以阻止声音的骚扰。幻听的内容多种多样，可以是陌生人的声音，也可以是熟悉人的声音，有时病人还可以清晰地辨别男女声音。评论性幻听时，病人可以听到一些人或某个人在讨论或评论自己的缺点或问题，谈话内容大多以斥责、讽刺、嘲笑甚至谴责、辱骂等，因此患者对此十分反感。有时患者独自发笑，是因为听到夸奖自己的内容。有时患者对说话内容不满或不服气，便会与其争论、辩解，这样就是争论性幻听。有时听到一个命令，让患者做某件事情，如听到拒绝服药、拒绝吃饭、殴打他人、让他自杀等，这就是命令性幻听。②视幻觉：也称为幻视，但与幻听相比，无论频率、特异性都逊色得多。幻视内容丰富多样，形象可清晰、鲜明和具体，但有时比较模糊。幻视中所出现的形象可以是个别的人或完整的景物，也可以是某个人身体的某一部分。幻视常与其他感官的幻觉一起出现，但幻视出现时间比较短，对病人行为影响较幻听为小。对于精神分裂症来说，大量的幻视并不多见，如果有则需要认真检查，是否有酒精中毒或其他精神障碍。③嗅幻觉：也称为幻嗅。精神分裂症病人常常嗅到尸臭、腐烂食品、烧焦物品、粪便等异味或其他化学药品的气味，故也经常可以见到病人用棉花团塞住鼻孔，以拒绝异味。有时病人在饭菜里嗅出特殊的气味（见味幻觉），病人可以认为饭菜里有毒而拒绝吃饭或喝水，并且形成被害妄想，如病人坚信他所闻到的气味是坏人故意施放的，从而加强了病人的被害妄想。④味幻觉：也称为幻味。精神分裂症病人尝到食物中有某种特殊的或奇怪的味道，因而拒绝进食，这常与其他的幻觉和妄想合并出现。⑤触幻觉：在临床中常见到的有麻木感、刀刺感、通电感、虫爬感等。⑥内脏性幻觉：可产生于某一固定的器官或躯体内部。病人能清楚地描述自己的某一内脏在扭转、断裂、穿孔，或有昆虫在胃内游走，可与疑病妄想、虚无妄想一起出现。⑦运动性幻觉：精神分裂症中常见的运动性幻觉有两种：第一种是关于本体感受器如肌肉、肌腱、关节等运动和位置的幻觉，如一病人虽确知自己睡在床上，但有一种像坐在轿子里被抬着走的颠簸感觉。第二种是谵语运动性幻觉，有的病人虽然沉默不语，但病人本人确感到自己的唇、舌在运动，在讲话。⑧性幻觉：精神分裂症病人感到自己的生殖器正被人抚摸，正在性交等。

（二）思维与思维障碍

思维障碍的临床表现多种多样，大致分为思维形式障碍和思维内容障碍。

1. 思维形式障碍

（1）思维不连贯　也称为言语不连贯或词语杂拌，这种言语常使人根本无法理解。言语不连贯是指每句句子里的词或短语之间没有联系，故称词语杂拌。它是在严重的意识障碍下产生的。病人的言谈很杂乱，语句零乱，毫无主题。

（2）思维破裂　病人在意识清楚的情况下，思维联想过程破裂，缺乏内在意义上的连贯和应有的逻辑。病人的言谈或书信中，虽然单独语句在结构和文法上正确，但主题与主题之间，甚至语句之间，缺乏内在意义上的联系。

（3）思维散漫　在精神分裂症病人的早期，病人的思维活动可表现为联想松弛，内容散漫，对问题的叙述不够中肯，也不很切题，缺乏一定的逻辑关系，以致使人感到交谈困难，对其言语的主题以及用意也不易理解。

（4）思维中断　病人毫无意识障碍，又无明显外界干扰等原因，思维过程在短暂时间内突然中断，或言语突然停顿。这种思维中断并不受病人意愿支配，可伴有明显的不自主感。

（5）言语云集　与日常习惯相比，自发性的语量明显较多，病人讲得很快并难以打断。有时为了急于表达一个新概念，有些句子往往未能讲完。有些只需几个词或几句话就能回答的简单问题，病人却要讲很长时间，几分钟而不是几秒钟，如果不打断他的话就根本不会停止。即使打断他，病人也常会继续讲下去。语音较高而且有力。有时严重者会在毫无外界刺激或者无人听的情况下讲个没完。

（6）赘述　病人表达主题时极其迂回曲折，迟迟才涉及主题。在解释某事的过程中，病人有时会讲出冗长乏味的细节，有时会做些附加说明。如果不打断他或督促他突出要点，这种赘述性回答或叙述会长达几十分钟。检查者往往不得不打断他的讲话以便在指定的时间内完成病史的询问。

（7）思维奔逸　这是一种兴奋性的思维联想障碍。主要指思维活动量的增多和转变的快速。病人联想过程异常迅速，新的概念不断涌现，内容十分丰富。思维有一定的目的性，但常常为环境中的变化吸引而转移其话题，不能贯彻始终（随境转移），或按某些词汇的表面连（同音押韵）或某些句子在意义上的相近（意联）而转换主题。病人表现健谈，说话滔滔不绝，口若悬河。病人自觉脑子特别灵，反应特别快，好像机器加了"润滑油"那样，不假思索即可出口成章。此类症状多见于躁狂症。

（8）思维迟缓　这是一种抑制性的思维联想障碍。与上述思维奔逸相反，以思维活动显著缓慢，联想困难，思考问题吃力，反应迟钝为主要特点。因此病人言语简短，语量减少，速度缓慢，语音低沉。从谈话过程中可以看出，病人回答问题非常困难，虽然作了很大努力，一个话题半天也讲不出来。即使写一个简单的字条，几小时也写不出什么来。病人有强烈的"脑子变得迟钝了"的感觉，并为此而苦恼、着急。此类症状常是抑郁症的典型表现之一。

（9）思维贫乏　思维贫乏的外在表现为言语贫乏。病人自发言语的语量有限，因而在回答问题时往往很简单，很浮浅，没有发挥。很少有自发的补充说明。回答的话单调，有时干脆不回答。病人对问题回答的语量长度虽够，但不能提供充分信息，其内容含糊，过于抽象或过于具体、重复或刻板。此时，检查者往往须时时敦促启发患者，鼓励他回答得详细一些。为了了解此项表现，检查者应让患者有足够时间回答和发挥。

（10）象征性思维　指病人以一些很普通的概念、词句或动作表示某些特殊的、除病人自己外他人无法理解的意义，是形式概念与抽象思维之间的联想障碍，如病人特别在红色的砖头上走来走去，问之方知这是代表"又红又专"。

（11）持续言语　这是与病理性赘述症状比较近似的一种思维联想障碍，但持续言语时思维的特点不仅是黏滞，而且在某一概念上停滞不前。病人单调地重复某一概念，或对于某些不同的问题，总是用第一次回答的话来回答。如医生问："你今天来做什么？"病人答："看病"，以后医生又接着提出其他许多不同的问题，但病人仍依然持续地回答"看病"……见于癫痫性精神障碍或器质性的精神障碍。

（12）重复言语　这是指病人常重复他所说的一句话的最末几个字或词。此时病人意识到这样是不必要的，但自己却不能克服，也不因当时环境影响而产生变化。例如：病人说："这是一个什么问题，问题，问题，问题"。多见于脑器质性精神障碍。

（13）刻板言语　刻板言语是指病人机械而刻板地重复某一无意义的词或句子。如病人老重复"给我做手术吧！给我做手术吧……"

（14）模仿言语　是指病人模仿周围人的话，周围人说什么，病人就重复说什么。如医生问："你叫什么名字？"病人同样说："你叫什么名字？"医生又问："你今年多大了？"病人模仿说："你今年多大了？"上述症状常与刻板动作、模仿动作同时存在。常见于精神分裂症紧张型。

2. 思维内容障碍　思维内容障碍的表现形式常见的就是妄想，妄想是一种在病理基础上产生的歪曲的信念、病态的推理和判断。它既不符合客观实际，也不符合所受的教育水平，但病人对此坚信不疑，无法被说服，也不能以亲身经历和体验加以纠正。所以有上述情况之一者，应该考虑到妄想的可能。

（1）被害妄想　最常见的妄想症状之一，病人无中生有地坚信周围某些人或团体，对他进行不利的活动，如打击、报复、陷害、谋害、破坏、跟踪、监视等。

（2）关系妄想　是指觉得别人的言行在指向自己，尽管证据或根据不足且本人也有认识，仍然不能免于这种感受或观念。

（3）嫉妒妄想　嫉妒妄想被看做"对婚姻不信任的空想"，几乎只见于已经结婚的人。男性病人多见。他们坚信妻子不忠实，即使没有证据也毫无迹象，病人仍不顾事实，而荒诞无稽描述妻子生活如何放纵。病人想法的荒谬和不可纠正的特点对于诊断的意义比较大，远远超过我们去追究那些过去有可能发生过的夫妻矛盾。但是这种嫉妒妄想并不是依赖是否有事实来决定，这一点相当重要。

（4）影响妄想　也称物理影响妄想。精神分裂症病人坚信某种物理外力，如电波、雷达、原子、卫星、超导等在控制自己的言行和思维活动，使自己强制性地服从。只要病人能说出这种体验，如不自主或痛、热等感受，这种妄想就基本上是客观存在的了。这时就没有必要说服病人，也更不要让病人说出他为什么出现这种感受，实际上的确也不可能有外力的干预存在。如果病人诉说有逃避或对付的方法，这种妄想存在的可能性就更大。如某个病人坚信超导在控制他，使他不能入睡，故每晚就寝时，总用塑料袋将头包裹起来，这样可以避免超导的干扰，就可以入睡了。

（5）钟情妄想　精神分裂症病人对陌生的异性一见钟情，并千方百计追求，对方沉默不予理睬，却认为对方是默认了。另一种情形是坚信自己被某个伟人、明星、歌星所爱，整天陶醉于幸福之中，甚至遭到对方的严词拒绝甚至殴打后，依然认为"打是亲、骂是爱"。无论是"爱上别人"还是"别人爱自己"的妄想，都是钟情妄想。

（6）特殊意义妄想　有时也称为释义性妄想，精神分裂症病人对环境中发生的平常变化均给予特殊的解释。如某个病人看见院子里有一条狗，就认为天要下雨了。

（7）夸大妄想　少数精神分裂症病人对自身的价值病理性夸大，认为自己聪明过人、无所不能；或者是自己有一种超人的创造发明等。但是精神分裂症的夸大妄想不具备躁狂症那样的"现实性"，荒谬性比较明显。如自己发明了一种仪器，可以检查出各种异常现象等。

（8）非血统妄想　精神分裂症病人坚信自己不是父母亲生的，这种病人并没有什么证据，却为此痛苦或者要求父母说出"真相"。有的患者坚信自己是某位名人的后代，这时候也称为"名门妄想"。该种妄想出现基本上就可判定为精神分裂症。

（9）内心被揭露感　也称为被洞悉感，病人认为他所想的事情已经被他人知道。虽然病人说不出是怎么被人探知的，但确信自己的事情已经搞得满城风雨，所有的人都在议论自己的事情。在这种情况下，没有必要向病人追根求源这种事情为什么会发生、如何发生，实际上病人自己也没有办法说清楚，这往往是一种原发性的病理体验，只要病人对自己的感受有描述或为此感到愤怒或焦虑，就可以诊断。

（10）其他妄想　除上述妄想的类型外，还有一些妄想类型虽然为数不多，但在临床上也可见到。如病人认为自己已经怀孕，并感到胎动，称为妊娠妄想；有时病人认为自己得了某种疾病，并且反复求医、检查，甚至主动要求手术，称为疑病妄想；有的病人认为自己变成某种兽类甚至出现相应的行为，称为变兽妄想等。

（三）注意和注意障碍

（1）注意增强　是指对一定的对象过分注意，或特别容易为某种事物所吸引，或特别注意某些事物，即使该事物的细枝末节也不轻易放过。多见于更年期忧郁症、更年期偏执症、某些神经及精神分裂症。

（2）注意减弱　是指主动注意和被动注意兴奋性均减弱，注意力不易集中。

（3）随境转移　是指被动注意增强，患者注意力极难固定在一个对象上，常因周围环境的变化而随之不断改变。这种症状多见于情感性精神障碍躁狂症。

（4）注意范围缩小　又称为注意狭窄。表现为主动注意明显减弱，被动注意更弱。当注意指向或集中于某一事物对象时，就不能再注意其他的事。

（四）记忆与记忆障碍

记忆障碍通常分为遗忘和记忆错误两大类。遗忘是由于识记过程障碍或由脑器质性病变影响到保存过程所致；记忆错误则是由于再现的失真而引起。

（1）病理性记忆增强　对于很久前发生的事情和体验，甚至连不引人注意的小事情都记忆犹新，连细节都不遗漏。

（2）记忆衰退　对于以往重大事件，尤其是于自己切身利益相关的事情，难以回忆，即使提醒，瞬间又忘却。

（3）界限性遗忘　把生活中某一特定阶段的经历完全遗忘，称为界限性遗忘。因常与强烈刺激、情感的波动有关，又称为心因性遗忘。界限性遗忘大多见于癔症与反应性精神病。

（4）顺行性遗忘与逆行性遗忘　遗忘仅限于疾病发生以后一阶段的经历称为顺行性遗忘；而不能回忆紧接着疾病发生前一段时间的经历，称为逆行性遗忘。常见于脑外伤、急性器质性精神病。

（5）近事遗忘与远事遗忘　对新近发生的事情不能记忆，称近事遗忘；对久远事情不能记忆称远事遗忘。常见于脑器质性精神病、脑萎缩及躯体伴发精神疾病、中毒性精神障碍。

（6）错构与虚构　错构是指将过去经历过的事情，在时间、人物或地点上张冠李戴强加在另一事件或人物上，并自以为是、信以为真。常见于脑外伤、中毒性精神障碍等疾病。虚构是指以想象的未曾亲身经历过的事情来填补记忆缺损。它是器质性精神病特征性症状之一，也可见于中毒性精神病及麻痹性痴呆患者。

（五）情感与情感障碍

（1）焦虑　作为一种精神症状，焦虑是痛苦的，也显著妨碍社会功能。焦虑有主观和客观两方面的表现，主观体验是焦虑心情，病人表现为整天惶恐不安，提心吊胆，总感到似乎大难就要临头或危险迫在眉睫，但病人也知道实际上并不存在什么危险或威胁，却不知道为什么如此不安。客观表现有两方面，即运动性不安和植物神经紊乱。运动性不安时，病人闭眼向前平伸双臂，可见手指对称性轻微震颤；肌肉紧张使病人感到头紧头胀，后颈部僵硬或疼痛，四肢和腰背酸痛；严重者坐立不安，不时做些小动作，如搓手搔首，或来回走动，难以平静下来。植物神经功能紊乱时，常表现为交感神经功能亢进的各种症状，如口干、出汗、心悸、窒息感、呼吸急迫、胸部发闷、颜面一阵阵发红发白、食欲不振、便秘或腹泻、尿急或尿频、昏倒等。

焦虑症必须具备以上两方面的标准，单有焦虑心情不是焦虑症；同样，仅有植物神经功能紊乱的表现也不是焦虑症。前者可能是人格特征的表现或情境性焦虑；后者的表现是非特异性的。焦虑症的判定必须有上述两类表现。

典型的焦虑见于焦虑症，但多数神经症与精神分裂症病人都有焦虑症状或体验，严重可达到惊恐发作的程度。如抑郁症病人也同样有焦虑症状，有时可以达到共病的程度。

精神分裂症病人的焦虑，可能在疾病开始时就存在，其焦虑体验与精神病性症状相关；在疾病的早期，幻觉产生和妄想形成时，尤其在自知力没有完全丧失的情况下，病人的焦虑是明显的。

（2）抑郁　抑郁症状是神经症、精神病及心理障碍的一种常见的症状，它不仅可以附属于其他疾病，也可以由核心症状明显形成抑郁症。病人的抑郁症状可以表现为情绪低沉，整日忧心忡忡，愁眉不展，唉声叹气，重者忧郁沮丧，悲观绝望，感到自己一无是处，以致兴趣索然，大有"度日如年"、"生不如死"的感觉，外界一切都不能引起他的兴趣等。

（3）易激惹与情感高涨　易激惹，也叫激惹性增高。是精神科一种常见的症状，在精神分裂症中也是常见的症状。精神分裂症病人的易激惹有两种不同的性质。一种与某些精神病性症状，如幻觉、妄想等有关，实际上是一种继发性的，与幻觉或妄想一致的，因此也是可以理解的。例如病人有被害妄想，这种妄想虽然不可理解，但由此病人表现的易激惹或者与周围发生的冲突是可以理解的。然而，另一种易激惹则是确实不可理解的。它完全违反人之常情，无缘无故，来得突然，消失也快，病人毫无自知力，甚至发脾气以后根本否认有这么回事，事后的表现确实也跟什么事情没有发生过一样。这种易激惹对于精神分裂症具有特征性意义。

情感高涨是一种具有感染力的症状。此时病人的情感活动明显增强，总是表现得欢欣喜悦、轻松愉快、兴高采烈、洋洋自得。讲话时眉飞色舞，喜笑颜开，表情生动、丰富；对一切都感到非常乐观，好像从来没有什么忧愁和烦恼，对任何事情都感兴趣，自负自信。但是这种情感的高涨并不是稳定的，病人很容易出现上面描述的易激惹症状：稍微不遂则勃然大怒，遇悲哀事则伤心流泪，但马上就会消失，迅速恢复原状。病人常有良好的自我感觉，感到无比舒畅和幸福，有的病人说，做梦都在乐。值得注意的是上述表现有很大的感染力，而且与环境保持良好的联系，并且能被一般人理解，甚至周围的人都被他逗乐，不认为他是病人，这是躁狂症的典型表现。

（4）情感暴发　这是一种在精神因素作用下突然发作的、暴发性的情感障碍。病人表现哭笑无常、叫喊吵骂、打人毁物等。有时捶胸顿足，号啕大哭；有时则又兴高采烈，手舞足蹈，狂笑不已；有时则又满地打滚，表现极为粗暴。整个临床表现杂乱无章，变化很大。但有几点是比较突出的：这类发作持续时间较短，情感色彩异常浓厚，并且伴有撒娇、做作、幼稚以及表演式的表情和动作。病人对周围情况的感知并无障碍，意识也颇清晰，但严重时也可出现轻度障碍。一般来说病人的暗示性较高，癔症性格特征也颇为明显，故常为癔症的主要症状之一。

（5）病理性激情　这是一类突然发作、非常强烈但又较短暂的情感障碍。一般来说，病人既不能意识到由此产生的冲动行为的后果，也不能对其发作加以控制。

这种行为往往表现为残忍的行为，以致严重地伤害他人或动物。在发作时常伴有一定程度的意识障碍，因此事后可能出现遗忘。这类症状多见于癫痫、较严重的颅脑外伤或中毒性精神病，也可见于精神分裂症。

（6）强制性苦笑　这是一类在脑器质性精神病的病例中较常见的症状。病人在没有任何外界因素的影响下，突然出现不能控制或带有强制性的苦笑。病人呈现为一种奇特的、愚蠢的、与其情感内容完全不相符合的面部表情。病人既缺乏任何的内心体验，也说不出为什么会有如此表情。

（7）病理性心境恶劣　是无任何外界原因而突然出现的低沉、紧张、不满情绪的发作。一般持续 1~2 天。此时病人易激动，无故恐惧，提出各种要求，诉说各种不满，处处不顺他的心。常见于癫痫。

（8）矛盾情感　精神分裂症病人对一个人或一件事情同时存在两种对立的情感，如某病人坚信其妻与单位领导一起要谋害自己，所以十分恨她；但同时又盼望她来医院探望、陪伴自己。病人对同一个或同一件事情既爱又恨，既悲又喜，这是情感活动本身的分裂现象。

（9）情感倒错　精神分裂症的病人的情感反应与外来的刺激不一致，如当病人听到亲人死亡的噩耗时，无动于衷，甚至流露出喜悦的表情。

（10）表情倒错　精神分裂症病人的表情与其内心体验不一致，如某病人号啕大哭时内心并不悲伤，嬉笑时内心却极其痛苦。

（11）被强加的情感　精神分裂症病人体验到自己的表情是由外界某种力量控制着而不属于自己，这是 Schneider 一级症状的表现。

（12）情感不适切　精神分裂症病人当时所出现的思维、言语与相伴的情感活动不协调时，称为情感不适切。

（六）意志与意志障碍

（1）意志缺乏　病人对任何活动都缺乏明显的动机，没有什么确切的企图和要求，不关心事业，对学习和工作缺乏应有的主动性和积极性；行为被动，个人生活方面变得很懒散，不注意卫生，不洗澡，不理发，甚至连最基本的清洁梳洗也置之不顾；经常独处，行为孤僻，退缩，与周围环境不相协调；严重时对生活本能也缺乏一定的要求。但病人对此既缺乏自觉，也完全不能意识到它是不正常的。因此，病人对此毫不在意。这类症状常与思维贫乏、情绪淡漠同时出现，构成精神分裂症常见的基本症状之一。一般多见于精神分裂症单纯型或晚期阶段的精神衰退，也可见于器质性精神病的痴呆状态。

（2）意志减退　是指意志活动缺乏进取心和主动性，缺乏克服困难的决心和力量。常见于抑郁症等。

（3）意志增强　是指在病态自信基础上伴有的固执行为，多见于偏执性精神病、精神分裂症偏执型。

（七）行为障碍

（1）兴奋状态　兴奋状态是精神病临床上很重要的一类症状，一般所谓的兴奋是指整个精神活动的增强而言。因此，就其内容来说，它涉及精神活动的每一个方面。由于疾病性质不同，它们可以有很多不同的表现。有的以情感失调为中心，伴有言语和活动的增多。有的则以动作行为的异常更为突出，而言语的增多却并不显著。

（2）木僵状态　根据发病机理的不同，木僵状态可以分以下几类：①紧张性木僵：这是在紧张性综合征中最常见的一类运动抑制的表现。木僵程度不一，轻时病人的言语、动作和行为显著减少、缓慢，举动笨拙。严重时运动完全被抑制，缄默不语，不吃不喝，往往保持一个固定不变的姿态，僵住不动。任何刺激如针刺皮肤等都不能引起相应的反应或躲避（防御反射）。由于也会涉及吞咽活动，病人不吞咽唾液，而任其沿着口角外流，以致口腔黏膜往往发生糜烂。大小便潴留，也不主动排出。白天一般多卧床不起，但往往在夜深人静时稍有活动或自进饮食。严重时病人的肢体可任人随意摆布，如将四肢抬高并弯曲成不同的角度，即使摆在一个极不舒服的姿势，也可保持很久而不变动，这种现象称为"蜡样屈曲"。有时将病人头部抬高离开床面，持续在一个好似枕着枕头的姿势躺着，即使很长时间，他也不自动纠正，即所谓"空气枕头"。②心因性木僵：这是一种在急剧而强烈的精神创伤作用下所产生的反应状态。例如，亲人突然死亡。临床上可以表现为一种普遍的抑制状态。病人活动大大减少，呆滞、缄默、拒绝饮食，甚至呈现僵着状态。躯体方面常伴有植物神经系统功能失调的症状，如心跳加快，面色潮红或苍白，出汗、瞳孔散大等。有时可有轻度的意识障碍。一般来说，当外因改变或环境消除后，木僵的症状就可消失，病人常对此不可回忆。③抑郁性木僵：由急性抑郁引起。病人可缺乏任何自主行动和要求，反应极其迟钝，以致经常呆坐不动或卧床不起，且缄默不语。在反复劝导或追问下，有时对外界刺激尚能做出相应的反应，如点头或摇头，或微动嘴唇，低声回答。要点是病人的情感活动无论是在表情、姿势还是内心体验上都是相吻合的，这与精神分裂症的紧张性木僵是不同的。④器质性木僵：常见于脑炎后、脑瘤侵入第三脑室、癫痫、脑外伤或急性中毒等。

（3）违拗症　病人对于别人向他提出的要求不仅没有相应的行为反应，甚至加以抗拒，这主要有两种表现：①主动性违拗：病人做出与对方要求全然相反的动作。如医生要求病人张口检查时，病人却反而紧紧地闭嘴，当要他闭嘴时，他却张开嘴。②被动性违拗：此时病人对别人的要求一概加以拒绝，不肯履行要求他做的任何事。

（4）被动服从　这恰恰和违拗症相反，病人被动地服从医生或任何人的要求和命令。甚至一些不愉快的、无意义的、并使他难受的动作也绝对服从。

（5）刻板动作　刻板动作和刻板言语相似，病人持续地、单调而重复地做一个动作，尽管这个动作并没有什么指向性和意义。常和刻板言语同时出现。

（6）模仿动作　这是和模仿言语有同样性质并经常同时出现的一种症状，病人毫无目的、毫无意义地模仿周围人的动作。

（7）作态　又称装相。此时病人做些愚蠢而幼稚的动作和姿态，使人感到好像是故意装出来似的。例如，病人尖声怪气地与人交谈，或用脚尖走路等。该动作行为障碍常见于精神分裂症青春型。

（8）离奇行动、古怪动作　此时病人的行为离奇古怪，不可理解，常无故做些挤眉弄眼、装怪样、做鬼脸等奇怪的表情和动作。例如，病人突然钻到床下，满地乱爬，装狗叫，一会儿又拿起痰盂在头上扣，脸上不断地装扮着许多古怪的模样等。该动作行为障碍常见于精神分裂症青春型。

（9）持续动作　和持续言语一样，当他人向病人提出新的要求后，病人仍然重复地做刚才所做的动作，经常和持续言语同时出现。

（10）强制性动作　在精神分裂症尤其是具有精神自动症的病人中，可以见到不符合其本人意愿且又不受自己支配而带有强制性质的动作。病人往往没有强烈摆脱的愿望，因此缺乏痛苦的体验。

（11）强迫性动作　这是一种违反本人意愿，反复出现的动作，病人清楚地知道，做这些动作完全没有必要，也努力设法摆脱，但徒劳无功。例如，病人很长时间反复洗手，甚至把手洗破了也无法控制。又如病人把门关上，老觉得没有关好，几次三番回去检查，明知无此必要，但无法摆脱。病人往往为此感到非常痛苦，对治疗的要求也迫切。这类症状常见于强迫性神经症，也可见于精神分裂症早期。

（八）自知力

简单地说，自知力就是对自身精神状态的认识。精神疾病的一个重要特点就是病人对自身的精神状态缺乏认识，和其他非精神科疾病不同，对自身疾病状态缺乏认识是某些精神疾病过程中的基本属性。这种情况在精神分裂症过程中表现得尤为突出，几乎所有精神分裂症患者在其病程中都出现过自知力严重受损，大多数曾出现过自知力完全丧失。精神分裂症的绝大多数"对诊断有特殊意义的、并常常同时出现的症状群"（ICD-10）或症状本身就蕴含着自知力的缺乏。这些症状和症状群包括：思维鸣响、思维插入、思维被撤走、思维广播、被控制或被动妄想、妄想性知觉、评论性幻听、持续性妄想、思维断裂、紧张性行为等。自知力状态不仅是评价精神分裂症病情转变的一个重要指征，而且可能直接影响对疾病的治疗。

自知力是精神病理现象中一个十分重要的问题，然而，有关自知力的定义却充满了争议。有人简单地把自知力定义为病人对自己精神状态的知觉。其实，自知力不仅包括病人对自身疾病的认识，还包括他对疾病改变和他与外周关系的认识，自知力涉及认知、情感和对内在的和外部的世界改变的感受。

病人对疾病的自知力并不是一个独立的症状或综合征，对病人自知力受损程度的判断应建立在对病人详细精神状态检查的基础之上。从形式上来说，对病人自知力的判断很容易受检查者主观因素的影响。这类主观因素不仅包括检查者个人的经验，还包括对自知力维度的不同认识。Gregory 认为自知力包括 5 个维度：①对症状的认识；②对疾病存在的认识；③对精神疾病病因的推测；④对导致疾病复发的弱点的认识；⑤对治疗价值的意见。

（九）中医证候

中医精神疾病证候分为实证、虚证、虚实夹杂证。

（1）实证表现　兴奋，易怒，烦躁不安，语无伦次，妄言妄见，骂詈不避亲疏，弃衣而走，伤人毁物，哭笑无常，面红耳赤，头痛失眠，胸胁胀痛，不欲食，便秘；舌红，苔多黄腻，脉弦滑数；或舌红紫或见瘀斑，脉沉实有力。

（2）虚证表现　素体虚弱或病程长，精神抑郁或淡漠，呆滞，少语，善悲，欲哭甚至轻生，思维贫乏，意志减退，言语杂乱，易惊健忘，梦多；舌淡，舌体胖，有齿痕，舌苔薄白，脉细弱无力。

（3）虚实夹杂证表现　素体阴虚或狂久，精神疲惫，坐卧不安，紧张，恐惧，烦躁不得眠，手足心热，少苔或无苔，舌质红，脉沉细弦。或虚证出现有痰结之象，脉滑，舌苔白腻。或有瘀血之象，舌质暗紫，有淤斑，苔薄黄，脉细弦或沉迟。

四、精神疾病的分类与诊断思路

诊断就是把患者的病情纳入疾病分类的某一项目中。因此，在诊断前应该掌握最近的精神疾病分类标准。诊断的目的是指导医生选择合适的治疗方法并预测疾病预后。在精神科，除了器质性精神障碍可通过实验室或影像学检查而诊断外，大多数所谓功能性精神疾病还是靠临床描述性症状由医生来诊断的。因此，认真详尽地采集病史及对病人的观察、晤谈尤为重要。

（一）诊断步骤

（1）分析患者的精神活动是正常范围的变异还是精神症状，是否属于病态。

（2）分析其症状特点和躯体检查，是器质性还是非器质性症状。

（3）排除器质性之后，再分析其主导症状属于人格障碍还是神经症，或是精神病性症状。

（4）找出最可能出现这一主导症状的疾病，并逐一鉴别，得出诊断。

（二）注意事项

（1）重视调查研究，对病史内容要向患者核实，有疑问时必须进行调查了解。

（2）诊断的线索除需要医生的检查外，也可以通过护士、家属、同事等多方了解。

（3）注意症状产生的背景及其与环境的联系。

（4）注意精神症状的组合特点和整体性，不要过分强调单一症状，避免诊断片面性。

（5）对所获得资料要分析综合，并结合临床经验。

（6）对疑难病例要全面收集病史，集体讨论，追踪观察。

（7）可以进行量表评定或心理测验辅助诊断。

（三）中医对精神疾病的分类与诊断思路

（1）癫狂类　包括癫症（辨证分为：痰气郁结、血迷心包、心脾两虚、心血不足、兼夹痰火）；狂症（辨证分为：火热过亢、兼夹痰、火盛伤阴）；其他（呆病、花癫、心风、风邪、邪祟、中恶、鬼邪）。

（2）感染、中毒、外伤类　发热谵妄（辨证分为：发热性谵妄、谵语、发狂、郑声、阴躁、蓄血发狂、热入血室）；其他（百合病、产后癫狂、花草药石发狂、恶酒、脚气、外伤）。

（3）情志症　郁症（辨证分为：怒郁、思郁、忧郁）；脏躁类（辨证分为：脏躁、奔豚、梅核气等）；其他（失志等）。

（4）头痛、眩晕、不寐类　头痛（辨证分为：痰饮、诸风、伤湿、气虚、瘀血、偏头痛等）；眩晕（辨证分为：肝风、痰湿、血气虚、肾虚）；不寐（辨证分为：

胃不和、心胆气虚、心肾不交、心脾血虚）；嗜卧（辨证分为：脾胃虚、胆热、湿盛、肾气不足）；惊悸怔忡（辨证分为：心气不足、心血虚、水亏火旺、痰涎水停）；健忘（辨证分为：心肾不交、心脾血虚、痰涎中阻）；自汗（辨证分为：肺虚、脾虚、肝虚、心虚、肾虚）；盗汗；阳痿；遗精等。

五、精神疾病的处理原则

（一）紧急处理原则

所谓紧急处理原则，就是诊断患者的严重的精神或躯体状况必须尽快进行的处理，如对于严重行为紊乱、消极行为或出现的意识障碍等可能造成病人自身或他人伤害的紧急情况进行针对性强、行之有效的处理。

（二）药物治疗与心理治疗相结合原则

药物可以对一些精神症状，甚至是精神病性症状产生治疗作用，但是心理治疗不可忽视，它不仅可以强化药物治疗，有时对病人的康复也很有帮助。

（三）治疗与预防相延续原则

急性期的治疗往往是短暂的，大多数的精神障碍的治疗是需要预防复发的，因此药物治疗的长期性不可避免，也不能忽视，主要目的是降低复发的可能性。

（四）中西医结合原则

一定数量的病人需要中西医结合治疗。大多数的研究表明，中西医结合治疗比单一的西医或中医治疗效果好，痊愈率高，而且副作用少，因此值得作为原则之一来强调。

（五）个体化原则

这主要是针对患者的年龄、诊断、身体状况、过去用药历史、亲属治疗药物情况等诸多因素进行药物和剂量的选择，这也是重要的原则之一。

（六）性价比原则

少花钱、多办事既符合卫生经济学原则，也是为病人节约开支，是必须考虑的问题。

第二节 精神分裂症与偏执性精神障碍

一、精神分裂症

（一）概述

精神分裂症是一组病因未明的精神病，多起始于青壮年，常有感知、思维、情感、行为等多方面的障碍和精神活动的不协调，一般无意识障碍和智能障碍，病程多迁延。精神分裂症这一疾病名称是 1911 年由 E·布鲁勒提出的，他把精神分裂症的特征性症状归纳为 4A 症状（Association；Affect；Ambivalence；Autism），即联想障碍、情感障碍、矛盾意向和内向性。根据 1982 年我国 12 个地区精神疾病流行病学抽样调查显示，城市居民平均时点患病率为 6.06‰，农村为 3.42‰；总患病率（包括已愈和未愈者）城市为 7.11‰。发病率美国调查为 0.43% ~ 0.69%；我国调查为0.09% ~ 0.35%。

中医癫狂症包括了本病。16 世纪王肯堂曾明确提出"癫者或狂或愚，或歌或笑，或悲或泣，如醉如痴，言语有头无尾，秽洁不知，积年累月不愈，俗乎心风，此志愿高而不遂所欲者多有之。狂者病之发时，猖狂刚暴，如伤寒阳明火实发狂，骂不避亲疏，甚则登高而歌，弃衣而走等。"癫所概括的症状比较多，包括思维紊乱，妄想幻觉，情感及行为障碍等。而狂症主要表现为兴奋，动作言语增多。

（二）病因及发病机制

1. 遗传因素 遗传因素在本病的发生中起一定作用。家系调查发现亲属中的患病率比一般居民约高 10 倍，与患者的血缘关系越近，患病率越高；双生子研究发现单卵双生比双卵双生患病率高 4 ~ 6 倍；寄养子调查也提示明显的遗传倾向；但细胞遗传学与分子遗传学研究至今缺乏一致性结果。

2. 素质因素 有的学者提出特殊的病前个性，如孤僻、内向、怕羞、敏感、思维缺乏、逻辑性差及好幻想等，是导致本症的原因，并将此种个性特征称为分裂性人格。事实上精神分裂症患者这种"分裂性人格"者仅占 50%，因此它不能作为唯一病因，而且具有分裂样人格者，也仅有一小部分发生本病。

3. 心理社会因素 在严重的精神创伤及生活事件刺激后发病者常见，但多数仍以无明显原因发病者为多。精神创伤只是起了一个"扳机"作用,而成为本病发生的诱因;对急性起病者,尤其如此。

4. 神经生化病理假说

(1) 多巴胺(DA)假说 有人报道从未用过抗精神病药的精神分裂症患者,死后脑标本的基底神经节和伏膈核 D2 受体增多。应用正电子发射脑扫描的 D2 受体定量法发现,精神分裂症患者的苍白球受体数目比正常人高,提示精神分裂症患者的中枢多巴胺能递质系统可能异常。

(2) 5-羟色胺(5-HT)假说 研究发现精神分裂症患者有 5-HT 的异常,具有强烈阻断 5-HT 作用的氯氮平有很好的抗精神病效应,因此精神分裂症与 5-HT 受体可能有关。

5. 神经解剖的病因学研究 有 30% ~ 40% 的精神分裂症患者有脑室扩大或其他脑结构异常。Crow(1990)等对 22 个精神分裂症脑标本与 26 个年龄配对的对照脑标本进行解剖,发现患者脑室扩大,越向后越明显,左右两侧不对称主要位于左颞角,并发现胼胝体有明显的发育异常,认为可能是脑发育受阻所致,而脑发育不对称性与遗传有关。

中医认为癫狂的病因病机十分复杂,至今也无定论,内伤七情、外感六淫皆可导致身体的阴阳脏腑功能失调,发生气血痰火的病理变化,从而发生癫狂。

(三) 临床表现

精神分裂症的精神症状复杂而多样,不同临床类型、病程的不同阶段其症状差别很大,但都有特征性的感知觉和思维障碍或情感行为不协调及脱离现实的特点。

1. 思维障碍 妄想是本病的常见症状,其特征是妄想的结构松散,妄想的对象和内容易于泛化和多变;以被害、关系、钟情、夸大等妄想多见。妄想与幻觉常相互影响,相互加重。内容荒谬的被控制感、被洞悉感等则是常见的精神分裂症的特征性症状。原发性妄想常见于本病早期,也是本病的特征性症状。这种妄想发生突然,完全不能用患者当时的处境和心理背景来解释。

联想障碍是精神分裂症最有特征的症状,其主要表现为联想过程缺乏连贯性。其特点是患者在谈话或文章中,虽然每个句子都可被人听懂,但句与句之间缺乏内在意义上的联系,使人感到不易理解(思维松弛)。严重时,言语支离破碎(破裂性思维)。有时患者可在无外界原因影响下,思维突然中断(思维中断),或涌现大量思维并伴有明显不自主感(强制性思维)。另一种思维形式障碍表现为患者用一些很普通的词句、名词,甚至以动作来表达某些特殊的、除了患者自己其他人无法理解的意义（象征性思维）。有时患者创造新词，把两个或几个无关的概念或不完整的字或词拼凑起来，赋予特殊的意义（语词新作）。

2. 幻觉 幻觉是精神分裂症最常见的症状之一。一般以听幻觉为主，亦可见触、嗅、味幻觉，视幻觉则较器质性精神病少见。本病的幻觉具有以下特征：①多在意识清楚情况下出现；②患者常不能觉察幻觉的不现实性；③有时幻觉的感受很模糊，但患者却能据此做出肯定的判断。功能性幻觉、假性幻觉及性幻觉均多见于精神分裂症。

3. 情感障碍 情感障碍表现为情感活动范围的狭窄，严重时可表现为淡漠，对朋友不关心，对亲人不体贴，对周围事物的情感反应变得迟钝，甚至对使人莫大痛苦的事，也表现为惊人的平淡。同时，还表现为情感反应不适切，即情感活动与当时的思维内容和处境不协调。

4. 意志活动减退或缺乏 患者表现孤僻离群、懒散被动、活动减少，主动性日趋丧失，即意志活动减退。严重时对生活缺乏基本要求，如不洗澡、不理发、不换洗衣服，甚至整日呆坐或卧床。有些患者吃一些不能吃的东西，伤害自己的身体，是一种行为与环境不协调症状（意向倒错）。

5. 行为与动作障碍 患者作怪相、扮鬼脸，是青春型精神分裂症的常见症状；刻板行为和刻板姿势等则是紧张型精神分裂症的常见症状。

6. 自知力 绝大多数患者缺乏自知力，表现为不认为自己有病，而认为是由于某些人的恶意加害于他或不理解他。由于缺乏自知力，患者往往不愿意接受治疗。

7. 临床分型

（1）单纯型 发病多在少年期，缓慢进行，主要表现为兴趣及活动逐渐减退，生活懒散，学习成绩下降。早期不易发现，来就诊时往往已有数年病史。主要症状为情感淡漠、思维贫乏、行为退缩。幻觉、妄想较少见。

（2）青春型 此型多发病于青春期，起病急，进展快。主要表现联想散漫，内容荒谬，并伴有各种幻觉及行为紊乱。情感喜怒无常，可伴有意向倒错。

（3）紧张型 多在青壮年发病，起病较快，以木僵状态多见，也可表现为紧张性兴奋，或两者交替出现。急性者的兴奋常带有冲动性，可以伤人毁物；持续兴奋则表现为各种刻板行为。严重的木僵表现为僵住、蜡样屈曲，较轻的则表现为缄默及动作显著减少，反应迟钝。

（4）偏执型 发病年龄多在青壮年或中年，起病缓慢。主要表现为妄想。起病初期，患者先有一些环境异样的感觉，然后逐渐产生牵连观念、被害妄想等。多数患者均伴有与妄想内容相应的幻觉。少数患者以原发性妄想的形式突然起病。

（5）其他类型 除上述传统的 4 个类型以外，临床上述各型部分症状同时存在，难以分型者，并不少见，称未定型。另外还有精神分裂症后抑郁、残留型等。

（四）诊断要点

诊断要点是：①具有特征性的思维和知觉障碍，情感不适切、平淡以及意志活动缺乏。②病程有缓慢发展迁延的趋势。③无特殊阳性体征，绝大多数患者没有意识及智能障碍。

具体诊断标准（CCMD－3）为：

（1）症状标准 至少具备下列 2 项，并且非继发于意识障碍、智能障碍、情感高涨或低落。①反复出现的言语性幻听；②明显的思维松弛、思维破裂、言语不连贯、思维贫乏或思维内容贫乏；③思想被插入、被撤走、被播散、思维中断或强制性思维以及被动、被控制，或被洞悉体验；④原发性妄想（包括妄想知觉、妄想心境）或其他荒谬的妄想；⑤思维逻辑倒错、病理性象征性思维，或语词新作；⑥情感倒错，或明显的情感淡漠；⑦紧张综合征、怪异行为，或愚蠢行为；明显的意志减退或缺乏。

（2）严重标准 自知力障碍，并有社会功能严重受损或无法进行有效交谈。

（3）病程标准 ①符合症状标准和严重标准至少已持续 1 个月（单纯型另有标准）；②若同时符合分裂症和情感性精神障碍的症状标准，当情感症状减轻到不能支持情感性精神障碍症状标准时，分裂症状需继续符合症状标准至少 2 周以上，方可诊断为精神分裂症。

（4）排除标准 排除器质性精神障碍及精神活性物质和非成瘾物质所致精神障碍。尚未缓解的精神分裂症患者，若又罹患本项中前述两类疾病，应并列诊断。

（五）治疗原则

1. 治疗原则的基本要点

（1）目前尚无法根治精神分裂症，但治疗能减轻或缓解病症，并减少伴发疾病的患病率及病死率。治疗目标是降低复发的频率、严重性及社会性不良后果，并增强发作间歇期的心理、社会功能。

（2）应识别分裂症的促发或延续因素，提倡早期发现，早期治疗。应用恰当的药物、心理治疗和社会康复。后者的目的在于减少应激事件，使患者主动配合治疗。

（3）确定药物及其他治疗，制定全面的全程综合性治疗计划。

（4）在整个药物治疗过程中，要始终注意贯彻治疗的"个别化"原则。治疗应努力取得患者及其家属的配合，增强对治疗的依从性。

（5）精神科医生除直接治疗患者外，还常作为合作伙伴或指导者，以团队工作方式与其他人员共同根据患者的需要，最大限度地改善他们的社会功能和提高生活质量。

（6）以适合患者及其家属的方式提供健康教育，并应贯穿整个治疗过程。

2. 精神分裂症各期治疗原则

（1）前驱期　一旦明确有精神分裂症的前驱症状，应立即治疗。药物可用于前驱期、先兆发作，或急性发病的防治以及改善间歇期症状。

（2）急性期　尽力减轻和缓解急性症状，重建和恢复患者的社会功能；抗精神病药应尽早使用，新型非抗精神病药，如利培酮、奥氮平、奎硫平、齐拉西酮、阿立哌唑应作为一线药，如存在不依从情况可用肌注或静脉点滴给药；一种抗精神病药在足程足量的情况下，如疗效不佳可换用其他抗精神病药物，有时也可以联合非抗精神病药物药，如卡马西平、丙戊酸盐、苯二氮䓬类，或改用氯氮平等二线药物；对紧张症药物治疗无效或有禁忌证时，可用电休克疗法（ECT）。

（3）恢复期　减少对患者的应激，降低复发的可能性和增强患者适应社区生活的能力，如一种抗精神病药已使病情缓解，应续用同量6个月，再考虑减量维持治疗；心理治疗起支持作用；应注意过度逼迫患者完成高水平职业工作或实施社会功能，可增加复发风险。

（4）康复期　保证患者维持和改善生活质量及社会功能水平，使前驱期症状或逐渐出现的分裂性症状得到有效治疗，继续监测治疗不良反应；一旦出现早期症状，应及时干预；制定用抗精神病药进行长期的药物治疗计划时，应针对药物不良反应与复发风险加以权衡，初发患者经1年维持治疗可试验性停药，多次反复发作者维持治疗至少5年甚至终生。

3. 中医辨证论治　①血迷心包：妇女表现为月水崩漏过多，或产后恶露上冲，妇人或男子血瘀气滞，皆可发生精神失常，表现窬墙上屋，哭笑不休，不避亲属，妄见妄闻，言语错乱，神不守舍，脉多涩，舌可有瘀斑。治则：活血化瘀。可用癫狂梦醒汤。②心脾两虚：神思恍惚，悲伤欲哭，心悸易惊，少言懒动，饮食少进，舌质淡，脉细无力，此多见于癫病日久，心脾两虚，血少气衰，心神失养所致。治则：补养心脾，安神定志。可用养心汤。③心血不足，兼夹痰火：躁动不安，行为紊乱，妄见妄闻，易惊不寐，舌红苔黄，脉滑数。治则：清心养血，化痰安神。可用养血清心汤（适用于心气虚为主者）或温胆汤（适用于痰气较重者）。④痰气郁结：哭笑无常，言语有头无尾，或喃喃自语，或嗔骂无度，秽洁不知。舌苔多白腻，脉多弦细或弦滑。治则：理气解郁，化痰开窍，安神定志。可用宁志化痰汤。

二、偏执性精神障碍

（一）概述

偏执性精神障碍，又称妄想型精神障碍。是一组以系统妄想为主要症状，而病因不明的精神障碍，可有或无幻觉，若有幻觉则历时短暂且不突出。在不涉及妄想的情况下，无明显的其他心理方面异常，人格常保持完整，并有一定的工作及社会适应能力。30 岁以后发病者较多。主要包括偏执狂、偏执状态和更年期偏执状态。

偏执性精神障碍属于中医学癫疾的范畴。

（二）病因与发病机制

偏执性精神障碍可能在强而不均衡的神经类型基础上发展起来的。这类人的神经系统具有抑制过程不足，兴奋过程占优势的特点。在此基础上如受到严重的精神创伤或处于长久的紧张状态，使大脑皮质形成病理性惰性兴奋灶或形成了一种自卑和敏感多疑、自我中心的性格，故常将事实加以曲解；当其计划和抱负受挫时，则认为是别人不信任他，甚至迫害他，故常猜疑别人的言行，错误地解释别人的动机，并极易产生被害妄想、嫉妒妄想，在这些妄想支配下，患者与周围人际关系冲突必然增加，这又促使患者认为他的妄想观念是客观存在的，进一步又加强了其妄想。

《黄帝内经·奇病论》曰："人生而有病癫疾者，病名为胎病，此得之在母腹中时，其母有所大惊，气上而不下，精气并居，故令子发为癫疾也。"此与现代医学所描述的病前性格（如固执、主观、敏感、猜疑、好强等特征）有相近之处。《活人录》所述：癫本起于郁结，或忧思过度，或谋虑不遂，使五脏之神情意志不得舒展，日渐衰微，故心虚无主而多疑。这与目前对本病发生发展的认识——在个性缺陷的基础上遭受刺激而诱发，由于自负和敏感，对其遭遇的挫折作歪曲的理解而逐步形成妄想，也是一种同源的理论依据。

（三）临床表现

偏执狂是一种罕见的精神病。病程缓慢发展，以持久、不可动摇和高度系统化的妄想为本病突出特征。妄想是在对事实的片面评价的基础上发展起来的。思维可始终保持有条理和逻辑性，情绪和行为与妄想一致，一般没有幻觉。本病男多于女，以脑力劳动者多见。妄想一旦形成则很难消失，年老后妄想可趋缓和，一般不会出现衰退症状。

偏执状态是偏执性精神障碍的另一种形式。女性多见。以妄想为主，主要是对现实生活中某一事件的曲解而引起。内容多为迫害性，其次为夸大、嫉妒和钟情。患者往往寻求证据，以作为妄想的根据。在妄想支配下患者寻找保护，跟踪别人，或采取攻击行为。除妄想外无其他思维或感知障碍。如不涉及妄想，患者的情绪反应适当。工作、学习和社会适应能力良好。智能无损害。这类患者的妄想不如偏执狂那样系统、顽固和持久。

（四）诊断要点

1. 诊断　偏执性精神障碍具有独特的临床特征，结合病史，诊断并不困难，具体可参照 CCMD－3 有关该病的诊断标准。

（1）症状标准　以系统妄想为主要症状，内容较固定，并有一定的现实性，不经了解，难辨真伪。主要表现为被害、嫉妒、夸大、疑病或钟情等内容。

（2）严重标准　社会功能严重受损和自知力障碍。

（3）病程标准　符合症状标准和严重标准至少已持续 3 个月。

（4）排除标准　排除器质性精神障碍、精神活性物质和非成瘾物质所致精神障碍、精神分裂症或情感性精神障碍。

2. 鉴别诊断　本病需要与偏执性精神分裂症、偏执性人格障碍相鉴别。

（五）治疗原则

治疗方面，可用典型或非典型抗精神病药物，剂量以中等为宜，但效果往往不满意。症状好转后，可减少药量或停药。心理治疗的效果值得肯定，应持续进行。认知心理疗法、疏导心理疗法等可因人选择。有些病人给以调整工作环境或改换生活环境，也能起到改善症状的作用。

中医辨证论治：①肝郁痰火：任性固执，性情急躁，容易激惹，反复纠缠，狂言妄语或妒火中生，或痴迷追逐异性，头痛少寐。舌红，苔黄腻，脉弦滑数。治法：疏肝解郁，清涤痰火。可用栀子清肝汤合涤痰汤化裁。②心肝阴虚：烦躁不眠，心悸健忘，形瘦面红，五心烦热。舌红少苔或无苔，脉细数。治法：滋阴补肝，养心安神。可用：补肝汤合天王补心丹化裁。③气血凝滞：情绪躁扰不安，恼怒多言。面色晦暗，妄想多端，妇人经期腹痛，经血紫暗，脉细弦或沉弦。治法：理气通络，活血化瘀。可用：血府逐瘀汤加味。

第三节 心境障碍

一、躁狂症

（一）概述

躁狂症以情感高涨、思维奔逸、活动增多、精神运动性兴奋为特征。当病情较轻，未造成工作严重受损或未引起社会拒绝，且不伴幻觉、妄想，称为轻躁狂。

躁狂症属于中医"狂病"范畴。《灵枢》有"狂始发，少卧不饥，自高贤也，自辨智也，自尊贵也，善骂日夜不休。"《素问》还记载狂表现为"弃衣而走，登高而歌，或至不食数日，窬垣上屋。"

（二）病因与发病机制

1. 遗传因素 通过对患者的一级亲属的患病率、孪生子的同病率以及单卵孪生子的同病率的研究，根据现有资料推测躁狂抑郁性精神病可能是通过 X 染色体遗传给下一代的，也可能通过其他途径遗传。

2. 体质因素 Kretschmer 及 Sheldon 等人认为矮胖型伴有循环型人格者的发病率明显增高。循环型人格小组的主要特征是好交际、开朗、兴趣广泛、好动、易兴奋、乐观，也较易变得忧虑多愁。中胚叶型骨骼肌肉发达，结缔组织充实的病人比外胚叶型体格纤细娇弱的人患病为多。

3. 中枢神经介质的功能及代谢异常

（1）中枢去甲肾上腺素能系统功能异常 Schildkraudt 及 Davis 等人发现，躁狂抑郁性精神病患者存在着中枢去甲肾上腺素（NE）能系统功能失调。躁狂病人 NE 受体部位的介质相应增多，造成 NE 能系统功能处于亢进状态。实验室检查发现，躁狂型病人尿中 3—甲氧基—4—羟基—苯乙二醇（MHPG）排出量比正常人多。NE 的最终代谢产物有 MHPG 及 3—甲氧基—4—羟基苦杏仁酸（VMA），而 80% 的 MHPG 来源于中枢，所以上述实验室所见说明躁狂症可能由中枢 NE 能系统功能失调所致。

（2）中枢-羟色胺能系统功能异常 中枢 5-羟色胺（5-HT）具有保持情感稳定的功能，躁狂或抑郁中枢-HT 的功能都属低下。病人脑脊液 5-HT 及其代谢物 5-羟吲哚乙酸（5-HIAA）的水平比正常低。

（3）多种胺代谢障碍假说　还有一些专家认为躁狂的发生是由于中枢 5 – HT 不足的同时伴有中枢 NE 过多所致；抑郁则由于中枢 – HT 不足同时伴有 NE 低下所致。如此构成多种胺代谢障碍的假说。

中医病因病机：狂的发病机理，古代各家意见比较一致，认为是"火阳亢"所致，以后虞搏又提出"狂为痰火实盛"，至清代陈士铎除了论证"痰火"之说外，还提出"寒症之狂"。总之对狂症多认为是阳证，实证，火热过亢，可夹痰。少数可为瘀血，阴盛，寒症。

（三）临床表现

典型的躁狂发作以"三高"症状，即情感高涨、思维奔逸和活动增多为基本特征。

1. 一般表现　有些躁狂病人衣着华丽，色彩鲜艳，佩戴较多的装饰品等，这与其情感高涨的心境密切相关。

2. 情感高涨　情感高涨是本病的原发性障碍。病人的心情极佳，表现为轻松愉快，热情乐观，自我感觉良好，觉得周围的一切都非常美好，生活绚丽多彩，无比快乐和幸福；因此整日兴高采烈，得意洋洋。愉快心境颇为生动鲜明，与内心协调，也具有一定的感染力，往往能引起周围人的共鸣。但病人的情绪不稳定，有易激惹性，常以敌意或暴怒对待别人的干涉或反对；但易激惹情绪通常持续时间短暂，病人又转怒为喜。

3. 思维奔逸　病人的思维联想过程明显加快，自觉变得聪明，大脑反应格外敏捷，思维内容非常丰富，概念一个接一个地产生，有时会感到语言跟不上思维的速度。临床表现为引经据典，高谈阔论，滔滔不绝。由于联想过程加快以至来不及深思熟虑，患者谈话的内容流于肤浅和表面化，也给人以信口开河之感。病人的主动和被动注意力均有增强，但不能持久。表现为思维活动常受周围环境变化的影响致使话题突然改变（随意转移）。因新概念不断涌现、想象力极为丰富，有的患者出现音联（音韵联想）和意联（词意联想）。

4. 思维内容障碍　在心境高涨的背景下，病人经常出现夸大观念，自我评价高，自命不凡，盛气凌人。临床所见夸大观念常涉及健康、容貌、能力、地位和财富等。严重时可发展为夸大妄想，内容多为与现实接近。有时在夸大观念或妄想基础上出现关系妄想、被害妄想，但一般持续时间不长。

5. 精神运动性兴奋　躁狂发作时病人的精力异常旺盛，活动明显增多且忍耐不住，故而整日忙碌不停，但做任何事往往虎头蛇尾，有始无终。病人爱管闲事和打抱不平。不少患者招引旁人注意，当众表演，说俏皮话和开玩笑；有时表现为挥霍无度，每月工资几天之内挥霍而光；注重打扮，行为轻浮和好接近异性。病情较重时自我控制能力下降而举止粗野，甚至有攻击和破坏行为。虽然病人活动增多，但精力格外充沛，毫无疲倦之感。

6. 躯体症状　躁狂患者因自我感觉良好故极少有躯体不适，但经过细致观察仍可发现病人常面色红润，双目有神，且有心率加快、瞳孔轻度扩大和便秘等交感神经功能兴奋症状。食欲、性欲可以增强，睡眠的需求减少。另外，因体力过度消耗，病人多有体重减轻。极少数患者能认识到自己精神状态的异常。

（四）诊断要点

1. 症状标准　以情感高涨或易激惹为主，并至少有下列8项中的3项（若仅为易激惹，至少需4项）：

（1）注意力不集中或随境转移。

（2）语量增多。

（3）思维奔逸（语速增快，言语急促），联想加快或意念飘忽的体验。

（4）自我评价过高或夸大。

（5）精力充沛，活动增多，难以安静，不感疲乏；或不间断改变计划和活动。

（6）鲁莽行为（如挥霍，不负责任，不计后果的行为等）。

（7）睡眠减少。

（8）性欲亢进。

2. 严重标准　严重损害社会功能，或给别人造成危险或不良后果。

3. 病程标准

（1）符合症状标准和严重标准至少已持续1周。

（2）可存在某些分裂性症状，但不符合分裂症的标准。若同时符合分裂症诊断标准，在分裂症状缓解后，符合躁狂发作标准至少1周。

4. 排除标准　排除器质性精神障碍或精神活性物质和非成瘾性物质所致的躁狂。

（五）治疗原则

1. 治疗要点

（1）尽量及时使用药物治疗。

（2）尽量及时控制冲动等兴奋症状。

（3）在整个药物治疗过程中，要始终注意贯彻治疗的"个别化"原则。治疗应努力取得患者及其家属的配合，增强其对治疗的依从性。

（4）碳酸锂治疗应该监测血锂有效浓度。

2. 药物治疗

（1）**碳酸锂** 是目前治疗躁狂发作的首选药，总有效率为80%以上，急性躁狂发作时碳酸锂的治疗量一般为600~2000mg/d，3~5天后即可加至治疗剂量；待病情控制后酌情减量。年长体弱者治疗剂量应适当减小。值得注意的是，碳酸锂的治疗量与中毒剂量比较接近，除治疗期间密切观察病情变化和治疗反应外，应对血锂浓度进行监测。

（2）**抗癫痫药** 此类药物以丙戊酸钠、奥卡西平为代表，该药也可与碳酸锂联用，剂量应适当减少。另外亦是常用的抗癫痫药，特别对以上药物无效、不耐受及快速循环型双相躁狂患者，均需作常规肝脏和血液功能指标的检测。

（3）**抗精神病药** 注射氯丙嗪和氟哌啶醇能较快地控制躁狂发作，且效果较好。有效治疗剂量应视病情严重程度及药物副反应而定。病情较轻的患者以及急性症状控制后宜口服，口服药物可以采用传统的抗精神病药物，如氯丙嗪或氟哌啶醇，但最好采用非典型抗精神病药物。

3. 中医辨证论治 ①火热过亢，可夹痰：病起急骤，自高自是，好歌好舞，弃衣而走，窬垣上屋，甚则披头大叫，不避水火，伤人毁物，骂詈不避亲疏，喜笑恚怒而狂，舌红苔黄，脉弦数。治则：镇心泻肝，清火涤痰。可用刘完素的一下二吐三和法，或陈士铎的生治法。②火盛伤阴：狂躁日久，火盛伤阴，病势较缓，心血耗损，阴虚火旺，表现为兴奋烦躁，多言善惊，形瘦面红，舌质红，脉细数。治则：滋阴降火，安神定志。可用二阴煎。

二、抑郁症

（一）概述

抑郁症是以情绪低落、兴趣和愉快感缺乏为主要特征的心境障碍。其试点患病率男性为2%~3%，女性为5%~9%，一生中患病危险概率男性为5%~12%，女性为10%~25%。

抑郁症属于中医郁证范畴。中医郁证是由于情志不舒、气机郁滞所引起的一类病证，主要表现为心情抑郁，情绪不宁，胁肋胀痛，或易怒、善哭以及咽中如有异物梗阻、失眠等各种复杂症状。

（二）病因与发病机制

1. 遗传因素　如果家庭中有抑郁症的患者，那么家庭成员患此病的危险性较高，这可能是遗传导致了抑郁症易感性升高。其中双相抑郁症的遗传性更高些。然而，并非有抑郁症家族史的人都会得抑郁症，而且并非得了抑郁症的人都有家族史，这表明遗传并非是唯一决定性的患病因素。

2. 生物化学因素　证据表明，脑内生化物质的紊乱是抑郁症发病的重要因素。

现在已知，抑郁症患者脑内有多种神经递质出现了紊乱；抑郁症患者的睡眠模式与正常人截然不同。另外，特定的药物能导致或加重抑郁症，有些激素具有改变情绪的作用。

3. 环境因素和应激　严重的丧失，人际关系紧张，经济困难或生活方式的巨大变化，这些都会促发抑郁症。有时抑郁的发生与躯体疾病有关，一些严重的躯体疾病，如脑中风、心脏病发作、激素紊乱等常常引发抑郁症，并使原来的疾病加重。另外，抑郁症患者中有 1/3 的人有物质滥用的问题。

4. 性格因素　有下列性格特征的人很容易患上抑郁症：遇事悲观，自信心不足甚至有些自卑，对生活事件挫折的耐受性差。这些性格特点会使心理应激事件的刺激加重，并干扰个人对事件的处理。这些性格特征多是在儿童少年时期养成的，这个时期的精神创伤对个性特征的影响很大。

中医认为诸郁乃脏气病，由于情志因素，更兼脏气弱，则诸郁症生。同时多种情志因素的影响，可产生气血痰火湿食等多种病机的变化，而表现为各种精神症状，也可并发多种躯体症状。

（三）临床表现

典型的抑郁发作以"三低"症状，即情绪低落、思维迟缓和思维内容障碍以及意志活动减退为基本特征，多数病例还存在各种躯体症状。

1. 抑郁心境　抑郁心境是抑郁障碍的特征症状（约占90%）。患者的情感基调是低沉、灰暗的，可有轻度心情不佳，心烦意乱，苦恼，感到悲观，绝望，有生不如死、度日如年之感。病人常能体验现在与过去不一样，许多患者常用"活着没意思"、"高兴不起来"或"心里难受"描述自己的抑郁体验。少数病人由于种种原因不愿谈论自己压抑的心情，或极力否认、掩饰甚至强装笑容，对此应引起重视。在抑郁心境的背景上伴有焦虑、激越症状（约占60%）。病人往往无故紧张，坐立不安，惶惶不可终日。或不停地来回踱步、揪衣服、拧衣被。多见于年长女病人，有的病人则明显表现出易激惹性。在焦虑、抑郁的基础上可产生自杀观念和行为。据追踪调查抑郁病人自杀身亡约为15%到25%。

2. 思维迟缓 病人的思维联想过程受到抑制，反应迟钝，思路闭塞。自觉"脑子不转了"，"好像生锈了的机器"。临床表现为主动性言语减少，语速明显减慢；思考问题吃力。病人在回答问题时反应十分缓慢，需等待良久。若让其写作，即使写张便条也非常困难。

3. 思维内容障碍 在情绪低落的影响下，病人自我评价低，无故贬低自己，常产生无用感和无价值感，觉得活得毫无意义，有时有厌世想法和自杀打算。不少患者出现自责自罪观念，无任何根据地认为自己成为家庭和社会的累赘，"变成了废物"，或者认为犯了弥天大罪。为此，病人时常责备自己，或觉得应受到严厉的惩罚。有些患者在躯体不适基础上易产生疑病观念，怀疑自己身患不治之症。抑郁发作时所见疑病观念往往具有荒谬性质，如认为"肺烂掉了"，"心脏已经衰竭了"等。上述思维障碍可发展为妄想，除常见的罪恶感和疑病内容外，还可能出现贫血妄想。

4. 意志活动减退 抑郁患者意志活动也受到显著抑制。临床表现为主动性活动明显减少，生活被动，不愿参加平素感兴趣的活动，亦回避社交场合，宁愿独处。病人走路和其他动作也十分缓慢，病情严重者生活也懒于料理，再发展严重则不语不动，可达木僵程度。抑郁发作也可见患者意志增强活动，即反复出现自杀企图和行为。据资料统计，约25%有抑郁发作病史的患者曾企图自杀。少数病人常常不暴露自己的痛苦体验，甚至强作笑颜以逃避医护人员或家属的注意，其自杀计划与行为极为隐蔽。此外，在抑郁发作时常见焦虑情绪引起的活动增多症状，以更年期患者多见，如坐卧不安、踱步或搓手顿足；有的患者则表现为纠缠医护人员，反复要求给予解释、检查和治疗。

5. 躯体和生物学症状 抑郁病人常有食欲减退、体重减轻、睡眠障碍、性功能低下和心境朝重暮轻等生物学症状。

（1）食欲减退、体重减轻 多数病人有食欲不振、胃纳差等症状。美味佳肴不再具有诱惑力，病人不思茶饭或食之味同嚼蜡，常伴有体重减轻。

（2）性功能减退 疾病早期即可出现性欲减退，男性可能出现阳痿，女性有性冷淡。

（3）睡眠障碍 典型的睡眠障碍是早醒，比平时早2~3小时，醒后不能入睡，陷入沉思悲观心境中。

（4）昼夜变化 病人心境有昼夜变化。清晨或上午陷入心境低潮，下午或傍晚相对好转，此时能进行简短交谈和进餐。昼夜变化发生率约为50%，虽非必备的症状，但如发生则有助于抑郁的诊断。

（5）掩盖症状 有些患者以躯体症状为主诉，而掩盖了其实质的抑郁症症状。

（四）诊断要点

1. 症状标准 以心境低落为主，并至少有下列9项中的4项：

（1）兴趣丧失，无愉快感。

（2）精神减退或疲乏感。

（3）精神运动型迟滞或激越。

（4）自我评价过低，自责或有内疚感。

（5）联想困难或自觉思考能力下降。

（6）反复出现想死的念头或有自杀、自伤行为。

（7）睡眠障碍，如失眠、早醒或睡眠过多。

（8）食欲降低或体重明显减轻。

（9）性欲减退。

2. 严重标准 社会功能受损，给本人造成痛苦或社会适应困难。

3. 病程标准

（1）符合症状标准和严重标准至少已经持续2周。

（2）可存在某些分裂性症状，但不符合精神分裂症的诊断。若同时符合精神分裂症症状标准，在精神分裂症状缓解后，符合抑郁发作标准至少2周。

4. 排除标准 排除器质性精神障碍，或精神活性物质和非成瘾性物质所致抑郁。

（五）治疗原则

1. 治疗要点

（1）尽量及时使用药物治疗。

（2）有消极自杀念头的病人应该住院治疗。

（3）在整个药物治疗过程中，要始终注意贯彻治疗的"个别化"原则。治疗应努力取得患者及其家属的配合，增强对治疗的依从性。

（4）在应用抗抑郁药物之前，应该排除双相抑郁。

2. 药物治疗 一般情况下，可以选择SSRI类药物，或者SNRI或NaSSA类药物，这些都是与过去的三环类药物不同的药物，主要是副作用比较轻。例如，一般情况下，SSRI类药物每天1片就可以，早饭后服用。有比较明显睡眠障碍的，也可以选择 NaSSA 类药物米氮平服用。由于 SNRI 类药物具有双重作用机制，在起效方面比较快。

有些情况下，还需要联合非典型抗精神病药物，如难治性抑郁、伴有精神病性症状的抑郁或伴有明显激越或人格障碍的抑郁，可使用奎硫平、奥氮平、利培酮等，也可以选择齐拉西酮或阿立哌唑。

3. 其他治疗 电抽搐治疗往往针对有自杀意念或行为的病人。

4. 中医辨证论治 ①怒郁："当大怒气逆之时，则实郁在肝"，表现为气满腹痛，治当平肝，可用解肝煎或越鞠丸；而当怒气之后，"逆气已去，唯中气受伤，即无胀满疼痛等证，而或为倦怠，或为少食"，则"损在脾"，治当补脾，可用归脾汤。②思郁：多因"困厄积疑在怨者，思则气结，结于心而伤于脾"，表现为"上连肺胃而为咳喘，失血，呕吐，下连肝肾而为带浊，崩淋，闭经，劳损等。"病初因"气结为滞者，宜顺宜开"，可用和胃煎、二陈汤；久病而损及中气者，宜修宜补，可用固阴煎、归脾汤。③忧郁："悲忧惊恐而致郁者，总皆受郁之类，盖悲则气消，忧则气沉，必伤脾肺，惊则气乱，恐则气下，必伤肝肾，此其戚戚悠悠，精气但有消索，神志不振，心脾日以耗伤"，治宜培养真元，可用归脾汤或寿脾煎。

三、双相心境障碍

（一）概述

双相心境障碍也称躁狂抑郁症，这是躁狂发作和抑郁发作在同一患者身上发生的疾病。本病临床表现为躁狂和抑郁交替发作。成年人群患病率为 0.4% ~ 1.2%。

（二）病因与发病机制

1. 遗传因素 家系调查该病的家族聚集性比较明显。同时单卵双生子的同病率高达 66.7% ~ 92.6%，显著高于双卵双生子的同病率 16% ~ 38%。但是遗传方式尚不清楚。

2. 生物化学研究 大量科研资料提示中枢单胺类神经递质的变化和相应受体功能的改变以及神经内分泌功能失调者，可能与情感性精神障碍的发生有关。①神经递质代谢异常。②受体功能改变。有研究报道，抑郁发作时患者的肾上腺素能受体敏感性升高，而抗抑郁药可降低受体敏感性，抑制其对 NE 的再摄取。外周 5 - 羟色胺功能研究也发现抑郁患者血小板 SH 丙米嗪受体结合位点密度减小，但随病情缓解而逐渐恢复正常。③第二信使系统功能失调。环磷酸腺苷（cAMP）和磷脂肌醇

（CPI）作为第二信使，参与神经递质的信号传导。研究提示双相心境障碍患者（AMP）和 PT 代谢异常。④神经内分泌紊乱。最重要的有下丘脑－垂体－肾上腺轴（HPA）和下丘脑－垂体－甲状腺轴（HPT）的改变。促甲状腺素释放激素兴奋试验（TPH－ST）是检验 HPT 轴功能的方法，抑郁患者多呈迟钝反应。

3. 心理社会因素 心理社会因素在心境障碍发病中的作用越来越受到重视。严重负性生活往往是构成抑郁障碍的致病因素，其他一般负性生活若持续存在也能诱发抑郁障碍。

（三）临床表现

双相心境障碍的临床表现取决于它所处的时相，可以是躁狂发作的表现，也可以是抑郁发作的表现，因此在其分类中，主要有躁狂发作、抑郁发作，当然还有混合发作和快速循环发作。

根据临床表现不同，将反复躁狂与抑郁交替发作或者躁狂与抑郁混合发作称为双相 I 型，将反复抑郁发作伴有轻躁狂发作称为双相 II 型。

（四）诊断要点

（1）目前发作符合某一型躁狂或抑郁标准，以前有相反的临床相或混合发作，如躁狂发作之后又有抑郁发作或混合发作。

（2）双相障碍混合发作的诊断是：①目前发作以躁狂和抑郁混合或迅速交替（即在数小时内）为特征，至少持续两周躁狂和抑郁症状均很突出；②以前至少有 1 次发作符合抑郁标准或躁狂标准。

（3）双相障碍快速循环发作的诊断为在过去 12 个月中，至少有 4 次情感障碍发作，每次发作符合躁狂（轻躁狂）或抑郁或混合发作。

（4）双相障碍的诊断对过去病史的采集应该更详尽，特别是对过去轻躁狂或轻度抑郁的询问不可漏掉。如果过去的躁狂系抗抑郁药物引起的也可以协助诊断。

（5）心境图是一种比较好的协助诊断方法。

（五）治疗原则

1. 治疗要点

（1）双相心境障碍的治疗需要分清楚病人的临床表现；大多数病人需要住院治疗。

（2）双相抑郁的病人慎用抗抑郁药物。

（3）快速循环病人禁用抗抑郁药物。

（4）双相障碍的病人应该以心境稳定剂作为主要和基础治疗药物。

（5）治疗的连续性和长期性很重要。

（6）预防复发应该向患者特别强调。

（7）在整个药物治疗过程中，要始终注意贯彻治疗的"个别化"原则。治疗应努力取得患者及其家属的配合，增强其对治疗的依从性。

（8）大多数情况下往往需要联合用药，而且尽量及时、早期使用药物治疗。

2. 药物治疗

（1）心境稳定剂是首选药物，其中碳酸锂对经典的双相病人有满意效果，长期治疗有预防自杀的效应，而且预防躁狂和抑郁发作的效果都比较好。丙戊酸盐和奥卡西平对躁狂发作、混合发作以及快速循环发作效果比较好，预防躁狂发作的效果比预防抑郁发作的效果好。拉莫三嗪对双相抑郁有治疗和预防作用，但是其预防、治疗抑郁比预防、治疗躁狂的效果好。

（2）非典型抗精神病药物是常用药物。大多数情况下，需要使用到这类药物，尤以躁狂、混合发作、快速循环的情况下为佳。也有报道非典型抗精神病药物奎硫平可以单一治疗双相抑郁，或者奥氮平联合氟西汀治疗双相抑郁。

（3）抗抑郁药物对于双相心境障碍的病人来说，需要谨慎地使用。除了在治疗要点中的注意事项外，抗抑郁药物可以有选择地使用。一般只有在以下情况下使用：过去以抑郁发作为主要临床相；抑郁发作持续时间较长（如超过1个月）；急性抑郁发作，病情十分严重或有严重自杀倾向者；非快速循环发作或混合发作患者等。而且一般只选择SSRI类药物，并在心境稳定剂的基础上使用。

第四节　神 经 症

一、焦虑症

（一）概述

焦虑症是一种以持续性紧张、担心、恐惧或发作性惊恐为特征的情绪障碍，伴有植物神经系统症状、肌肉紧张和运动不安等行为特征。这种表现既不是由于现实生活事件或刺激而造成，也不是某一种躯体疾病造成的；这种紧张程度与现实事件完全不相称，或生活事件程度不能解释这种焦虑不安的严重症状。包括广泛性焦虑障碍（GAD）和惊恐障碍（PD）。其中 GAD 是以持续的显著紧张不安，伴有植物神经功能兴奋和过分警觉为特征的一种慢性焦虑障碍。PD 是以反复出现显著的心悸、出汗、震颤等植物神经症状，伴以强烈的濒死感或失控感，害怕产生不幸后果的惊恐发作为特征的一种急性焦虑障碍。本病常于青年期起病，男女之比为 1:2，终生发病率 5% 左右。病程长短不一，部分患者病程持续时间较长，经适当治疗，大多预后良好。

中医学中并无"焦虑症"之名，从临床症状看，属于情志病、心病范畴，可能与"郁证"、"惊"、"恐"、"惊悸"、"心悸"、"怔忡"、"不寐"、"脏躁"、"百合病"、"灯笼病"等病症有关。

（二）病因与发病机制

本病的病因机制目前仍不清楚，可能与遗传、病前性格特征、精神因素、神经生化（如乳酸盐、去甲肾上腺素、5-HT）和某些药物等有关。

中医学对本病的认识，散在各种论述中。《内经》里对其病因病机的描述是"惊则气乱"，"惊则心无所依，虑无所定，神无所归"，"思则气结"，说明气机失调在本病中居重要地位。现代不少学者认为本病多因脏腑虚弱，复加精神刺激、不良环境侵扰，导致气郁、火热、痰浊、瘀血内扰和气、血、阴精不足而发病。

（三）临床表现

1. 广泛性焦虑障碍

（1）焦虑和烦恼　经常或持续的无明确对象或固定内容的紧张不安，或是对未来可能发生的不幸事件的担心，对现实生活中的某些问题过分担心或烦恼。这种紧张不安、担心或烦恼与现实很不相称，使患者感到难以忍受，但又无法摆脱。

（2）运动性不安　表现为来回走动，紧张不安，不能静坐；有的病人表现舌、唇或肢体的震颤。

（3）植物神经功能兴奋　面色苍白或发红，口干，心悸，心动过速，出汗，腹痛，腹泻，便秘，尿频等。

（4）过分警觉　对外界刺激敏感，易惊吓，注意力不易集中，难以入睡和易惊醒，情绪易激惹等。

2. 惊恐障碍

（1）惊恐发作　典型的表现是患者在日常活动时突然感觉心悸，胸闷，胸痛，或呼吸困难，喉头堵塞，好像透不过气来，即将窒息。同时出现强烈的恐惧感，好像即将死去。患者难以忍受，因而惊叫、呼救。有的也可出现植物神经过度兴奋症状和运动性不安。发作历时很短，一般 5～20 分钟即可自行缓解。

（2）其他症状　在发作间期，患者由于担心发病时得不到帮助而产生退缩行为，如不愿出门等。

（四）诊断要点

（1）广泛性焦虑障碍（GAD）　经常或持续的无明确对象或固定内容的恐惧或担心，伴有心悸、胸闷、出汗等植物神经症状和运动性不安，症状至少持续 6 个月，并排除甲状腺功能亢进、冠心病等躯体疾病继发的焦虑，兴奋药物过量、催眠镇静药物或抗焦虑药的戒断反应，以及排除强迫症、恐惧症、疑病症、神经衰弱、躁狂症、抑郁症或精神分裂症等方可诊断 GAD。

（2）惊恐障碍（PD）　存在以下表现：①发作无明显诱因，无相关的特定情境，发作不可预测；②在发作间歇期，除害怕再发作外，无明显症状；③发作时表现强烈的恐惧、焦虑及明显的自主神经症状，并常有人格解体、现实解体、濒死恐惧或失控感等痛苦体验；④发作突然开始，迅速达到高峰，发作时意识清晰，事后能回忆。在 1 个月内至少有 3 次发作，或在首次发作后继发害怕再次发作的焦虑症状持续 1 个月。排除癫痫、心脏病（特别是二尖瓣脱垂）、嗜铬细胞瘤、甲亢或自发性低血糖等躯体疾病，以及恐惧症、抑郁症或躯体形式障碍等继发的惊恐发作，可诊断 PD。

（五）治疗原则

本病的治疗在药物治疗的同时，应加强心理治疗，二者缺一不可。心理治疗目的是：协助患者分析情绪和所担心的事情之间的关系，并寻求对策，消除心理障碍；教授松弛技巧和处理负面情绪的方法；运用认知行为治疗改变患者对引发焦虑的事物所产生的反应，让患者对抗其恐惧。其中认知－行为治疗被认为是有效的心理治疗方法。

药物治疗包括苯二氮䓬类（BZD）、β－阻滞剂类、Azapirone 类、抗抑郁药、抗精神病药和中医中药治疗。

（1）苯二氮䓬类　是应用、研究最广泛的一类药物，对躯体症状的缓解是有效的，但对心理症状改善甚微。具有作用强、作用快、时间持久等特点。主要的危害是肝损害、认知损害、依赖、老年患者髋骨骨折。目前被限制在焦虑治疗的急性期的前 2～4 周使用，或在抗抑郁药治疗初期，或其他的长期治疗中用来处理急性症状。其中阿普唑仑抗焦虑和惊恐发作效果好，剂量为每次 0.4～0.8mg，每日 1～3 次。注意应从小剂量开始，逐渐加到最佳治疗量，维持 2～4 周后逐渐停药，停药过程不能小于 2 周。

（2）抗抑郁药　TCA 以丙米嗪、去甲米嗪和氯丙米嗪治疗焦虑的效果较好，不论对广泛性焦虑或惊恐发作都有效。万拉法新对 GAD 效果肯定；而帕罗西汀和舍曲林用于惊恐发作被广泛认同。对社交焦虑症，SSRI 仍是"首选药物"，可逆性 MAOI 吗氯贝胺临床已证实有效。

（3）普萘洛尔（心得安）　能减少心悸、震颤和胃肠道紊乱，它们是焦虑状态的常见症状；特别对静坐不能效果最好。

（4）Azapirone 类　包括丁螺环酮和坦度螺酮。选择性作用于 $5-HT_{1A}$ 受体，主要优点是镇静作用弱、运动障碍轻、对记忆影响小、无成瘾性，可以同时治疗伴轻度抑郁的焦虑。但其起效慢，2～4 周才起效。对惊恐障碍和社交焦虑障碍的效果不明显。服用次数多，影响依从性。曾使用 BZD 者效果不佳。

（5）抗精神病药　小剂量的抗精神病药有抗焦虑的作用，如奋乃静、奥氮平、奎硫平、利培酮等，此类药物可能因为有 EPS 代谢紊乱等副反应，而引起不必要的麻烦，所以要谨慎使用。

中医中药的治疗，在本病治疗中有一定的作用。按辨证分型，大约有以下几个类型：①肝气郁结型：症见情感脆弱，精神忧郁，叹息，胸闷不舒，胁肋胀痛，痛无定处，腹胀纳差。治宜疏肝理气，用柴胡疏肝散加减。②阴虚火旺型：症见心悸不安，心烦不寐，头晕耳鸣，健忘，腰膝酸软，五心烦热，口干少津，舌嫩红，苔薄黄，脉细数。治宜滋阴清热，养心安神，方用天王补心丹合黄连阿胶汤加减。③心神不宁型：症见心悸，善惊易恐，坐卧不安，心烦失眠，双手震颤，舌淡红，苔薄白，脉细。治宜镇静安神，养心定志，用平补镇心丹加减。④痰热上扰型：症见心烦易怒，心悸，惊惕不安，痰多，泛恶，少寐多梦，胸胁痞满，口苦，舌红苔黄腻，脉滑数。治宜化痰清热，和中安神，用温胆汤加减；⑤心脾两虚型：症见多思善虑，心悸胆怯，惴惴不安，健忘，多梦，头晕，神疲，面色无华，食欲不振，舌红，脉细弱。治宜健脾养心，益气补血安神，用归脾汤加减；⑥阴虚火旺型：症见心悸不安，心烦少寐，头晕耳鸣，健忘，腰膝酸软，五心烦热，口干少津，舌质红，脉细数。治宜滋阴清热，养心安神，用天王补心丹和黄连阿胶汤加减。

另外，中医中药治疗对减轻现代医药治疗带来的不良反应，也有一定的作用，可配合使用。

二、强迫症

（一）概述

强迫症（OCD）是以反复出现强迫观念和强迫动作为特征的神经功能性疾病。患者在主观上感到有某种不可抗拒和被迫无奈的观念、情绪、意向或行为的存在。患者认识到，强行进入的、自己并不愿意的思想、纠缠不断的观念或者穷思竭虑、无谓的动作，都是不恰当的或毫无意义的；患者也认识到那些强迫性欲望或观念是同他的人格不相容的，但又是被迫地出于自己内心的；为了排除这些令人不快的思想、观念或欲望，会导致严重的内心斗争并伴随强烈的焦虑和恐惧；有时可以是为了减轻焦虑而做出一些近似仪式性的动作，患者明知没有必要，但不能自我控制和克服，因而感到痛苦。OCD 的临床表现分为强迫观念和强迫意向动作。

OCD 的发病年龄可从青少年到成人，男性大概在 13 ~ 15 岁，女性在 20 ~ 24 岁。终生患病率 2.6% 左右。儿童患者中，男女比例 2∶1；成人男女比例相似。OCD 一般逐渐发展，也有患者在刚开始发作的时候就已经非常严重。随着时间的推移，大部分患者的症状会逐渐消退或被适应，约 10% 的病人会进一步恶化。目前临床治疗效果不佳，给患者正常的工作、生活带来较大的影响。

强迫症属于中医郁症、失眠、头痛范畴。主要为人体气机功能失调所致。

（二）病因与发病机制

本病的病因病机目前不清，多数研究者认为与病前个性（如敏感多疑、谨小慎微、优柔寡断、追求完美、做事刻板、缺乏稳定感和安全感等）、心理社会因素、遗传、神经解剖学因素及神经生化（5 - HT 功能异常，多巴胺和胆碱能系统失调等）多种因素有关。

中医认为 OCD 属神志病。①七情过伤：若喜、怒、忧、思、悲、恐、惊七种情志变化超越了一定的限度，则会导致疾病的发生。②劳逸失调：过劳则伤气耗精，过逸则气血壅滞。

（三）临床表现

特点是强迫和反强迫同时存在，两者尖锐的冲突导致患者精神上痛苦。

1. 强迫观念

（1）强迫怀疑　对自己做过的事情产生不必要的怀疑而反复确认后仍不放心。如怀疑出门时是否关好水龙头，门窗是否锁好等。

（2）强迫性穷思竭虑　患者对日常生活中一些事物无意义地寻根问底，如1加1为什么等于2，而不等于3。

（3）强迫联想　患者脑子里出现一个观念或看到一句话，便不由自主地联想起另一个观念或语句。如果联想的观念或语句与原来相反，如想起"和平"，立即联想到"战争"等，称为强迫性对立性思维。

（4）强迫表象　在头脑里反复出现生动的画面（表象），内容常涉及恐怖、淫秽等，具有令人厌恶的性质，无法摆脱。

（5）强迫回忆　患者经历过的事件，不由自主地在意识中反复呈现，无法摆脱。

（6）强迫意志　反复体验到要做与自己意愿相违背的行为的强烈冲动，如看到电插头就想去摸，拿到刀就出现砍人的意志等。

2. 强迫行为

（1）强迫性仪式动作　反复出现的一系列序列性动作，如同某种仪式；常人不能理解，但患者可以因此减轻焦虑。

（2）强迫洗涤　患者为了消除对受到污染的担心而反复洗涤。如强迫洗手和强迫洗衣服等行为。

（3）强迫检查　患者为了减轻强迫怀疑引起的焦虑采取的措施。如反复检查门窗是否锁好，反复检查灯有没有关好等。

（4）强迫询问　患者常常不相信自己的判断，为了消除疑虑常反复询问他人。

（四）诊断要点

1. 诊断标准

（1）强迫观念的定义为：①反复出现持久的思想、冲动、意象，在病程中的某些时间体验为闯入的和不适当的，并引起显著的焦虑或苦恼。②思想、冲动、意象不只是对现实生活的过度忧虑。③病人企图不理会或压抑这些思想、冲动、意象，或以其他思想或行动来中和它们。④病人认识到这些思想、冲动、意象是自己头脑的产物（不是像思维插入那样被外界强加的）。

强迫行为的定义为：①病人感到作为对强迫观念的反应或按照必须严格遵守的规则而被迫做出的重复行为（例如洗手、摆放物品、核对）或精神运作（例如祈祷、计数、重复默读）。②这些行为或精神运作的目的在于预防或减少苦恼或预防出现某种可怕的事件或情境。但是这些行为或精神运作与打算中和或预防的事件或情境缺乏现实的联系或显然是过分的。

（2）在病程中的某些时间病人认识到这些强迫观念或强迫行为是过分的和不合情理的。（注：此点不适用于儿童）

（3）这些强迫观念或强迫行为引起了显著的苦恼，也是费时的（每天花 1 小时以上），或者显著地干扰了病人的日常生活、工作、学习功能、社交活动或人际关系。

（4）障碍不是由于物质（例如成瘾药物、处方药物）或一般躯体状况的直接生理效应所致。

2. 量表筛查与问诊要点　除按照诊断标准外，使用 Yale - Brown 强迫量表(Y - BOCS)，对 OCD 诊断有很大的帮助。在问诊中，筛查性提问应包括以下要点：你有一些无法摆脱的令人不愉快的想法吗？你担心你有可能冲动伤害某个人吗？你必须反复计算东西，或洗手，或检查物品吗？你对你是否正确地做宗教仪式或做过违背道德的事有太多的担忧吗？你对性问题有烦恼的想法吗？你需要把物品安排得整整齐齐或以十分精确的顺序排列吗？你对丢弃一些东西烦恼吗，以至于你的屋子非常杂乱？这些担忧和行为影响你的工作、家庭或社会活动功能吗？

3. 排除标准与鉴别　①排除脑器质性疾病特别是基底节病变、精神分裂症、抑郁症或恐惧症等继发性强迫症状。②与抑郁性思维反刍、广泛性焦虑障碍的担忧、创伤后应激障碍的闯入性思维和表象进行鉴别。③如果存在其他的精神障碍伴有的强迫观念或强迫行为时，应予鉴别（例如进食障碍时专注于食物；拔毛发狂时专注于拔毛发；躯体变形障碍时关注自己的外貌；物质使用障碍时沉溺于成瘾药物；疑病症时关注患严重疾病；性欲倒错时专注于性欲或性幻想；重性抑郁障碍时反复的内疚）。

（五）治疗原则

OCD 通常是慢性波动性病程，当 OCD 症状影响功能或导致显著痛苦时则需要治疗。重要的是应注意将患者的需要与医生的治疗（药物治疗、其他治疗和社会机构的康复项目）相结合。治疗的目标包括减少症状出现的频率和严重程度，改善患者的社会功能及生活质量。还包括增强患者配合照料的能力，减轻患者由 OCD 而产生的恐惧认知，减少治疗的不良反应（例如药物副作用），帮助患者制订应对应激原的策略，对患者和家庭进行疾病和治疗有关的教育。

1. 药物治疗

（1）抗抑郁药　氯米帕明、氟西汀、氟伏沙明、帕罗西汀、舍曲林已被 FDA 批准治疗 OCD。由于 SSRI 比氯米帕明有较少的副作用，因此推荐 SSRI 作为一线治疗药物。这类药物对其伴随的抑郁、焦虑症状也有较好疗效。氯米帕明起始量 25mg，每日 1 次，逐渐加量，有效剂量一般为 150~250mg/d。一般在治疗后 2~3 周后开始显效，达到最高剂量 3~4 周仍无效后，可考虑改用或合用其他药物。用药期间要注意观察心电图变化。治疗有效的病例，整个治疗时间不应短于 6 个月，过早停药或减药常导致复发；强迫障碍合并有抽动障碍或难治的患者，可同时合用氟哌啶醇或利培酮。SSRI 类治疗强迫症剂量要比治疗抑郁症剂量大，如氟西汀治疗量为 60~80mg，注意应从小剂量逐渐加药，一般常从每日 20mg 开始，两周内达到每日 60mg；舍曲林治疗日药量为 50~200mg，可从每日 50mg 开始。

（2）抗精神病药物　当单独使用抗强迫药物治疗效果不佳或症状反复，或多种强迫症状同时存在时，可合并使用小剂量的新型抗精神病药物。

（3）其他药物　强迫伴有严重焦虑不安时可合并使用 BZD，此药单独使用无抗强迫作用。有失眠和情绪低落者，可加用曲唑酮。情绪波动、具有双相障碍特征者，可加用锂盐。有抽动、精神分裂型特征或偏执症状者宜加用氟哌啶醇或利培酮。

2. 心理治疗　心理治疗是强迫症重要的治疗方式之一。认知行为治疗（CBT）被推荐用于治疗强迫症。CBT 配合药物 SSRI 常作为 OCD 的安全和有效的一线治疗。精神动力性心理治疗在帮助患者克服其对接受所推荐的治疗的抵抗时或许有用，精神动力性心理治疗对于解释 OCD 症状对人际关系的影响也有帮助。目的性交谈可能有助于克服对治疗的阻抗。家庭治疗可减轻使 OCD 症状加重的家庭内部的紧张，或减少家庭成员卷入症状。

在个体、团体和家庭治疗中，提供认知行为治疗，时间在 1 到 2 小时。CBT 应该安排至少每周 1 次。每周 5 次的 ERP 可能比每周 1 次更有效，但并不比每周 2 次更有效。治疗的次数、时程长度以及足够试验的疗程尚未确定，但专家一致推荐对大多数患者每月要做 13~20 次。对较严重疾病的患者，在过去已经复发的患者，以及有早期复发症状的患者，临床医师应该考虑增加治疗期。

3. 中医治疗　OCD 的中医治疗，主要是根据其临床表现，辨证求因，审因论治，治疗方法可分为中药治疗、针灸推拿按摩治疗等。①心虚胆怯：经常出现不恰当或不必要的想法，并引起紧张不安，又无法摆脱，伴心悸，惊惕易恐，坐卧不安，少寐多梦，舌苔薄白或如常，脉动数或虚弦。治宜养心安神，镇惊定志。方用安神定志丸。②阴虚火旺：强迫意向比较明显，如有从高处向下跳的想法，烦躁少寐，口干咽燥，头晕目眩，手足心热，严重者有潮热盗汗、耳鸣、腰酸背痛，舌质红，少苔或无苔，脉细数。治宜滋阴降火。方用黄连阿胶汤加减。③气血两虚：强迫症状以强迫观念为主，迁延不愈，时作时止，病程较长，伴面色苍白，头晕目眩，体倦乏力，气短声低，舌质淡，苔白，脉细弱。治宜补益气血。可用八珍丸。④心阳不振：以强迫性动作为主，如强迫性计数、强迫性洗手等症。伴有面色苍白，形寒肢冷，胸闷气短，动则尤甚，舌质淡，苔白，脉虚弱或沉细无力。治宜温补心阳，养心安神。方用建中汤。⑤水气凌心：强迫症状，无法自我控制，多为强迫性念头，伴心悸，渴不欲饮，小便短少，偶有下肢浮肿，形寒肢冷，伴有眩晕，舌淡苔滑，脉弦滑或沉细而滑。治宜振奋心阳，化气行水。方用苓桂术甘汤。⑥心血瘀阻：强迫症状多表现为强迫性念头，伴心悸，胸闷不适，心痛时作，痛如针刺，唇甲青紫，舌质紫暗或有瘀斑，脉涩或结或代。治宜活血化瘀，方用膈下逐瘀汤加减。⑦痰火扰心：强迫性症状多为强迫性行为，伴心悸时发时止，受惊易作，胸闷烦躁，失眠多梦，口干苦，大便秘结，小便短赤，舌红苔黄腻，脉弦滑。治宜清热化痰，宁心安神。方用黄连温胆汤。

三、恐惧症

（一）概述

恐惧症又名恐怖症，是一种以过分和不合理的惧怕外界客体或情境为主的神经症。病人明知没有必要，但仍不能防止恐惧发作。恐惧发作时往往伴有显著的焦虑和自主神经症状。病人极力回避所害怕的客体或情境，或是带着畏惧去忍受。本病分为三类：广场恐惧症、社交恐惧症、特定恐惧症。

（二）病因与发病机制

现代医学认为本病与遗传、心理社会因素、神经生化（去甲肾上腺素功能失调）等有关。

中医对恐惧症认识历史悠久，早在《内经》中就从病因、病机、治则作了阐述，如"恐伤肾"、"恐则气下"等。宋代《济生方·惊悸怔忡健忘门》认为惊悸乃"心虚胆怯之所致"。元代《丹溪心法·惊悸怔忡》提出"责之虚与痰"，认为虚则易惊易恐，痰阻气机，脏腑失调，易发惊恐。明代《医学正传·惊悸怔忡健忘症》认为惊悸怔忡与肝胆失调有关。

（三）临床表现

临床表现特点：某种客体或情境引起恐惧，伴有植物神经症状，如心悸、心慌、出汗等；患者对恐惧的客体或情境极力回避，且知道这种恐惧是不必要的，但是无法控制。

1. 广场恐惧症 主要表现为害怕到人多拥挤的地方，害怕到空旷的场所，害怕单独留在家里或害怕使用公共交通工具，当患者出现在以上场所时会感到紧张、不安，伴随心悸、胸闷、出汗等植物神经症状。患者会出现回避行为，但在有人陪伴时，患者的恐惧可以减轻或消失。

2. 社交恐惧症 以害怕与人交往或当众说话，担心在别人面前出丑或处于难的境地，因而极力回避为特征。主要表现为害怕被别人注视，当发现有人注意自己时就会害羞脸红，不敢抬头，不敢与人对视等；害怕自己当众出丑使自己处于窘迫的境地，因而害怕当众说话或表演，或在社交场合说话结巴等。

3. 特定恐惧症 又称为特殊恐惧症，简单恐惧症。其特点为患者害怕的对象常限于一个或少数特殊物体，情境或活动，很少泛化；其回避行为的动机在于担心会产生严重后果，而不是害怕惊恐发作时没人帮助；有人陪伴时并不能减轻害怕。包括动物恐惧、自然环境恐惧（如害怕黑暗、风、雷电等），害怕鲜血或尖锐锋利的物品等。

（四）诊断要点

（1）以恐惧为主，同时有以下4项：①对某些客体或处境有强烈恐惧，恐惧的程度与实际危险不相称；②发作时有焦虑和自主神经症状；③有反复或持续的回避行为；④知道恐惧过分、不合理或不必要，但无法控制。

（2）对恐惧情景和事物的回避必须是或曾经是突出症状。

（3）排除焦虑症、精神分裂症、疑病症等。

（五）治疗原则

1. 药物治疗 ①抗抑郁药：如米帕明、氯米帕明和SSRI类（氟西汀、帕罗西汀等）能够减轻焦虑和抑郁症状。②抗焦虑药：阿普唑仑，用法2～6mg/d。丁螺环酮是新型抗焦虑药，其特点是不成瘾，无肌肉松弛作用，剂量20～30mg/d。③普萘洛尔对以躯体焦虑为主的患者有效。

2. 心理治疗 心理治疗和药物治疗对本病均有疗效。尤其是心理和药物联合治疗效果更佳。

心理治疗包括行为治疗、认知行为治疗等。其中行为治疗的基本原则包括两方面：一方面是消除恐惧刺激物和焦虑恐惧反应的条件性联系；另一方面是对抗回避反应。常用的方法有：系统脱敏法、暴露疗法、阳性强化法等。

3. 中医治疗 辨证论治：①心脾两虚：主症为胆怯，对特定环境事物恐惧，常忧思多虑，精神萎靡，失眠多梦，心悸怔忡，疲劳乏力，纳呆，面色白，舌淡，脉沉细弱。治宜补心脾，宁心神，方用归脾汤加减。②胆虚痰热：主症为胆怯惊惧，惴惴不安，呕吐涎沫，舌红有齿痕，苔白腻，脉弦滑。治宜清胆和胃，除痰定志，方用温胆汤加减。③肝郁气滞：主症胆怯惊恐，情志抑郁，烦躁易怒，失眠易醒，头晕多汗，纳呆，胸胁胀满，舌边尖红，脉弦数。治宜疏肝解郁，安神定志，方用逍遥散加减。④肾虚：主症胆怯惊恐，神疲易倦。肾阳虚则形寒肢冷，纳差，夜尿多，便溏，性功能障碍，月经不调，舌淡苔白，脉沉弱。肾阴虚则五心烦热，心悸耳鸣，虚烦失眠，遗精，舌质红，苔微黄，脉沉细数。治宜壮阳或滋阴或阴阳并补，方用六味丸加减。

四、躯体形式障碍

（一）概述

躯体形式障碍是一种以持久地担心或相信各种躯体症状存在的优势观念为特征的神经症。病人因这些症状反复就医，各种医学检查呈阴性和医生的解释均不能打消其疑虑。即使有时存在某种躯体障碍，也不能解释所诉症状的性质、程度或其痛苦与优势观念。经常伴有焦虑或抑郁情绪。尽管症状的发生和持续与不愉快的生活事件、困难或冲突密切相关，但病人常否认心理因素的存在。

躯体形式障碍包括：躯体化障碍、未分化的躯体形式障碍、疑病障碍、身体变形障碍、躯体形式的疼痛障碍等临床类型。本病男女均有，通常女性居多，发病多在30岁以前。

（二）病因与发病机制

本病的病因病机目前不清，多数研究者认为与遗传、个性特征（敏感多疑、固执、对健康过度关心的神经质个性特征）、神经生理（有人认为躯体形式障碍的患者存在脑干网状结构滤过功能障碍）、心理社会因素、父母对疾病的态度及早年与慢性疾病患者生活在一起等多方面因素有关。

中医认为该病主要的病因病机是气机失调、脏腑功能紊乱等，主要的证候是肝郁、气滞、血虚、痰郁、血瘀等。

（三）临床表现

1. 躯体化障碍 躯体化障碍又称 Briquet 综合征。临床表现为多种、反复出现、经常变化的躯体不适症状为主的神经症。症状可涉及身体的任何部分和器官，各种医学检查不能证实有任何器质性病变足以解释其躯体症状，常导致患者反复就医和明显的社会功能障碍。患者常伴有明显的焦虑、抑郁情绪。多在 30 岁以前起病，女性多见，病程至少 2 年以上。常见症状可归纳为以下几类：

（1）疼痛　疼痛为常见症状。部位涉及广泛，可以是头、颈、胸、腹、四肢等，部位常不固定；疼痛性质一般不很强烈，与情绪状况有关，情绪好时可能不痛或症状减轻。可发生于月经期、性交、排尿时。

（2）胃肠道症状　为常见症状。如腹痛，恶心，腹胀或胀气，嘴里无味或舌苔过厚，呕吐或反胃，大便次数多，稀便或水样便。

（3）呼吸循环系症状　常见气短、胸痛等。

（4）泌尿生殖系症状　常见排尿困难或尿频；生殖器或其周围不适感；异常的或大量的阴道分泌物。

2. 疑病症　是一种以担心或相信患严重躯体疾病的持久性优势观念为主的神经症，病人因为这种症状反复就医，各种医学检查呈阴性和医生的解释均不能打消其疑虑。即使病人有时存在某种躯体障碍，也不能解释所诉症状的性质、程度或病人的痛苦与优势观念；常伴有焦虑或抑郁。对身体畸形（虽然根据不足）的疑虑或优势观念也属本症。

疑病症的主要特征是患者反复就诊的目的是为了证实自己患了某种实际上不存在的"严重"疾病。

3. 躯体形式自主神经紊乱　病人在自主神经兴奋症状（如心悸、出汗、脸红、震颤）的基础上，又发生如部位不定的疼痛、烧灼感、沉重感、紧束感、肿胀感、呼吸困难；如过度换气、呃逆、胸部或上腹部的烧灼感等；可见大便次数增加、尿频或排尿困难。经检查这些症状都不能证明有关器官和系统发生了躯体疾病。

4. 躯体形式的疼痛障碍　又称心因性疼痛，主要表现为各种部位的持久性疼痛，使患者感到痛苦，影响社会功能。但医学检查不能发现疼痛部位有任何器质性病变足以引起这类持久性的疼痛。病程常迁延，持续 6 个月以上。常见的疼痛是头痛、非典型面部痛苦、腰背和慢性的盆腔痛等；疼痛可位于体表、深部组织或内脏器官；性质可为钝痛、胀痛、酸痛或锐痛。发病高峰年龄为 30~50 岁，女性多见，以体力劳动者居多。患者常以慢性疼痛为主诉反复就医，服用多种药物；有的甚至导致镇静、止痛药物依赖，并伴有焦虑、抑郁和失眠。

（四）诊断要点

以一种或多种躯体不适症状为主要表现，但医学检查不能发现相应的器质性病变，或虽有躯体症状存在，却与其症状的严重程度或持续时间不相称；患者对躯体疾病高度关注和痛苦，社会功能常因而受损；有证据表明躯体症状的发生与心理因素有关。出现以上情况时就要考虑到躯体形式障碍的可能性。

（五）治疗原则

1. 药物治疗　主要解除患者的焦虑、抑郁情绪和强迫症状，缓解头痛、失眠、紧张等躯体不适症状，并为心理治疗打下基础。

（1）抗抑郁药　主要适用于伴焦虑和抑郁症状的病人，常用的药物有 TCA、SSRI 等。注意剂量要小；治疗前必须讲明药物可能出现的副反应，如口干、便秘、心悸等，以消除患者的担心。

（2）抗焦虑药　适用于焦虑、紧张、失眠、害怕、激越和自主神经功能亢奋等症状。常用的抗焦虑药是 BZD 和其他抗焦虑药。

（3）其他对症治疗　如镇痛药、镇静药等。

2. 心理治疗　心理治疗是治疗躯体形式障碍的主要手段之一。可采用支持性心理治疗、精神分析疗法、认知行为疗法、森田疗法等。

3. 中医治疗

（1）肝气郁结　精神抑郁，胸部满闷，胁肋胀痛，痛无定处，不思饮食，大便不调，舌淡红，脉弦。治法：疏肝解郁，理气畅中。可用柴胡疏肝散。

（2）气郁化火　性情急躁，胁肋胀痛，口苦口干，头痛，目赤，耳鸣，大便秘结等。舌质红，苔黄，脉弦数。治法：疏肝解郁，清肝泻火。可用丹栀逍遥散加减。

（3）心阴亏虚　情绪不宁，心烦而悸，口咽干燥，健忘，失眠多梦，五心烦热，潮热盗汗，腰膝酸软等。舌质红少津，苔少，脉细数。治法：滋阴养心，清热除烦。可用天王补心丹加味。

（4）痰气郁结　精神抑郁，咽中异物感，咽中之物咽之不下，咳之不出，或见咳嗽有痰，或兼胸胁刺痛等。舌质淡红，脉弦滑。治法：化痰理气，开郁散结。可用半夏厚朴汤加味。

此外中医的针灸是治疗慢性疼痛行之有效的方法。

第五节　癔症、应激及文化相关障碍

一、癔症

（一）概述

癔症指一种以解离症状（部分或完全丧失对自我身份识别和对过去的记忆，CC-MD-3称为癔症性精神症状）和转换症状（在遭遇无法解决的问题和冲突时产生的不快心情，以转化成躯体症状的方式出现，CCMD-3称为癔症性躯体症状）为主的精神障碍。这些症状没有可证实的器质性病变基础。本障碍有癔症性人格基础，起病常受心理社会（环境）因素影响。除癔症性精神病或癔症性意识障碍有自知力障碍外，自知力基本完整。病程多反复迁延。

本症青壮年期多见，起病突然，可有多次发作，尤多见于女性。国外报道一般人群中患病率为5‰。随着社会的发展，人们文化知识的增长和信息传播的便捷，本病的发病率在逐渐减少。癔症的临床表现极为复杂多样，可类似多种疾病的症状，几乎占据了医学临床各科的所有疾病的症状表现。有人说："癔症的症状包括整个医学的内容"；法国夏克称本病患者为"伟大的模仿者"。因此，癔症的诊断必须慎重，以免误诊！

癔症属中医"郁证"、"脏躁"范畴，与"梅核气"、"奔豚气"等证类似。癔症为"情志之郁"，而"情志之郁"均可不同程度地造成心神活动的异常变化。

（二）病因与发病机制

本病病因机制目前不清，多数研究者认为与遗传因素、个性特征（高度暗示性、高度自我显示性、丰富幻想性）、精神因素（一般多由急性精神创伤性刺激引起，亦可由持久的难以解决的人际矛盾或内心痛苦引起）等有关。可概括为：在某种性格基础上，因精神受到刺激而发病，亦可在躯体疾病基础上发病。

中医学认为，癔症多由七情过度、气机逆乱、脏腑阴阳失调而成。

（三）临床表现

癔症的临床表现甚为复杂、多样，一般归纳为以下几种类型。

1. 癔症性精神障碍　癔症性精神障碍又称分离型障碍，常见以下类型。

（1）情感爆发　患者在受精神刺激后突然出现以尽情发泄为特征的临床症状。号啕痛哭，又吵又闹，以极其夸张的姿态向人诉说所受的委屈和不快，甚至捶胸顿足，以头撞墙，或在地上打滚，但意识障碍不明显。发作持续时间的长短与周围环境有关。情感爆发是癔症患者最常见的精神障碍。

（2）意识障碍　表现为意识朦胧状态或昏睡，病人突然昏倒，呼之不应，推之不动；癔症性朦胧状态，兴奋激动，情感丰富或有幻觉、错觉；癔症性神游症，患者表现离家出走，到处游荡；癔症性梦行症，睡眠中起床，开门外出或做一些动作之后又复入睡；癔症性假性痴呆，表情幼稚，答非所问，或答案近似而不正确。

（3）癔症性精神病　患者表现情绪激昂，言语零乱，短暂幻觉、妄想，盲目奔跑或伤人毁物，一般历时 3 ~ 5 日即愈。

（4）癔症性神鬼附体　常见于农村妇女，发作时意识范围狭窄，以死去多年的亲人或邻居的口气说话，或自称是某某神仙的化身，或称进入阴曹地府，说一些"阴间"的事情，与迷信、宗教或特殊的文化因素有关。

2. 癔症性躯体障碍　癔症性躯体障碍，又称转换型癔症，常见以下类型。

（1）感觉障碍　感觉缺失，患者对强烈的刺激只能轻微感觉，甚至完全没有感知，其特征是不按解剖部位分布，不能用神经病理学的知识加以解释；感觉过敏，患者对局部的触摸特别敏感，非常轻微的触摸即感到疼痛异常；感觉异常，患者感到咽喉部有异物或梗阻，好似球形物体在上下移动，但咽喉部检查却无异常发现；视觉障碍，常为突然失明，也有弱视、视野向心性缩小，但眼底检查正常，双瞳孔对光反射良好，患者什么也看不见，但行走时可避开障碍物；听觉障碍，在强烈的精神因素影响下，突然双耳失去听力，但来自背后的声音可引起瞬目反应，睡眠中可被叫醒，客观检查无阳性发现；心因性疼痛，在受到精神刺激后出现的剧烈头痛、背痛或躯体其他部位的疼痛，但客观检查未发现相应的器质性病变。

（2）运动障碍　①抽搐发作，常因心理因素引起。发作时常突然倒地，全身僵直，呈角弓反张，有时呈不规则抽动，呼吸急促，呼之不应，有时扯头发、撕衣服等，表情痛苦。一次发作可达数十分钟或数小时，随周围人的暗示而变化，发作可一日多次。②瘫痪，以单瘫或截瘫多见，有时可四肢瘫，起病较急，瘫痪程度可轻可重。轻者可活动但无力，重者完全不能活动。客观检查不符合神经损害特点，瘫痪肢体一般无肌肉萎缩，反射正常，无病理反射。少数治疗不当，瘫痪时间过久可见失用性萎缩。③失音，患者保持不语，常用手势或书写表达自己的意见。客观检查，大脑、唇、舌、腭或声带均无器质性损害。

（3）躯体化障碍 以胃肠道症状为主，也可表现为泌尿系统或心血管系统症状。患者可出现腹部不适、反胃、腹胀、厌食、呕吐等症状，也可表现为尿频、尿急等症状，或表现为心动过速、气急等症状。

（四）诊断要点

癔症的诊断必须具有排除性与支持性两种依据。因此，诊断本症必须详询病史、症状演变进程以及与疾病发生发展有关的因素；认真分析症状的起因、性质和特征；详细查体和做必要的辅助检查，以排除其他疾病；尤其是儿童和中老年首次发作者，或与某些躯体器质性疾病并存时，更应慎重。不能仅根据病前有精神因素与暗示治疗有效而作出诊断，客观地估计精神因素和暗示性在每例患者的发病、治疗与转归上的实际意义是十分重要的。同时要特别注意，只有在 2 次以上的发作时，才可下此诊断。排除器质性精神障碍（如癫痫所致精神障碍）、诈病。

（五）治疗原则

癔症的治疗关键是医务人员应热情地关心患者，帮助他们寻找发病的原因，引导患者正确地对待疾病，树立战胜疾病的信心，疾病的治愈是医生与患者共同努力的结果。癔症的治疗以心理治疗为主，辅以药物等治疗。

1. 心理治疗

（1）解释性心理治疗 让患者及其家属知道，癔症是一种功能性疾病，是完全可以治愈的。消除患者及其家属的种种疑虑，稳定患者的情绪，使患者及其家属对癔症有正确的认识，并积极配合医生进行治疗。引导患者认识病因及病因与治疗的关系，应给予患者尽情疏泄的机会，给予适当的安慰或鼓励。患者本身也应加强自我锻炼，用理智的态度处理所面临的一切，而不要感情用事，用积极主动的姿态去克服性格方面的缺陷。

（2）暗示治疗 是消除癔症症状，尤其是癔症性躯体障碍的有效方法。在施行暗示治疗时，应注意以下问题：一方面，治疗环境要安静，以消除环境对病人的各种不良影响。一切无关人员均要离开治疗现场，避免由于家属或周围人的惊慌态度或过分关注而使症状加重，给治疗带来困难。另一方面，医生在认真详细地询问病史以后，在接触病人并做全面检查的过程中，态度应热情沉着、自信，要对治疗充满信心，建立良好的医患关系，使病人信任自己。实践证明，病人对医生信赖的程度往往是决定暗示治疗成败的关键。暗示治疗没有统一的操作规范，并且容易使患者的暗示模式加强，从长期的角度看，并不一定有利，因此除非有较高的操作技巧，否则尽量避免。

（3）催眠疗法　利用催眠时大脑生理功能的改变，通过言语施以暗示，从而达到消除癔症症状的目的。

（4）行为疗法　对患者进行功能训练，适用于暗示治疗无效、肢体或言语有障碍病例。

2. 药物治疗　癔症发作时，若病人意识障碍较深，不易接受暗示治疗，可用氯丙嗪或合用盐酸异丙嗪各 25～50mg，或安定 10～20mg，肌肉注射，使病人深睡，不少病人醒后症状即消失。对有情绪问题的病人，可使用抗抑郁药、BZD，药物治疗一般需要 3～6 个月的时间，以便进行有效的心理治疗。

3. 中医治疗　中药、电针或针刺等对本病可收到较好的疗效，在治疗时如能加以言语暗示，则效果更佳。甘麦大枣汤是中药治疗中古老而有效的处方，对精神恍惚、心神不宁、多疑易惊、悲忧善哭、喜怒无常、手舞足蹈、骂喊叫等表现的病人效果尤佳。痉挛发作、朦胧状态、昏睡状态、木僵状态的病人，可针刺人中、合谷、内关穴位，均用较强刺激或通电加强刺激。对瘫痪、挛缩、呃逆、呕吐等症状，以直流感应电兴奋治疗或针刺治疗。对失音、耳聋症等，也可用电刺激、电兴奋治疗。

二、应激相关障碍

（一）概述

应激相关障碍，又称反应性精神障碍或心因性精神障碍，是指一组主要由心理、社会（环境）因素引起异常心理反应而导致的精神障碍。临床上包括：①急性应激障碍：是由于突如其来且异乎寻常的强烈应激性生活事件所引起的一过性精神障碍。以急剧、严重的精神打击作为直接原因，刺激后数分钟或数小时发病，表现有强烈恐惧体验的精神运动性兴奋，行为有一定的盲目性，或者为精神运动性抑制，甚至木僵。如果应激原被消除，症状往往历时短暂，预后良好，缓解完全。②创伤后应激障碍（PTSD）：又称延迟性心因性反应。是指在遭受强烈的或灾难性精神创伤事件之后，数月至半年内出现的精神障碍。如创伤性体验反复重现、面临类似灾难境遇可感到痛苦和创伤性经历的选择性遗忘。③适应障碍：是一种短期的和轻度的烦恼状态和情绪失调，常影响到社会功能但不出现精神病性症状。本病的发生是对某一明显的处境变化或应激性生活事件所表现出的不适应。通常在遭遇生活事件后一个月内起病，病程一般不超过 6 个月。发病往往与生活事件的严重程度、个体心理素质、心理应对方式等有关。

　　其实，遭受灾难打击后会出现以下五种正常心理周期：①遭难者表现明显的焦虑和特殊的恐惧。②英雄期：此时个体以全部的精神汇总于灾难，全力自救和帮助别人，精神和体力处在消耗之中，完全筋疲力尽，士气低落或孤注一掷，破罐破摔。③蜜月期：受害者感到幸运和欢心，庆幸自己幸存。④幻想破灭期：表现为不满和挫折，自己觉悟到损失是何等巨大，有关机构帮助不够。⑤重新调整期：此时心理重建过程开始，情绪有所恢复，个体表现出切合实际的认识，愿意接受客观事实，认识到自己的责任，努力去解决问题，安排计划未来。根据创伤性事件的性质，上述表现在3月内可恢复正常。

　　下面重点介绍创伤后应激障碍（PTSD）。

　　（二）创伤后应激障碍的临床表现

　　（1）**反复重现创伤性体验**　控制不住地回想受创伤的经历；反复出现创伤性内容的噩梦；反复发生错觉或幻觉或幻想形式的创伤性事件重演的生动体验（症状闪回）；当面临类似情绪或目睹死者遗物，旧地重游，逢纪念日时，又产生"触景生情"式的精神痛苦。

　　（2）**持续性的警觉性增高**　难以入睡或易惊醒；注意力集中困难；激惹性增高；过分的心惊肉跳，坐立不安；遇到与创伤事件多少有些相似的场合或事件时，产生明显的生理反应，如心跳加快、出汗、面色苍白等。

　　（3）**持续回避**　表现为极力不去想有关创伤性经历的事；避免参加或去能引起痛苦回忆的活动或场所；对周围环境的普通刺激反应迟钝；情感麻木，与人疏远，不亲切，对亲人情感变淡；社会性退缩，兴趣爱好变窄；对未来缺乏思考和计划，对创伤经历中的重要情节遗忘等。

　　（三）创伤后应激障碍的诊断与鉴别诊断

　　（1）存在上述症状，精神障碍延迟发生（即在遭受创伤后数日至数月后，少数延迟半年以上或更长时间才发生），符合症状标准至少已3个月，可考虑PTSD。

　　（2）此病在早期常有诊断为急性应激性障碍，因两者症状有许多重叠之处，最大的差异是PTSD常无意识障碍。

　　（3）对近期内曾遭受过重大创伤的个体，其临床表现又符合以上所述的疾病特征者，应考虑PTSD的诊断。

　　（4）与抑郁症鉴别：抑郁症常无严重的创伤性应激事件，抑郁情绪常较重，常有自责、消极、自杀的言行。情绪有晨重夜轻的变化等而有别于PTSD病人的情绪回避行为。

（5）与慢性焦虑症的鉴别：焦虑症对自身健康过于忧虑，躯体主诉较多，甚至有疑病倾向，而常无严重精神创伤史。

（四）治疗原则

（1）心理治疗　对于 PTSD 初期，主要采用危机干预的原则和技术，帮助患者提高心理应对技能，表达和宣泄与创伤性事件相伴随的负性情感。

（2）药物治疗　抗抑郁药物 SSRI、TCA、MAOI 是治疗各个时期 PTSD 最常见的选择，并且能够取得比较好的效果。SSRI 中被 FDA 批准的只有帕罗西汀，但临床研究较多且有效的还包括舍曲林、氟西汀，均可选择。MAOI 和 TCA 对闯入性回忆和噩梦疗效较显著，SSRI 对回避和麻木效果较好。BZD 治疗仍存在争议，同时由于存在其他的副作用，不宜作为首选药物。非 BZ 类抗焦虑药能改善 PTSD 患者的核心症状、认知障碍，可选择。心境稳定剂如碳酸锂、抗惊厥药被认为治疗 PTSD 的有效药物。对行为紊乱、情感爆发、自伤等症状，非典型抗精神病药有效。

（3）社会支持　社会支持是指个体在应激过程中从社会各方面能得到的精神上和物质上的支持，具有预防和减轻应激的作用。亲子关系、家庭、亲密关系、婚姻、朋友、社团等均是重要社会支持。

（4）中医治疗　①中成药：选用柏子养心丸、枣仁安神液、归脾丸、补肾益脑片、加味逍遥丸。②针灸：太冲、三阴交、肝俞、心俞、足三里、神门。

三、与文化相关的精神障碍

（一）概述

与文化相关的精神障碍：包括恐缩症、亚文化性癔症性附体状态、气功偏差所致精神障碍等。①恐缩症又称缩阳症或缩阴症，是以恐惧生殖器缩入体内致死的恐怖焦虑发作为特征的一种与文化相关的综合征。多发生于广东、海南一带，以男性青少年为多，女性较少。②亚文化性癔症性附体状态，是指迷信或宗教信念很重，癔症性格特征突出的人，由神灵信念直接诱发的一种精神异常。由于前两种障碍较少见或与其他障碍类似，因此本书主要介绍较常见的气功偏差所致精神障碍。

（二）气功偏差的病因机制

本病病因机制不明，目前认为主要与文化信念、环境因素、易感素质（神经质、暗示性高、人格障碍）等有关。

（三）气功偏差的临床表现

（1）类分裂样精神障碍 大多数病人练功后表现为急性发病，临床表现比较复杂，可以出现妄想、幻觉、言语错乱、行为紊乱等。症状内容和气功有可以理解的联系。

（2）类神经症性精神障碍 临床表现可分为躯体障碍和精神障碍，躯体障碍患者主诉："气体在体内行窜，气冲头部"或气滞留身体某部位，引起各种躯体症状，常见的有头痛、头晕、胸腹胀痛、丹田鼓胀、四肢发麻和肢体不自主运动，如四肢抖动和肌肉颤动，与所练动功有关。精神障碍主要指神经症性心理障碍，表现为睡眠障碍和情绪障碍，如焦虑、紧张、恐惧、易激动、抑郁、疑病观念、消极悲观和动作减少等。

（3）类癔症性综合征 主要表现形式有哭笑发作，痉挛抽动，视力下降，失音等。

（4）情感性精神障碍 临床上有气功所致躁狂发作的案例。

（四）诊断要点

患者具有以下表现：症状由练习气功直接引起；症状与气功书刊或气功师所说的内容有密切联系。这些现象通常只在做气功时出现而结束气功（"收功"）时迅即消失，但在病人却持续或反复出现，无法控制。有以上表现时就要考虑本病的可能性。

（五）治疗原则

对于没有精神病性障碍的患者，可以找气功师咨询，气功师可采取正确的练功方法进行辅导和纠偏。对于类分裂样精神障碍的患者及癔症或类神经症患者，应立即停止气功练习，并给予抗精神病药物治疗和心理治疗。

第六节 脑器质性精神障碍

脑器质性精神障碍，是由脑血管疾病、颅脑外伤、颅内感染、癫痫、脑变性等因素直接损害脑部所致精神障碍。脑器质性精神障碍均存在中枢神经系统功能或形态学方面的异常，其预后与脑病变的部位、范围、性质、严重程度、病程特点、治疗转归等诸多因素有关。

一、脑血管病相关精神障碍

（一）概述

脑血管病相关精神障碍是指各种脑血管疾病导致脑组织血流供应异常（出血性或缺血性）所产生的精神障碍。临床以血管性痴呆（VD）和急性脑血管病所致精神障碍常见。

血管性痴呆是指由脑内多发的梗死及软化灶引起，常有短暂脑缺血发作史，阶梯式发展的进行性认知功能障碍，以痴呆最常见，患病率男性略高于女性。

急性脑血管病所致精神障碍是指在多次脑卒中后发生的精神障碍，或由一次大量脑出血或大面积梗死导致精神障碍，表现为抑郁、意识障碍、幻觉或强哭强笑等精神病性症状。

中医学有关本病的论述见于"呆病"、"文痴"、"郁证"、"癫狂"等病证。《临证指南医案》曰："中风初起，神呆遗尿，老人厥中显然。"认识到中风后出现的痴呆或精神障碍。

（二）病因及发病机制

血管性痴呆病因为高血压病、脑动脉硬化等，在高血压和脑动脉硬化基础上，发生脑动脉和脑小动脉多发闭塞或栓塞，广泛累及与认知功能有关的结构，产生痴呆等症状。

急性脑血管病所致精神障碍的病因为动脉粥样硬化、高血压及其危险因素如糖尿病、心脏病、肥胖、高血脂等。在脑血管壁病变基础上发生细小动脉痉挛，动脉压的持续升高等，加上血液成分或血流动力学变化，造成脑出血或脑缺血改变，导致精神障碍。

中医认为本病多发于老年人，其病位在脑，与心、肝、脾、肾功能失调有关。病机主要在于风、火、痰、瘀、气、虚六端，此六端相互作用，合而为病，终致瘀阻脑络或血溢脑脉，元神受损，神机失用。病性为本虚标实，上盛下虚。在本为肝肾阴虚，气血虚弱；在标为风火相煽，痰湿壅盛，气逆血瘀。

（三）临床表现

1. 血管性痴呆

（1）阶梯性进展的痴呆　中老年急性起病，阶梯样加重，病史中有高血压、动脉硬化、中风史。早期表现为情绪改变或人格改变，逐渐出现记忆和智能障碍，不能记起不久前发生的事情，而后远期记忆也减退，计算能力较差，反应迟钝，思维减慢，概括能力明显下降等。每次脑梗死可使痴呆症状突然加重，呈阶梯式进展，晚期患者的精神衰退非常显著，生活完全不能自理，情感淡漠，认知功能严重障碍，自知力丧失。

（2）神经系统的症状或体征　常有眩晕、头痛、耳鸣等，发生脑梗死后有明显的局灶性神经系统症状和体征，如失语、肢体瘫痪、一侧性面神经麻痹、共济失调、假性球麻痹等。

2. 急性脑血管病所致精神障碍

（1）急性脑血管病的表现　①脑梗死：中年以上，突然发病，出现脑局灶性损害症状体征，头颅 CT 于发病后 24 小时逐渐显示低密度梗死灶；头颅 MRI 于梗死后数小时发现 T1 低信号、T2 高信号病灶。②脑出血：中老年高血压患者，活动中或情绪激动时突然发病，迅速出现偏瘫、失语头痛、呕吐、意识障碍等局灶性或全脑性神经功能缺失症状，头颅 CT 检查显示圆形或卵圆形高密度血肿，边界清楚。

（2）精神障碍的表现　临床表现多样，主要有抑郁、强哭强笑等情绪障碍，或猜疑、幻觉等精神病性症状；意识障碍及意识障碍改善后的遗忘综合征；或失用症、失语症等认知缺损、人格改变等，重者发展为痴呆。

（四）诊断要点

1. 血管性痴呆　参照《中国精神障碍分类与诊断标准》第三版（简称 CCMD－3）

（1）符合脑血管病所致精神障碍的诊断标准。

（2）有脑血管病的证据，如多次缺血性卒中发作，局限性神经系统损害及脑影像检查，如 CT、MRI 检查有阳性所见。

（3）在数次脑实质的小缺血性发作后，逐渐发生智能损害。早期为局限性智能损害，人格相对完整，晚期有人格改变，并发展为全面性痴呆。

（4）起病缓慢，病程波动或呈阶梯性，可有临床改善期，通常 6 个月内发展为痴呆。

2. 急性脑血管病所致精神障碍

（1）符合脑器质性精神障碍的诊断标准。

（2）精神障碍出现在一次或连续多次卒中发作后。

（3）没有痴呆或只有轻度痴呆。

（4）临床相主要有意识障碍、遗忘综合征。

（五）治疗

1. 血管性痴呆

（1）治疗原则　预防脑梗死复发，改善脑血流，促进脑代谢，尽力缓解症状。

（2）躯体症状治疗　①急性脑缺血发作：给予丹参注射液 10～20ml 加入 5% 葡萄糖液 250～500ml 静脉滴注，1 日 1 次，10～15 天为一疗程。②扩血管药物：烟酸、地巴唑、芦丁等口服。③改善脑功能：氢化麦角碱 3～6mg/d；吡拉西坦 0.8～1.6mg，口服，1 日 3 次；尼莫地平 20mg，1 日 3 次；脑活素等。④动脉硬化和高血压：进行内科治疗，保持血压、血脂、血黏度的正常。

（3）精神症状的治疗　①焦虑伴失眠：艾司唑仑、阿普唑仑、氯硝西泮或劳拉西泮等。②抑郁：5-羟色胺再摄取抑制剂如氟西汀、帕罗西汀、氟伏沙明、舍曲林、西酞普兰、文拉法新、米氮平等。经费较困难者，可用三环类抗抑郁药物如氯丙嗪、阿米替林、多虑平等。③幻觉、妄想：选用氯氮平、奥氮平、舒必利等。④心理治疗和康复治疗。

2. 急性脑血管病所致精神障碍

（1）治疗原则　脑出血急性期或脑梗死症状重者应以抢救生命为主，转上级医院治疗。脑梗死急性期溶栓、抗血小板、活血化瘀等是治疗缺血性脑卒中有效方法，脑出血宜清除血肿、脱水降颅压等治疗，脑血管病所致精神障碍宜早发现，早治疗。

（2）躯体症状的治疗　①脑梗死：尽快恢复脑的血液供应，防治缺血性脑水肿，加强监护和护理，预防和治疗并发症，早期系统化和个体化的康复治疗。急性期使用阿司匹林 100～150mg，1 日 1 次。尽早使用脑保护剂及神经功能障碍的康复治疗。②脑出血：应立即给予初步医疗措施，请求上级医院会诊，卧床休息，维持生命体征稳定及水、电解质平衡，保持大小便通畅，预防和治疗褥疮、泌尿道和呼吸道感染。降低颅内压用 20% 甘露醇 125～250ml，静脉滴注，每 6～8 小时一次。③注意尿量、血钾和心肾功能，控制血压及体温。

（3）精神障碍的治疗　①焦虑、失眠选用氯硝西泮、艾司唑仑、阿普唑仑等。②卒中后抑郁选用氟西汀、帕罗西汀、文拉法新、米氮平等。③心理治疗和康复治疗，改善患者心理状态，促进身心康复。

3. 中医治疗

（1）痰浊阻窍证　精神抑郁，表情呆板，静而少言，或默默不语，或喃喃独语，闭户独居，哭笑无常，不欲见人，头重如裹，脘腹胀满，口多痰涎，舌质淡，苔白腻，脉弦滑。治宜健脾益气，化痰开窍。方选指迷汤加减。

（2）气虚血瘀证　初期多见面色无华，神疲乏力，口唇暗紫，反应迟钝，记忆减退，表情呆板，喜静恶动，少言少语。逐渐出现行为笨拙，理解、判断、记忆、定向、计算等减退；或严重痴呆，生活不能自理。有多次中风史，或半身不遂等。舌质暗淡或有瘀斑，苔薄白，脉细涩。治宜益气养血，活血通络。方选补阳还五汤加减。

（3）肝肾阴虚证　平素沉默寡言，呆钝愚笨，头晕目眩，耳鸣耳聋，腰膝酸软，颧红盗汗，两目无神，形体消瘦，关节屈伸不利，四肢麻木。舌红少苔，脉弦细数。治宜滋补肝肾，安神定志。方选左归丸合定志丸加减。

（4）肝郁气滞证　沉默寡言，悲观厌世，抑郁易哭，孤独自处，心烦不寐，喜怒无常，胸闷太息，胁肋胀满。舌淡红，苔薄白，脉沉细。治宜疏肝解郁，理气安神。方选柴胡疏肝散加减。

（5）心肝火旺证　性急易怒，躁动不宁，胡言乱语，坐卧不安，喋喋不休，头晕头痛，目赤心烦，失眠多梦，大便干结，小便短赤。舌红苔黄，脉弦滑数。治宜清热泻火，镇静安神。方选龙胆泻肝汤加减。

4. 针灸治疗

（1）体针治疗　取大椎、足三里、安眠；或哑门、内关、安眠，交替使用，强刺激，1日1次，10天为一疗程。休息3~4天后重复治疗。

（2）头针疗法　取双侧语言区、晕听区等，1日1次，30天为一疗程。

（3）穴位注射　以双侧肾俞为主穴，配用合谷、足三里、三阴交，以75%复方当归注射液4ml穴位注射，隔日1次。

二、脑外伤所致精神障碍

（一）概述

脑外伤所致精神障碍指头部直接或者间接地受到外力作用，造成脑组织损伤所致精神障碍。据估计，脑外伤后存活者中出现各种精神障碍者超过25%。

中医将脑外伤所致精神障碍的表现以"痴呆"、"癫证"、"狂证"、"破脑"等进行论治。

（二）病因及发病机制

脑外伤伴发精神障碍与脑损伤的部位、程度、急性期的病理改变和修复期的后遗病理改变有关。广泛性脑外伤引起精神障碍，如急性期的谵妄、慢性期的痴呆等。

颞叶、额叶部位损伤常出现精神障碍，以人格障碍为主；顶叶部位损伤出现认知功能障碍；脑基底部损伤出现记忆障碍。外伤后社会心理因素及受伤前的人格特征对其临床表现、病程、预后有一定影响。

清代医家王清任认为脑外伤所致精神障碍的病机是"气血凝滞脑气，与脏腑气不接……"因此，中医对本病的认识为外伤引起脑络受损，血溢脉外，瘀血内生，蒙蔽清窍；或外伤直接伤及脑髓，元神受损，神机失用。

（三）临床表现

（1）急性精神障碍　闭合性脑外伤后可发生意识障碍，意识恢复后常出现记忆障碍，如不能回忆受伤的经过；严重者出现意识错乱伴有幻觉、妄想、定向障碍、行为紊乱等急性外伤后精神病。

（2）慢性精神障碍　①神经症样症状、认知障碍、人格改变等脑震荡后综合征。②神经症样症状、持久性认知障碍、人格改变、精神病性症状等脑挫裂伤后综合征。③继发性癫痫表现的脑外伤性癫痫。

（四）诊断要点

参照中华医学会编《临床诊疗指南精神病学分册》。

（1）有明确的脑外伤伴不同程度的意识障碍病史，且精神障碍的发生与外伤紧密相连，病程与损伤程度相关。

（2）常见急、慢性精神障碍，常有持久的社会功能下降，症状持续 3 个月以上，其严重程度常与脑组织损伤轻重呈正比。如发现痴呆与损伤严重程度不相符，要考虑硬膜下血肿、正常颅压脑积水。

（3）X 线检查可显示颅脑骨折，脑 CT 或 MRI 检查可发现弥漫性或局灶性损伤征象，继发性蛛网膜下腔出血、颅内血肿。

（五）治疗

1. 治疗原则　①脑外伤早期，生命体征的监测及颅内压的控制尤为重要，宜转院或转脑外科治疗。②脑外伤精神障碍者需评估患者躯体及社会功能残缺的程度，给予药物和心理等治疗。

2. 精神障碍的治疗

（1）急性精神障碍　建议转院治疗。①兴奋、躁动病人可予镇静药，如氯硝西泮 1~2mg，肌注，每日 1~3 次，给予最小有效量，禁用吗啡等麻醉剂。②脑水肿、颅内压升高或抽搐者予地西泮 10mg 静脉推注或静脉滴注，脱水、降颅内压使用 20%

甘露醇 125~250ml 快速静脉滴注。

（2）慢性精神障碍 ①焦虑不安：艾司唑仑 1~2mg，每日 1~2 次；或阿普唑仑 0.2~0.4mg，每日 1~2 次；或罗拉西泮 0.5~2mg，每日 1~2 次。②神经症性症状：吡硫醇 0.1~0.2g，每日 3 次。③记忆及智能障碍：谷氨酸钾、谷氨酸钠各 1 支，加入 5% 葡萄糖液 250~500ml 静脉滴注；吡硫醇、γ 络氨酸、谷氨酸、B 族维生素等治疗，同时加强护理，训练其生活技能。④人格改变：冲动、兴奋者氟哌啶醇 2~4mg，1 日 2~3 次。⑤精神分裂样综合征：可选用锥体外系副作用较少的药物如舒必利、氯氮平、奥氮平等。⑥加强心理治疗和康复治疗。

3. 中医治疗

（1）肝郁气滞证 精神抑郁，情绪低落，沉默寡言，悲观厌世，孤独自处，喜卧恶动，心烦不寐，噩梦纷纭，喜怒无常，胸闷太息，胁肋胀满。舌淡红，苔薄白，脉沉细。治宜疏肝解郁，理气安神。方选柴胡疏肝散加减。

（2）瘀血阻络证 神情忧伤，孤独自处，喃喃自语，妄见妄闻，头痛如刺，痛处固定，惊悸恐惧，失眠多梦，记忆力减退，四肢麻木震颤，面色青紫晦暗。舌有瘀点，脉沉细涩。治宜活血化瘀，通络醒神。方选逐瘀醒神汤加减。

（3）心脾两虚证 多思善虑，心悸胆怯，记忆力减退，少寐健忘，头晕神疲，面色不华，食欲不振。舌质淡，苔薄白，脉细弱。治宜养心健脾，补气益血。方选归脾汤加减。若兼见头痛者，加川芎、白芍；若纳呆腹胀者，可用香砂六君子汤；若心悸失眠，少气懒言，自汗，面色萎黄等，可用人参养荣汤。

4.其他治疗

（1）针灸取穴 人中、内关、神门、丰隆、涌泉，可随证佐以配穴。毫针刺，用平补平泻法或泻法。

（2）推拿疗法 以推法、按法（包括点法、压法）为主，取穴百会、命门、中脘、气海、心俞、肝俞、脾俞、肾俞、三阴交、太冲、涌泉等。

三、脑炎相关精神障碍

（一）概述

脑炎相关精神障碍是由病毒、细菌、真菌、螺旋体、寄生虫等病原体直接侵袭脑组织，使脑实质发生炎性改变，引起精神障碍。以单纯疱疹病毒性脑炎等精神障碍最为常见。

中医学根据本病临床表现各异归属于"温病"、"癫狂"、"痫证"、"痉证"等范畴。

(二) 病因及发病机制

单纯疱疹病毒（HSV）是一种嗜神经 DNA 病毒，分为 HSV – Ⅰ型和 HSV – Ⅱ型两个抗原亚型。HSV – Ⅰ型病毒以成人和少年儿童感染多见，通过嗅神经和三叉神经等侵入脑组织，损害大脑额叶基底部和颞叶；HSV – Ⅱ型病毒以生殖系统和会阴部皮肤黏膜，通过骶神经潜伏在骶神经节，沿神经上行感染脑实质发病，新生儿可因产道感染，经血液传入脑部而发病。

中医认为因机体感受温热毒邪所致，起病急骤，变化迅速。阳热之邪易化热化燥，伤津耗气，热邪灼津为痰，上则蒙闭清窍，致神志恍惚，表情淡漠；布散全身则痹阻经络，出现肌萎偏瘫，肢体拘急；邪气亢盛，甚则内陷心包，则患者狂躁不安，哭笑无常；若酿痰生风，则可见两目上视，口噤不开，肢体抽搐，角弓反张，最终致阴竭阳亡，酿成危重证候。

(三) 临床表现

本病任何年龄均可发病，急性起病，部分患者病前有口唇疱疹病史，发病后体温达 38.0℃ ~40.0℃。精神症状或意识障碍为首发症状，意识障碍表现为嗜睡、昏睡、昏迷或去皮层状态。精神症状表现为精神萎靡，反应迟钝，情感淡漠，表情呆滞，定向力障碍，神志恍惚，言语减少或缄默不语；病人呆坐或卧床，大小便失禁，行动懒散，甚至呈木僵状态。或为精神运动性兴奋，如躁动、言语增多、行为紊乱、欣快、无故哭笑或痴笑等；有的出现幻觉、妄想状态。颅内高压与局灶性神经系统症状，如眼肌麻痹、面肌瘫痪、吞咽困难、舌下神经麻痹、痫性发作、肢体瘫痪、舞蹈样动作、震颤、共济失调、腱反射亢进、锥体束征、脑膜刺激征阳性等。脑炎后期，记忆减退、注意力不集中、学习困难；或出现思维、理解、计算、判断等认知功能障碍，人格改变及不同程度的神经功能障碍。

(四) 诊断要点

急性病毒性脑炎所致精神障碍的诊断，参照 CCMD – 3。

1. 症状标准

（1）符合颅内感染所致精神障碍的诊断标准。

（2）出现意识障碍前，常有呼吸道或消化道感染史，可有明显的精神运动性紊乱。

（3）至少有下列 1 项智能损害或神经系统症状：肌张力增高、偏瘫、腱反射亢进、病理反射阳性、脑膜刺激症状、植物神经症状、颞叶或额叶损害。

（4）EEG 或颅脑 CT 检查异常。

（5）实验室检查：病毒分离、聚合酶链反应（PCR）或病毒抗体测定（如免疫酶联吸附分析法，简称 EIJSA）阳性。

2. 严重标准　疾病导致日常生活或社会功能受损。

3. 病程标准　急性或亚急性起病，精神障碍的发生、发展及病程与颅内感染相关。

4. 排除标准

（1）排除功能性精神障碍、其他颅内感染性精神障碍。

（2）本病有颅内占位性病变症状时，应作 CT 等检查与脑瘤鉴别。

（五）治疗

1. 治疗原则　早期治疗是降低本病死亡率的关键，以病因治疗为主，给予积极的对症治疗、支持治疗、护理及康复治疗。对起病急骤、病情危重、变化迅速者，宜尽快转院治疗。

2. 一般治疗

（1）**抗病毒治疗**　患病初期首选鸟嘌呤衍生物无环鸟苷能抑制病毒的 DNA 合成，具有很强的抗 HSV 作用，降低脑炎病人的死亡率。常用剂量为每日 15 ~ 30 mg/kg，分 3 次静脉滴注，14 ~ 21 日为一疗程。副作用有谵妄、震颤、皮疹、血清转氨酶升高等。也可选用西多福韦 5mg/kg，静脉注射，每日 1 次，2 周为一疗程。刚昔洛韦每日 5 ~ 10mg/kg，静脉滴注，10 ~ 14 日为一疗程。

（2）**免疫治疗**　①α – 干扰素 1×10^6 ~ 3×10^6 IU/d，连续肌肉注射 7 ~ 14 日。②皮质类固醇激素可降低炎症反应、抗脑水肿，抑制抗原、抗体反应，减轻神经组织损害。地塞米松 15 ~ 30mg 静脉滴注，每日 1 次，或氢化可的松 100 ~ 500mg/d，静脉滴注，7 ~ 14 日为一个疗程，病情好转后，逐渐减量至停药。

3. 精神症状治疗　①兴奋躁动者，选用氟哌啶醇 2 ~ 8mg 口服，每日 2 ~ 3 次，或用氟哌啶醇 5 ~ 10mg，肌肉注射，每日 1 ~ 2 次，注意预防锥体外系反应。②抑郁症状选用氟西汀 20mg，每日 1 次；抑郁伴焦虑者可选帕罗西汀 20mg，每日 1 次。③持久性精神障碍有幻觉、思维障碍、行为紊乱等症状者，可选用抗精神病药物。

4. 针对颅内高压、高热、癫痫等症治疗　颅内高压者选用 20% 甘露醇 125 ~ 250ml 静脉快速滴注，6 ~ 12 小时 1 次；或速尿 20 ~ 40mg，每日 1 次。高热患者采用物理降温，或采用人工冬眠疗法，氯丙嗪 50mg、异丙嗪 50mg、杜冷丁 100mg，每次半量肌注。癫痫发作者给予抗癫痫药物治疗，癫痫持续状态时，使用地西泮 10 ~ 20mg 静脉注射，或 100 ~ 200mg 加入 5% 葡萄糖液 250 ~ 500ml 中缓慢静脉滴注。对重症及昏迷患者，采用全身支持治疗，维持水、电解质平衡，加强护理，保持呼吸道通畅，预防褥疮及呼吸道感染。

5. 中医治疗

（1）邪袭肺卫证　发热头痛，颈项微强，烦躁不安，神志恍惚或嗜睡，四肢酸楚，舌淡红，苔薄黄，脉浮数。治宜辛凉透邪，清热解毒。方选银翘散加减。

（2）气营两燔证　高热，头痛项强，神昏谵语，肢体抽搐，甚则角弓反张，呕吐频作，心烦口渴，腹胀便秘，舌红绛，苔黄燥，脉数。治宜清气凉营，泄热解毒。方选白虎汤合清营汤加减。可加用安宫牛黄丸 1 次 1 丸，每日 2 ~ 3 次，温开水送服。

（3）痰浊闭窍证　表情淡漠或呆滞，语无伦次或胡言乱语，或突然昏仆，两目凝视，口噤抽搐，甚则半身不遂，苔白腻，脉弦滑。治宜豁痰开窍，熄风止痉。方选涤痰汤加减。若表情呆滞，语无伦次者加苏合香丸，1 次 1 丸，每日 2 ~ 3 次，温开水送服。

（4）痰热内扰证　躁动狂妄，哭笑无常，胡言乱语，甚则神昏谵语，手舞足蹈，发热头痛不甚，舌红，苔黄或黄腻，脉弦滑或弦数。治宜清热涤痰，开窍醒神。方选菖蒲郁金汤加减。若神昏谵语者加安宫牛黄丸或至宝丹清心开窍。

6. 针灸治疗　主穴：风池、合谷、太冲。神志不清加人中；发热加曲池、大椎；痴呆加百会、四神聪；失语加廉泉。治法：泻法，不留针；每日 1 次，5 次为一疗程。

四、癫痫相关精神障碍

（一）概述

癫痫相关精神障碍，是指一组反复发作的脑异常放电所致的癫痫发作特殊形式，临床表现以精神症状为主，由于累及部位及病理生理改变的不同，临床症状表现各异。有资料显示约三分之一的癫痫患者会出现精神障碍，其中以颞叶癫痫的精神症状居多。

本病在中医学中可归为"痫证"、"癫疾"、"痫痪"等范畴，《奇效良方》生动地描述了精神运动性癫痫发作："痰痫为病，此患似张狂，作之不常……如梦中，如半醉，灯下不知人……如狂。"

（二）病因及发病机制

先天畸形、产伤、代谢障碍等是新生儿癫痫常见病因；脑血管疾病、脑肿瘤、头颅外伤、脑变性疾病等是成人癫痫的常见病因。儿童癫痫以遗传性居多，仍有部分癫痫患者病因不明。癫痫相关精神障碍的发病机制迄今尚未明确，与局灶性或广泛性脑损害有关。

中医认为本病多由七情失调，先天因素，脑部外伤，饮食不节，劳累过度或患他病之后，使脏腑失调，痰浊阻滞，气机逆乱，风阳内动所致，尤以痰邪作祟最为重要。本病以先天禀赋与后天失养为致病因素，头颅神机受损为本，脏腑功能失调为标，痰、瘀、火为内风触动，致脏气不平，气血逆乱，神机受损，原神失控，清窍蒙闭而发病。

（三）临床表现

癫痫相关精神障碍临床表现复杂，按照精神障碍所处的不同阶段，分为发作前、发作时、发作后及发作间精神障碍。

1. 发作前精神障碍　为先兆或前驱症状，发作前的数小时至数天，表现为全身不适，易激惹，烦躁不安，抑郁、心境恶劣等，一旦癫痫发作精神症状消失。

2. 发作时精神障碍

（1）精神性发作　是癫痫发作的一种类型，病灶多在颞叶、额叶、边缘叶等处；临床表现非常复杂，以感知障碍、情感障碍、思维障碍、记忆障碍等精神病性体验发作为发作的先兆，或单独发生，突然开始，骤然终止，持续时间短暂。

（2）自动症　在意识范围缩窄情况下出现不自主动作或行为，如伸舌、舔唇、摸索、脱衣、整理东西等，无目的地走动，机械地继续发作前还在进行的活动，一般持续数秒至数分钟，事后完全遗忘是重要临床特征。神游症是一种持续时间较长的自动症，意识障碍程度较轻，对周围环境有一定感知力，异常行为也更复杂多样，表现为无目的的外出活动、简单交谈等。部分患者在夜间发作，发作时不能正确感知周围环境，常以自行入睡告终，醒后无法回忆，又称梦游症。

（3）朦胧状态　常见癫痫发作形式，意识清晰度降低和范围缩窄，如反应、思维迟钝，情感淡漠等，出现生动、恐怖性的幻觉、错觉、妄想及伤人等行为。

3. 发作后精神障碍　癫痫发作后意识模糊，出现自动症、朦胧状态或产生短暂的偏执、幻觉等症状，可有惊恐、易激惹、攻击破坏行为，通常持续数分钟至数小时不等。

4. 发作间精神障碍

（1）癫痫性精神病　一组较为持久的精神病状态，患者意识清晰，以慢性偏执-幻觉状态多见，与精神分裂症极为相似，故又称为慢性癫痫分裂样精神病。

（2）智能障碍及人格改变　部分严重患者出现明显的智能障碍伴人格改变，与遗传、继发性脑损伤或抗癫痫药物的长期使用等因素有关，表现为思维缓慢，固执赘述，记忆、逻辑推理、抽象思维等能力也较正常人明显下降。

（四）诊断要点

参照中华医学会编《临床诊疗指南精神病学分册》。

（1）有癫痫史或癫痫发作的证据。

（2）呈发作性精神障碍者，一般历时短暂，有不同程度的意识障碍，事后不能完全回忆。

（3）持续性精神障碍，如慢性癫痫性精神病、智能障碍和人格改变等，见于发作间期。

（4）脑电图检查可证实癫痫，但阴性结果不能排除。除标准检查外，尚可用脑电图特殊检查技术提高阳性率。必要时应作 CT、MRI 等其他检查，以排除继发性癫痫的可能。

（5）根据癫痫的证据，其精神障碍的发生、病程与癫痫的关系，结合实验室结果可作诊断。

（五）治疗

1. 治疗原则　①明确病因，针对病因进行治疗。②抗癫痫与抗精神障碍药联合使用。③调整好抗癫痫药物的种类和剂量，选择适当的精神药物，配合心理治疗。④若癫痫所致精神障碍难以控制，持续发作者宜及时转院治疗。

2. 癫痫所致精神障碍药物治疗

（1）发作性精神障碍　①精神运动性发作时卡马西平每日 600～1200mg，每日 2～3 次；复杂性精神运动性发作，首选卡马西平每日 600～1200mg，次选苯妥英钠每日 200～500mg。②对自动症及失神小发作，乙琥胺每日 750～1500mg，或丙戊酸钠每日 600～2000mg。③兴奋激越、躁动者，选用氟哌啶醇 2～8mg 口服，每日 2～3 次，或用氟哌啶醇 5～10mg，肌肉注射，每日 1～2 次，注意预防锥体外系反应；难以控制时用镇静药，氯硝西泮 1～2mg，肌肉注射，每日 1～3 次。④抑郁症状选用氟西汀每日 20mg，或帕罗西汀每日 20mg；或氯米帕明每次 12.5～25mg，每日 2～3 次。

⑤焦虑、失眠者用氯硝西泮2mg，每日1~2次或氯硝西泮2~4 mg，每晚睡前口服1次，必要时可肌肉注射。

（2）**持久性精神障碍**　①慢性癫痫性精神病主要用抗精神病药；对有幻觉、思维障碍、行为紊乱等症状者，选用锥体外系副反应较少的抗精神病药物。②智能障碍仍以控制癫痫发作，防止恶化，给予相应治疗。③人格改变宜加强心理行为矫治，酌用抗精神病药物，人格改变及痴呆，使用脑营养剂治疗。

（3）**其他治疗**　①对癫痫所致持续朦胧状态、幻觉妄想、抑郁状态，慎用电抽搐治疗。②癫痫患者心理治疗，消除自卑心理，保持正常活动。

3. 中医治疗

（1）**发作期**　①实热阳痫证：发作时昏仆，不省人事，四肢抽搐，似猪羊叫声，牙关紧闭，两目上视，口吐涎沫，喉间痰鸣，面色青紫，口唇紫绀，二便自遗，移时苏醒。舌质红，苔白腻或黄腻，脉弦数或弦滑。治宜急以开窍醒神，继以泻热涤痰熄风。使用清开灵注射液静脉滴注，或灌服黄连解毒汤，可加定痫丸；配合针刺人中、十宣、合谷等穴以醒神开窍。②虚寒阴痫证：痫发时面色晦暗，手足清冷，双眼半闭，神志昏聩，偃卧拘急，抽搐时发；或呆木无知，声音微小；或动作中断，手中物件掉落；或头突然倾下，又迅速抬起；或两目上吊，瞬时恢复，醒后对发病全然无知，一日数次。舌质淡，苔白腻，脉沉细或沉迟。治宜急以开窍醒神，继以温化痰涎。使用参附注射液静脉滴注，或灌服五生饮合二陈汤健脾除痰。配合针刺人中、十宣开窍醒神。

（2）**间歇期**　①风痰闭窍证：病前多眩晕，胸闷，痰多，发作时昏仆，不省人事，牙关紧闭，两目上视，四肢抽搐，口吐涎沫，喉间痰鸣，舌质红，苔白腻，脉多弦滑有力。治宜涤痰熄风镇痫。方选定痫丸加减。②痰火扰神证：平素情绪急躁易怒，心烦失眠，口苦咽干，发病时昏仆，不省人事，牙关紧闭，四肢抽搐，便秘溲黄，病后彻夜难眠，目赤，舌红，苔黄腻，脉多沉弦滑而数。治宜清肝泻火，化痰宁神。方选当归龙荟丸加减。③心脾两虚证：痫病屡发，经久不愈，心悸健忘，神疲乏力，面色无华，纳呆，大便溏薄，舌质淡，苔白腻，脉沉弱。治宜补益心脾。方选六君子汤合温胆汤。④肝肾阴虚证：痫病频发之后，神志恍惚，面色晦暗，头晕耳鸣，两目干涩，耳轮焦枯不泽，健忘失眠，腰膝酸软，大便干燥，舌红苔薄黄，脉沉细而数。治宜滋养肝肾。方选大补元煎。

4. 针灸治疗

（1）**体针**　主穴：①百会、人中、神门、内关、三阴交；②印堂、鸠尾、内关、间使、太冲。两组穴位，交替使用。阳痫抽搐重者加风池、风府、合谷、太冲；阴痫痰湿盛者加天突、丰隆，灸百会、气海、足三里。

（2）耳针　①皮质下、神门、脑点、脑干；②神门、肾、心。两组交替，埋针、压丸均可。

五、老年性痴呆

（一）概述

老年性痴呆又称阿尔茨海默病（AD），是一种病因未明的原发性脑变性疾病。本病起病隐袭，以早期突出的近记忆障碍和进行性全面智能衰退及人格改变为特征，皮质弥漫性萎缩、老年斑及神经原纤维缠结为病理学改变。部分病人有阿尔茨海默病家族史，本病无特殊治疗方法，痴呆很难逆转。

本病见于中医学的"呆病"、"癫证"、"健忘"等病中。《医林改错》指出："年高无记性者，脑髓渐空。"

（二）病因及发病机制

AD 的病因迄今仍不清楚，一般认为可能与遗传、衰老及环境因素有关。

（1）AD 的神经生化　AD 累及多种神经递质系统，脑内胆碱能系统缺陷在 AD 中起重要作用。脑内其他神经递质，如去甲肾上腺素、5 - 羟色胺、谷氨酸等也有减少。

（2）AD 的分子遗传学　有痴呆家族史者，其患病率为普通人群的 3 倍，约有 10% AD 患者有明确家族史。研究表明三种早发型家族性常染色体显性遗传的 AD 致病基因，分别位于 21、14 和 1 号染色体，相应的基因为 APP、早老素 - 1（PS - 1）和早老素 - 2（PS - 2）。而载脂蛋白 E（ApoE）基因则是老年性 AD 的重要危险因素。

（3）其他　AD 的发病亦和环境、脑外伤、文化程度低、重金属接触、雌激素水平、吸烟、父母怀孕时年龄轻以及一级亲属患 Down 综合征等多种因素有关。

中医病因病机为：①年迈体虚，精血自衰：精不生髓，髓海不充，令髓减脑消。"人之记忆，皆在脑中"，元神不足，记忆失用。②痰瘀互结，阻塞神机：大病久病，耗损气血，致脏腑功能衰退，使气机失常，血的运行不畅停留为瘀；亦使水液的代谢异常，停聚为痰，久之痰瘀互结为患，阻滞清窍，使神机不灵。③七情内伤，久病耗损："多虑悉思"等情志大伤，暗耗心血；或大病久病耗损气血，无以化精，肾精亏虚，髓化无源，以致髓减脑消。呆病症见呆、傻、愚、笨，病位在脑，病机为髓减脑消，神机失用。证候以虚为本，以实为标，临床多见虚实夹杂之证。

（三）临床表现

1. 记忆障碍　AD 早期的核心症状，短程记忆障碍为主，新知识学习困难，近事易忘，重者说的话做的事转眼即忘，连自己的姓名及住址都遗忘，随着病程进展，远程记忆也逐渐受累，为填补记忆空白，常出现虚构和错构。

2. 定向障碍　空间定向最易受损，常在熟悉的环境，甚至家中迷失方向，散步或外出不知回家的路。时间定向差，分不清年月日及上下午。重者人物定向障碍，如不认识家人等。

3. 言语障碍、失用及失认　表现为找词困难、用词不当、说话重复，可出现阅读及书写困难，继之出现命名性失语，言语障碍最终发展为胡乱发音。部分患者可出现失用或失认，如不能按指令完成可以自发完成的动作（失用），不能识别物体（失认）。

4. 智能障碍　表现为全面的智能减退，包括理解、推断、抽象、概括和计算等认知功能障碍。患者思维迟钝，内容贫乏，不能进行分析归纳，缺乏逻辑性，说话常自相矛盾又无法觉察。

5. 人格改变　额、颞叶受损者变化明显，表现为懒散、退缩、自我中心、敏感多疑、乖戾自私、言语粗俗、不修边幅、不知羞耻、拣拾破烂而视为珍宝等。

6. 精神症状　常出现被害和嫉妒妄想，情感淡漠，历时短暂的抑郁心境，也可出现欣快、焦虑和易激惹。

7. 神经系统症状和体征　肌张力增高、震颤等，或出现伸趾、强握等原始反射等。

（四）诊断要点

1. 疾病诊断标准　可参照 CCMD－3。

（1）症状标准　①符合器质性精神障碍的诊断标准。②全面性智能损害。③无突然的卒中样发作，疾病早期无局灶性神经系统损害的体征。④无临床或特殊检查提示智能损害是由其他躯体或脑的疾病所致。⑤下列特征可支持诊断，但不是必备条件：高级皮层功能受损，可有失语、失认或失用；淡漠、缺乏主动性活动，或易激惹和社交行为失控；晚期重症病例可能出现帕金森症状和癫痫发作；躯体、神经系统，或实验室检查证明有脑萎缩。⑥尸解或神经病理学检查有助于确诊。

（2）严重标准　日常生活和社会功能明显受损。

（3）病程标准　起病缓慢，病情发展虽可暂停，但难以逆转。

（4）排除标准　排除脑血管病等其他脑器质性病变所致智能损害，抑郁症等精神障碍所致的假性痴呆、精神发育迟滞，或老年人良性健忘症。

2. 分型标准　参照中华医学会编《临床诊疗指南精神病学分册》。

（1）老年前期型　①起病年龄在65岁以前；②符合上述诊断要点；③病情恶化较快，常早期出现失语、失写、失读和失用等症状，额叶及顶叶病变较重，多有同病家族史。

（2）老年型　①起病年龄为65岁或65岁以后；②病情缓慢加重，早期以记忆障碍为主要表现；③符合阿尔茨海默病的诊断标准。

（3）非典型或混合型　符合阿尔茨海默病的诊断标准，但临床症状不典型，或同时合并脑血管病。

（4）其他型　符合阿尔茨海默病的诊断标准，但不完全能归入上述三型的。

（五）治疗

1. 治疗原则　①延缓病情进展，改善精神障碍，减轻心理社会不良后果以及减少伴发疾病的患病率及死亡率；②提倡早期发现，早期全面治疗；③由于该病的慢性、进行性病程，因此要采用长期的全程综合性治疗和护理。

2. 一般治疗　①社会心理治疗。②胆碱能药物：对轻、中度AD有效药物，安理申1次5~10mg，每日1次；艾斯能1次3~6mg，每日2次；石杉碱甲1次0.2mg，每日2次，可逐渐增加剂量。③非胆碱能抗痴呆药物：美金刚胺1次5mg，每日1次，每周增加5mg，分2次服用。④脑代谢改善药：氢化麦角碱1次1~1.5mg，每日3次；吡乙酰胺1次0.4~0.8g，每日3次。⑤精神症状的药物治疗：焦虑不安可用阿普唑仑、罗拉西泮或艾司唑仑等。抑郁患者选用帕罗西汀或氟西汀，1次20mg，每日1次。精神症状如幻觉、妄想、激越等，用小剂量奋乃静1次2~4mg，每日2~3次。非典型抗精神病药如利培酮、奥氮平，适合于老年人使用，疗效较好；或用氟哌啶醇5mg肌肉注射，每日1~2次。

3.中医治疗

（1）髓海不足证　记忆力和计算能力明显减退，懒惰思卧，齿枯发焦，头晕耳鸣，腰酸骨软，舌瘦色淡，苔薄白，脉沉细弱。治宜补肾益髓，填精养神。方选七福饮加减。若髓海不足甚者加紫河车、龟胶、鹿角胶、阿胶，或用补脑丸加减。

（2）脾肾两虚证　表情呆滞，记忆减退，失认失算，口齿含糊，词不达意，伴腰膝酸软，食少纳呆，气短懒言，四肢不温，鸡鸣泄泻，舌体胖大，舌质淡，苔白或苔少，脉沉细弱，双尺尤甚。治宜补肾健脾，益气生精。方选还少丹加减。

（3）痰浊蒙窍证　表情呆钝，智力减退，哭笑无常，喃喃自语或终日无语，呆若木鸡，不思饮食，脘腹痞满，口多涎沫，头重如裹，舌质淡，苔白腻，脉细滑。治宜健脾化浊，豁痰开窍。方选洗心汤加减。若有痰浊化热之象，去附片，加胆南星、全瓜蒌、贝母、黄连、黄芩等清化痰热之剂。

（4）瘀血内阻证　表情迟钝，言语不利，记忆减退，失认失算，思维异常，易惊恐，行为古怪，双目晦暗，舌质暗或有瘀点瘀斑，脉细涩。治宜活血化瘀，开窍醒脑。方选通窍活血汤加减。若气虚者加人参、黄芪、黄精。血虚明显者加当归、鸡血藤、何首乌、阿胶、熟地黄。

六、老年性谵妄

（一）概述

老年性谵妄，是指发生于老年期的急性意识模糊状态，伴有注意力、认知能力、精神运动和睡眠周期障碍的短暂性器质性脑综合征。该病对生命构成威胁，如治疗不及时，预后很差。

老年性谵妄与中医的"神昏谵语"、"昏谵"、"谵妄"、"郑声"、"如丧神守"等证候相似。

（二）病因及发病机制

老年性谵妄常见病因有三类：①躯体疾病如心脏疾病导致的脑灌注减少，内分泌和代谢疾病导致的低钠血症和低血糖、高血压脑病、全身脓毒血症等。②颅内疾患如癫痫、脑卒中等。③外源性有毒物质和药物滥用如兴奋剂、镇静剂的中毒，苯二氮䓬类、三环类抗抑郁药、抗组胺类药物的滥用，或地高辛、利多卡因也会引起谵妄。大脑代谢水平普遍降低是老年性谵妄的发病基础，并与乙酰胆碱等神经递质、脑细胞代谢、信息输入及应激障碍等有关。

中医对本病病因病机已有深刻的认识，病因主要是外感、内伤及不内外因三种。病机不外虚实两端，实证多由热、痰、瘀、湿等邪入营血或逆传心包，或里热过盛，或痰火内扰，致神明失用。虚证多由气、血、阴、阳的不足或亏虚，致髓海失养。其病位在脑，与心、肝等脏腑关系密切。

（三）临床表现

广泛的认知功能障碍是谵妄的核心症状，临床特征是谵妄病程具有波动性，临床表现和精神状态易变性，症状以夜间较严重。多数病程是一过性，随着原发病的减轻和脑缺氧的改善，症状得到缓解。

1. 知觉障碍与行为障碍 有视物显小症、视物显大症、视物变形症及各种形式的幻觉和错觉。白天活动减少，夜间活动增多，或出现不正常精神运动性兴奋。

2. 情感与思维障碍 出现恐惧、淡漠、愤怒、抑郁等情感障碍。思维贫乏，推理、判断、抽象概括能力困难或完全不能，出现梦境样体验或与外界刺激相关的妄想。

3. 记忆与注意障碍 识记、保存、再认、再现障碍，多以瞬时记忆障碍为主。注意力不能集中，表情茫然，注意分配和转移障碍。

4. 睡眠－觉醒周期与植物神经功能障碍 白天觉醒状态减少，醒觉－睡眠、梦与幻觉之间游离不定。心动过速，出汗，面色潮红，二便失禁，瞳孔散大等。

（四）诊断要点

（1）具有对环境认识清晰度降低为主的意识障碍，伴有注意力的指向、集中、保持及转换目标能力减退。

（2）有记忆缺陷、定向不全、言语障碍为主的认知障碍，不能用已有的痴呆解释。

（3）上述障碍在数小时到数天内发生，且症状和精神状态在一天内有波动变化。

（4）出现白天困倦或嗜睡，夜晚兴奋躁动以及完全不眠的睡眠－觉醒周期紊乱。

（5）脑电图检查一般呈广泛慢波，严重的代谢性或中毒性谵妄呈三相波。

（6）谵妄患者头颅 CT 扫描可见低信号区域，也常提示有脑室扩张和皮质萎缩。

（7）一般检查包括全血计数、红细胞沉降率、电解质、血尿素氮、血糖、肝功能试验、毒物筛选、心电图、胸部 X 片、尿液分析等。

（五）治疗

1. 治疗原则 ①病情危重时及时对症救治或转院治疗，以免危及生命。②寻找原发疾病病因，针对导致谵妄的不同原发病进行治疗。

2. 一般治疗 ①保持呼吸道通畅，注意调整谵妄病人的环境等。②保持足够的热量与营养供应，维持水电解质平衡。③应避免使用抗胆碱能药物。④谵妄伴兴奋躁动、不安时，可给予氟哌啶醇或奥氮平治疗，研究显示奥氮平具有起效更快且不良反应较小的特点。奥氮平推荐起始剂量和常规治疗剂量每日 10mg，每日 1 次。氟哌啶醇 1 次 2~4mg 口服，每日 1~2 次，注意预防锥体外系反应。

3. 中医治疗

（1）**阳明腑实证** 时发谵语，甚至循衣摸床，日晡潮热，大便秘结，腹满而痛，苔黄燥少津，脉沉实。治宜通腑泄热。方选大承气汤。

（2）**热毒炽盛证** 狂躁谵语，身大热，目睛昏瞀，头痛咽干，或吐血，或身发斑，舌绛紫，苔焦黄无津或焦黑起芒刺，脉浮大而数或沉数。治宜清热解毒。方选清瘟败毒饮。

（3）**瘀血阻滞证** 神昏谵语，甚则昏迷，头痛呕吐，舌有瘀斑，舌下脉络增粗，脉细涩。治宜活血化瘀。方选通窍活血汤。

（4）**热扰厥阴证** 精神错乱，谵语，神志异常，如见鬼状，脉弦，苔薄黄。治宜清肝泄热。方选柴胡加龙骨牡蛎汤。

（5）**阴伤阳亡证** 谵语，精神倦怠，困顿嗜卧，声低息微，口干舌燥，手足心热，舌淡，苔薄白而干，甚则苔光如镜，脉象虚大欲散。治宜滋阴回阳。方选救逆汤。

（6）**血气亏虚证** 谵语独语，表情淡漠，面色无华或萎黄，头昏目眩，自汗出，舌淡胖，苔薄白，脉细弱或细缓。治宜补气益血。方选七福饮。

4. 针灸治疗 老年性谵妄虚证者用艾条悬灸神阙、关元等穴，每次20～30分钟，以局部皮肤微红灼烫为度，每日2次。老年性谵妄实证者配毫针刺人中、涌泉、百会等，用泻法，留针15～20分钟，每日1～2次。

第七节 精神活性物质依赖

一、概述

物质依赖，也称为精神活性物质依赖。所谓精神活性物质是指能够影响人类情绪、行为、意识状态，并有导致依赖作用的一类化学物质。

依赖是一组认知、行为和生理症状群，使用者尽管明白使用成瘾物质会带来问题，但还在继续使用。自我用药导致了耐受性增加、戒断症状和强制性觅药行为。依赖分为精神依赖和躯体依赖，精神依赖也叫心理依赖，它使吸食者产生一种愉快满足的或欣快的感觉，驱使吸食者为寻求这种感觉而反复使用药物，表现所谓的渴求状态。躯体依赖也叫生理依赖，它是由于反复用药所造成的一种病理适应状态，主要表现为耐受性增加和戒断症状。

精神活性物质包括：①中枢神经系统抑制剂，如巴比妥类、苯二氮䓬类、酒精等。②中枢神经系统兴奋剂，如咖啡因、苯丙胺、可卡因等。③大麻。④致幻剂，如仙人掌毒素等。⑤阿片类，包括天然的与合成的阿片类物质，如海洛因、吗啡、美沙酮、二氢埃托啡、丁丙诺啡等。

根据联合国 2002 年的估计，全球大约 2 亿人使用非法药物，其中 1.63 亿使用大麻，0.34 亿使用苯丙胺，800 万使用摇头丸，0.14 亿使用可卡因，0.15 亿使用阿片类。我国情况也不容乐观。

二、病因与病理机制

1. 社会因素 包括①容易获得；②家庭因素：如家庭矛盾、单亲、交流差、有吸毒家庭成员；③同伴影响；④文化背景、社会环境等因素。

2. 心理因素 吸毒者往往有明显的个性问题，如反社会性、控制差、容易冲动、缺乏有效的防御机制。行为理论认为，精神活性物质具有明显的正强化作用也是重要因素之一。

3. 生物学因素 ①位于边缘系统的犒赏系统是导致药物依赖的结构基础，单胺类神经介质的变化是精神活性物质作用的直接后果，由此而导致一系列受体和受体后变化是药物依赖行为产生的重要条件。②代谢速度：如天生缺乏乙醛脱氢酶，饮酒后酒精很快代谢成乙醛，但乙醛不能继续转变为乙酸，乙醛堆积，导致出现严重的不良反应，从而阻止个体继续饮酒，也就不可能成为酒精依赖者。③遗传学因素：家系调查、双生子以及寄养子研究都发现，药物滥用的易感因素是由基因决定的。

三、临床表现

主要表现有急性中毒、药物依赖、戒断症状、精神病性症状、情感症状以及迟发或残留性精神障碍。

1. 急性中毒 有理由推断精神障碍系某种物质所致，并至少有下列 1 项：①意识障碍；②幻觉；③判断、记忆或注意障碍；④情感障碍；⑤自控能力下降或行为不顾后果。

2. 依赖综合征 反复使用某种精神活性物质，并至少有下列 2 项：①有使用某种物质的强烈愿望；②对使用物质的开始、结束或剂量的自控能力下降；③明知该物质有害，但仍应用，主观希望停用或减少使用，但总失败；④对该物质的耐受性增高；⑤使用时体验到快感或必须使用同一物质消除停止应用导致戒断反应；⑥减少或停止使用会出现戒断症状；⑦使用该物质导致放弃其他活动或爱好。

3. 戒断综合征

（1）因停用或减少所用物质，至少有下列 3 项精神症状：①意识障碍；②注意力不集中；③内感性不适；④幻觉或错觉；⑤妄想；⑥记忆减退；⑦判断力减退；⑧情绪改变；⑨精神运动性兴奋或抑制；⑩不能忍受挫折或打击；⑪睡眠障碍；⑫人格改变。

（2）因停用或减少所用物质，至少有下列 2 项躯体症状或体征：①震颤、体温升高；②出汗、心率改变；③手颤加重；④流泪、流涕、打呵欠；⑤瞳孔改变；⑥恶心、呕吐、厌食；⑦全身疼痛；⑧腹痛、腹泻；⑨粗大震颤或抽搐。

4. 精神病性障碍

（1）有理由推断精神障碍系某种或某些物质的直接效应，并至少有下列 1 项：①幻觉，常为幻听；②人物定向障碍；③妄想或病理性观念；④精神运动性障碍；⑤严重的情感障碍。

（2）意识清楚或有轻度的意识模糊，不存在明显的意识障碍。

5. 残留或迟发性精神障碍　起病与所用物质有直接的关系，并直接有下列 1 项：①遗忘综合征；②痴呆；③其他持久性认知障碍；④情感障碍；⑤行为障碍或人格障碍；⑥神经症样障碍。

四、诊断要点

1. 有精神活性物质进入体内的证据，并有理由推断精神障碍系该物质所致。

2. 出现躯体或心理症状，如中毒、药物依赖、戒断症状、精神病性症状、情感症状以及迟发或残留性精神障碍。

五、治疗原则

1. 加强宣传教育，预防在先。

2. 尽量减少或避开可能的外在环境。

3. 没有直接可以戒毒的治疗药物，仅可以替代治疗，如美沙酮维持治疗；或逐渐减少摄入量，如酒精。

4. 往往是对症处理，支持治疗是必要的。

5. 心理治疗有一定帮助，特别对于预防复吸有一定帮助。

第八节　躯体疾病所致精神障碍

一、概述

躯体疾病所致精神障碍，是指各种躯体疾病影响脑功能所致的精神障碍，如感染、中毒，心、肝、肾疾病，内分泌功能紊乱，代谢和营养障碍等所伴发的精神障碍，它是躯体疾病全部症状的一部分，又称症状性精神病。急性起病者，在疾病高峰期常出现谵妄等急性脑病综合征。慢性起病者，在疾病早期和恢复期常出现智能损害、人格改变等慢性脑病综合征。急性和/或慢性期间，可出现抑郁、躁狂、幻觉、妄想、兴奋、木僵等症状。临床症状复杂多变，轻者容易误诊，重者危及生命。症状性精神病具有躯体疾病体征及实验室检查异常，病程和预后与躯体病的病程和严重程度有关。

中医学根据躯体疾病所致的症状如智能减退、人格改变、抑郁、躁狂、幻觉、妄想、兴奋、木僵等，分别归属"呆病"、"郁病"、"癫病"、"狂病"、"神昏"、"卑慄"、"脏躁"、"百合病"等范畴。

二、病因及发病机制

病因较复杂，有两大类：①生物学因素，如遗传因素、性格特征、神经系统机能状态、性别、年龄等。②心理－社会－环境因素，如家庭、社会、经济、环境等。发病机制可能与①脑缺氧，②代谢障碍，③微生物毒素，④水和电解质代谢紊乱及酸碱平衡失调，⑤神经生化改变，⑥外源性有害因素导致中枢神经系统应激反应有关。

中医对本病的病因病机为：①先天禀赋："病从胎气而得之"或禀赋先天不足；体质的阴阳属性等与精神疾病密切相关，认为太阳之人属火形，阳气盛易患狂症，太阴之人属水形，阴气盛易为癫症。②情志损伤：七情内伤学说，喜、怒、忧、思、悲、恐、惊超过了人体生理所能调节的限度，就会导致人体阴阳、气血失调，脏腑、经络功能紊乱，导致精神疾病的发生。③痰迷心窍：思虑伤脾或肝郁乘脾，脾虚运化失司而生痰，痰气上逆，夹火上扰，蒙闭心窍，神明逆乱而成癫狂症。④气血凝滞：王清任"癫狂一症，哭笑不休，詈骂歌唱。不避亲疏，许多恶态，乃气血凝滞脑气，与脏腑气不接，如同做梦一样"。说明血瘀与精神疾病的关系密切。⑤六淫外侵：癫狂病多由火热过盛而引起。六淫中火、暑、风与精神疾病关系密切。⑥阴阳失调：《难经·二十难》曰："重阳者狂，重阴者癫。"综前所述，说明躯体疾病时机体阴阳平衡失调，阴虚于下，阳亢于上，心神受扰，神明逆乱而发癫狂，病因为外感温热时邪，脏腑内伤，情志失调。病位在脑，与心、肝、肾、脾、肺五脏有关。

三、临床表现

1. 躯体疾病所致精神障碍　躯体疾病所致精神障碍大概可分为以下几类：①躯体各部位感染、伤寒、艾滋病、病毒性肝炎等易发生感染所致的精神障碍。②肺性脑病、肝性脑病、肾性脑病、二尖瓣脱垂或冠心病易发生内脏器官疾病所致精神障碍。③甲状腺功能亢进症、甲状腺功能减退症、库欣综合征、脑垂体前叶功能减退等易出现内分泌疾病所致精神障碍。④糖尿病、烟酸或叶酸缺乏症易发生代谢和营养疾病所致精神障碍。⑤系统性红斑狼疮等易发生结缔组织病所致精神障碍。

躯体疾病所致精神障碍的临床表现多发生在原发躯体疾病之后，精神障碍症状表现为"昼轻夜重"的趋势。精神症状的严重程度和持续时间随原发疾病的变化而变化，急性躯体疾病常出现急性脑病综合征（如谵妄），慢性躯体疾病则引起慢性脑病综合征（如智能损害、人格改变等）。

2. 感染性疾病所致精神障碍　意识障碍多伴有高热，感染急性期可出现以视幻觉、听幻觉为主的幻觉妄想。

3. 内脏器官疾病所致精神障碍　心血管疾病所致精神障碍除心血管症状外，还有急性焦虑发作或抑郁居多。肺性脑病、肝性脑病、肾性脑病等早期表现为记忆力减退、反应迟钝、精神萎靡、情绪不稳、烦躁不安等；后期有嗜睡、昏迷、谵妄、妄想、幻觉、精神错乱等表现。肝性脑病还可见扑翼样震颤；肾性脑病还可有类躁狂样表现或抑郁状态。

4. 内分泌疾病所致精神障碍　除内分泌疾病症状外，还出现情感激越或迟钝、睡眠食欲亢进或减退、人格精神周期性改变；有的还出现急性脑病综合征或慢性脑病综合征的精神障碍。

5. 营养及代谢性疾病所致精神障碍　早期为脑衰弱综合征，进一步加重出现幻觉、妄想、焦虑、抑郁等甚至痴呆。也可出现兴奋躁动或木僵等。

6. 结缔组织疾病所致精神障碍　如系统性红斑狼疮所致精神障碍主要表现为急性脑病综合征或慢性脑病综合征，类精神分裂症状、抑郁或躁狂状态。

四、诊断

1. 诊断要点

（1）病史收集发现精神障碍的发生、发展和病程与原发躯体疾病相关。精神症状常发生在躯体疾病之后，精神症状的出现与躯体疾病的进展在时间上有直接关联。

（2）躯体疾病所致精神障碍，变化多端、错综复杂，至少有下列一项：①意识障碍（如谵妄）；②遗忘综合征；③智能损害；④情感障碍（如抑郁或躁狂综合征等）；⑤精神病性症状（如幻觉、妄想或紧张综合征等）；⑥神经症样症状等；⑦人格改变等。精神症状常随基础疾病的缓解而改善，或因其加剧而恶化。

（3）体格检查与相关实验室检查，证明精神症状与躯体疾病存在因果关系。

（4）精神障碍症状不能用其他精神障碍疾病来解释，患者社会功能有不同程度受损。

（5）必须排除精神分裂症、严重的心境障碍、躁狂发作或抑郁发作。

2. 诊断程序与步骤

（1）病史和精神检查　详细询问病史，注意领悟能力、记忆力、注意力、定向力、意识障碍、精神症状等。先确定躯体疾病，再确定精神障碍的种类，理清躯体疾病和精神障碍之间的关系。

（2）体格检查　认真体格检查，确定躯体疾病的严重程度，需排除脑器质性疾病所致精神障碍。

（3）辅助检查　血常规检查、血气分析、血氨测定、血糖水平、尿素氮、电解质、血液酸碱度、脑脊液、内分泌机能波、头颅 X 线片、脑电图、脑电地形图、CT、核磁共振、单光子发射计算机断层扫描、正电子发射扫描等。

五、治疗

1. 治疗原则　①针对不同的原发性躯体疾病采取相应的治疗手段。②维持水、电解质的平衡，控制和预防感染。③病情危重者转院治疗。

2. 分类治疗　①感染性疾病导致精神障碍宜针对原发躯体疾病选用敏感、足量抗生素或特异性抗病毒药物治疗，对极度兴奋或烦躁不安者适当选用地西泮、氟哌啶醇等药物治疗。②内脏器官疾病所致精神障碍除治疗原发疾病外，可使用苯二氮䓬类抗焦虑药或抗抑郁药物治疗。对内脏器官疾病出现严重的精神症状（如极度兴奋或烦躁不安），妨碍对原发疾病的治疗和护理时，适当应用地西泮、氟哌啶醇、奋乃静等药物治疗，对出现错觉、幻觉、妄想等可给予奋乃静口服。（注意肝性脑病禁用巴比妥类、安定类抗精神药物；肺性脑病禁用镇静剂）③内分泌疾病所致精神障碍除治疗原发疾病外，对类躁狂综合征使用卡马西平、氟哌啶醇等抗精神障碍治疗；抑郁症状使用氟西汀、帕罗西汀等抗抑郁治疗；焦虑症状给予地西泮、艾司唑仑等药物；幻觉、妄想给予奋乃静、氟哌啶醇等药物。（注意甲状腺功能减退症慎用抗精神药和催眠药，易诱发昏迷；脑垂体前叶功能减退禁用氯丙嗪，慎用地西泮、奋乃静等药物）④营养及代谢性疾病所致精神障碍，通过根据不同病因补充大量营养物质（如烟酸、维生素 B、维生素 C、叶酸等），可缓解或消除精神症状。代谢性疾病，如糖尿病所致抑郁者可用氟西汀、帕罗西汀等药物；焦虑可给予地西泮、艾司唑仑等；血卟啉病所致幻觉、妄想可给予奋乃静、氯丙嗪等。⑤结缔组织疾病所致精神障碍除治疗原发疾病外，对急性脑器质性精神障碍者，可使用激素治疗。出现类躁狂综合征者给予氟哌啶醇等药物治疗。

3.中医辨证治疗

（1）热灼营阴证（感染所致精神障碍可参考本证型） 谵妄烦躁，斑疹隐隐，循衣摸床或撮空理线，心烦不寐，身热夜甚，口干不渴，舌红绛少苔而干，脉细数。治宜清营凉血。方选清营汤加减。

（2）湿热上蒙证（伤寒极期所致精神障碍可参考本证型） 时寐时醒，谵妄烦躁，表情呆钝，懒言嗜卧，身热不扬，神情淡漠，舌红苔白腻或黄腻，脉滑数。治宜清热利湿。方选白虎加苍术汤合三仁汤加减。

（3）心胆气虚证（心血管所致精神障碍可参考本证型） 神疲倦怠，睡眠不安，惊惕易醒，心慌、汗出，心悸，头晕乏力，舌淡苔薄白，脉沉细或细弱。治宜益气定惊。方选温胆汤合百合地黄汤加减。

（4）浊阴上犯证（肾性脑病所致精神障碍可参考本证型） 面色黧黑，嗜睡昏蒙，头晕呕恶，脘闷腹胀，神疲，肢冷畏寒，尿少浮肿，舌质暗淡体胖大，苔白腻垢浊，脉沉缓。治宜温肾泻浊。方选温脾汤加减。

（5）肝风内动证（肝性脑病所致精神障碍可参考本证型） 精神萎靡，表情呆钝，白天思睡，肢体颤动，反应迟钝，烦躁不安，入夜尤甚，苔黄，脉弦略数。治宜息风潜阳。方选镇肝息风汤加减。

（6）痰浊蒙窍证（肺性脑病所致精神障碍可参考本证型） 神志模糊，嗜睡懒言，语言含混，面色晦暗，呼吸气短，喉有痰声，胸闷腹胀，时有心悸，苔白腻，脉沉滑或濡缓。治宜化痰开窍。方选涤痰汤合苓桂术甘汤加减。

（7）阴虚火旺证（甲亢所致精神障碍可参考本证型）　心绪不宁，不思睡眠，食欲亢进，怕热汗多，肌肤温润，心慌心悸，烦躁不安，多动易怒，小便黄，舌尖红苔薄黄，脉细数。治宜滋阴降火。方选当归六黄汤合百合知母汤。

第九节　精神发育迟滞

一、概述

精神发育迟滞（MR）是指精神发育不全或受阻，在发育阶段的认知、语言、运动和社会能力等技能不同程度的受损，表现总的智力水平明显低于同龄儿童，是智力低下和社会适应不良的疾病，智商测评对诊断本症有重要参考价值。

精神发育迟滞属中医的"五迟"、"五软"、"解颅"等范畴。

二、病因及发病机制

病因极其复杂，有资料显示约25%由染色体异常或基因异常引起，20%精神发育迟滞是由环境因素发病，约50%病因尚不清楚。有研究证实遗传、产前感染、中毒、高龄妊娠、围生期损伤、出生后中枢神经系统感染、躯体疾病、营养不良、脑外伤、社会心理因素等均是导致精神发育迟滞产生的主要原因。由于精神发育迟滞的病因很多，就可能存在多种发病机制或机制不清。

中医认为该病多由先天禀赋不足，肝肾亏损和后天失养等，致使气血虚弱，神失所养，精不生髓，髓海不足。或因痰瘀互结，蒙塞清窍，神明无用等。

三、临床表现

主要是智力低下和社会适应能力低下，认知、语言、运动和社会适应能力等不同程度受损。轻、中度患者一般无躯体或神经系统异常，某些疾病所致者，有特殊的躯体、颜面五官、皮肤、指、趾甚至内脏异常，还合并其他精神障碍。

根据智力和社会适应能力低下程度不同分为四级。①轻度：智商在50~69之间，语言发育有些迟滞，足以应付日常生活及一般交谈，生活能自理，计算能力差，数学成绩差于其他科目，努力者可完成初中学业。②中度：智商在35~49之间，语言理解及表达能力均明显迟滞，能简单表达自己的意见。生活能力和运动技能的发展也迟滞，在帮助下能从事简单的非技术性劳动，勉强完成小学 1~2 年级学业。③重度：智商在 20~34 之间，出生后常伴有发育异常或脑损害异常体征，精神和运动发育明显滞后，能学会极其简单的词，生活无法自理。④极重度：智商在 20 以下，完全丧失语言能力，生活需他人完全料理，常在幼年期夭折。

四、诊断要点

参照中华医学会编《临床诊疗指南精神病学分册》。

（1）智力比同龄人显著低下，标准智力测评的智商 <70。

（2）社会适应能力较相同文化背景的同龄人低下。可用标准的社会适应行为量表评定其水平。

（3）起病于 18 岁以前。

（4）部分患者有某些特殊的体态、面容、躯体疾病以及神经系统体征。

（5）实验室检查。

（6）心理测量。①以标化的智力测评了解 IQ，目前国内常用的有：丹佛发育筛查测验（DDST）、贝利婴幼儿发展量表（BSID）、格塞尔发育量表（GDS）、中国韦氏幼儿智力量表（C-WYCSI）、中国韦氏儿童智力量表（C-WISC）、Peobody 图片词汇测验（PPVT）等。②适应性量表：如儿童适应行为量表、婴儿~初中学生社会生活能力量表等，可评定其适应能力。

（7）其他检查。某些病例还可进行 CT、MRI、内分泌水平（如甲状腺）的测评，染色体及遗传学检查，免疫学检查、病原学检查等，对明确某些患儿的病因有帮助。对同时存在的其他精神病应单独列出诊断，如儿童孤独症、精神分裂症等。

五、治疗

1. 治疗原则 目前仍无特效的治疗药物，教育训练极为重要，进行特殊教育训练和相关的康复训练，并对轻、中度患者应尽早进行语言、生活技能的训练。

2. 一般治疗 ①病因治疗：对病因比较明确的先天遗传导致的精神发育迟缓患者，应在早发现、早诊断的基础上，针对原发病病因做相关治疗。②对症治疗：对兴奋不安、活动过度、易冲动者可适量使用镇静或抗精神病药物。③营养脑神经药物治疗：脑复康、脑复新、脑活素、叶酸等。

3. 中医治疗

（1）脾肾气虚证　智力低下，头发稀疏，牙齿生长迟缓，囟门常宽大，乳食纳差，夜卧欠安，大便不调，小便清，舌淡、苔薄白，脉沉乏力。治宜健脾补肾。方选附子理中丸加减。

（2）心脾两虚证　智力欠聪，语言发育迟缓，常有立、行、发、齿发育迟缓，精神疲乏，活动乏力，面黄少华，食欲低下，舌淡白、苔薄，脉缓乏力。治宜补益心脾。方选归脾汤合菖蒲丸加减。

（3）肝肾不足证　坐、立、行、齿、发的发育迟缓，形体瘦弱，筋骨萎弱，头型方大，目无神采，喜卧懒动，乳食减少，易受惊吓，舌淡嫩、苔少，脉细弱。治宜养肝补肾。方选加味六味地黄丸加减。

（4）瘀阻脑络证　坐、立、行、齿、发的发育迟缓，神情淡漠，反应迟缓，语言欠利，肌肉软弱，或癫痫发作，舌下脉络增粗，舌上有瘀斑瘀点，脉沉涩。治宜活血化瘀，通络开窍。方选通窍活血汤加减。

4.针灸治疗

（1）体针　语言迟缓可取哑门、通里、间使、神门，隔日一次，10 次为一疗程。

（2）耳针　取脾、肾、心、皮质下、内分泌等穴位。

第十节　儿童孤独症

一、概述

儿童孤独症是起病于婴幼儿期，特有的、严重的精神障碍，属于广泛发育障碍中的一种类型。本病的特点为：极端孤僻不能与他人发展人际关系；言语发育迟滞，失去了用语言进行交往的能力，重复简单的游戏活动，并渴望保持原样不变；缺乏对物件的想象以及灵巧运用它们的能力，如缺乏想象性游戏，特别喜欢刻板的摆放物体的活动。

二、病因与发病机制

孤独症的病因尚未明确，认为可能与以下因素有关

1. 遗传因素　一般认为，遗传因素是易患本病的素质。单卵双生儿童孤独症的同病率可达 90% 以上，而双卵双生子的同病率仅为 24%。高发家系调查发现，46 个家庭中 41 个家庭有 2 名孤独症患者。但是遗传方式依然不清。

2. 脑器质性因素　本症患儿大多数有围生期损害史、脑电图异常、神经系统软体征以及癫痫发作。组织学研究也发现，杏仁核、小脑、海马复合区大多数神经元结构有变化，包括浦肯野细胞消失。脑结构影像也发现，这样的患儿有脑室扩大。

3. 神经生化因素　大约 1/3 的患儿血 5 – HT 水平增高，也有报道血浆肾上腺素和去甲肾上腺素增高，部分儿童还有内啡肽片段 II 水平升高。

4. 认知缺陷因素　理论认为，心理认知缺陷损害了孤独症患儿对他人精神状态的理解能力，导致社会交往能力缺陷，甚至对待人就像对待无生命的物体一样。

三、临床表现

大多数儿童起病于出生后 36 个月内，部分儿童在 2~3 岁内基本正常，3 岁后起病。临床特征主要为 Kanner 三联征，即社会交往障碍、言语发育障碍、兴趣狭窄行为刻板。除此之外，还表现有感知觉反应异常以及智力和认知损害。

社会交往障碍即是缺乏与人交往、交流的倾向，有的患儿从婴儿时期起就表现这一特征，如从小就和父母不亲，也不喜欢要人抱，当人要抱起他时不伸手表现期待要抱起的姿势，不主动找小孩玩，别人找他玩时表现躲避，对呼唤没有反应，总喜欢自己单独活动，自己玩。在言语发育障碍方面，大多数患儿言语很少，严重的病例几乎终生不语，会说会用的词汇有限，并且即使有的患儿会说，也常常不愿说话而宁可以手势代替。有的会说话，但声音很小、很低或自言自语重复一些单调的话。有的患儿只会模仿别人说过的话，而不会用自己的语言来进行交谈。不少患儿不会提问或回答问题，只是重复别人的问话。关于兴趣狭窄行为刻板，孤独症儿童常常在较长时间里专注于某种或几种游戏或活动，如着迷于旋转锅盖，单调地摆放积木块，热衷于观看电视广告和天气预报，面对通常儿童们喜欢的动画片、儿童电视、电影则毫无兴趣，一些患儿天天要吃同样的饭菜，出门要走相同的路线，排便要求一样的便器，如有变动则大哭大闹表现明显的焦虑反应，不肯改变其原来形成的习惯和行为方式，难以适应新环境，多数患儿同时还表现无目的活动，活动过度，单调重复地蹦跳、拍手、挥手、奔跑旋转，也有的甚至出现自伤自残，如反复挖鼻孔、抠嘴、咬唇、吸吮等动作。

感知觉反应异常主要表现为感知觉过弱、过强或不寻常，如对疼痛刺激反应迟钝或对光线刺激过分敏感等。智力和认知损害的表现主要是患儿适应能力明显落后，生活不能自理，自我防卫能力减弱，75%的患儿智力低下，但由于语言和社会交往障碍，大多数患儿不合作，故一般的智力测验难以进行。

四、诊断要点

如果婴幼儿在成长过程中表现出以下特征，那么极有可能患上了孤独症。①当婴儿盯着父母或者照顾他的人时，却没有表现出高兴的反应。②5个月左右的孩子，不发出交流的咿呀声。③不能辨认出父母的声音，当爸爸妈妈叫他名字时没有反应。④不和别人进行眼神交流。⑤9个月后才发出咿呀声。⑥说话前很少配合手势，如挥动小手。⑦拿着某样东西，反复重复一个动作。⑧16个月大时还不能说出一个字。⑨一周岁时仍不会发出咿呀声，而且也不做任何交流性手势。⑩两周岁不能说两个字的词语。⑪即使会说话了，也缺乏语言技巧。

但是要真正诊断儿童孤独症，还需要进行诊断标准的甄别。这个诊断标准是以下几个方面。

1. 在以下（1）、（2）、（3）三个项目中符合6条，其中在（1）项中至少符合2条，在（2）和（3）项中至少符合1条。

（1）在社会交往方面存在质的缺损，至少表现为下列中的两条：

①在诸如目光对视、面部表情、身体姿势和社交姿势等多种非语言交流行为方面存在显著缺损。

②不能建立适合其年龄水平的伙伴关系。

③缺乏自发性地寻求与他人共享快乐、兴趣和成就的表现，例如不会向他人显示、携带或指向感兴趣的物品。

④与人的社会或感情交往缺乏，例如不会主动参与游戏活动，喜欢独自嬉玩。

（2）在交往方面存在质的缺陷，至少表现为以下中的1条：

①口头语言发育延迟或完全缺乏，且并没有用其他交流形式例如身体姿势和哑语来代替的企图。

②在拥有充分语言能力的患者表现为缺乏主动发起或维持与他人对话的能力。

③语言刻板和重复或古怪语言。

④缺乏适合其年龄水平的装扮性游戏或模仿性游戏。

（3）行为方式、兴趣和活动内容狭隘、重复和刻板，至少表现为以下中的1条：

①沉湎于一种或多种狭隘和刻板的兴趣中，在兴趣的强度或注意集中程度上是

异常的。

②固执地执行某些特别的无意义的常规行为或仪式行为。

③刻板重复的装相行为，例如手的挥动、手指扑动或复杂的全身动作。

④持久地沉湎于物体的部件。

2. 在以下三个方面至少有一方面的功能发育迟滞或异常，而且起病在 3 岁以前。

（1）社会交往。

（2）社交语言的运用。

（3）象征性或想象性游戏。

五、治疗要点

治疗上最重要的是教育和行为治疗，目的是促进对患儿正常行为的教育，特别是社会性行为的矫正，纠正异常行为，如刻板动作等，消除睡眠障碍、发脾气、多动等继发性症状等。患儿的家庭成员也要注意克服焦虑、自责、急躁情绪，方能对患儿的治疗产生良好的效果。

药物治疗仅对个别症状可能有效，如短期严重失眠，可用安定；有攻击行为，可用新型的非典型抗精神病药物；促进脑功能的药物可选用脑复新、脑复康或 γ - 酪氨酸；对于特别明显的儿童的孤僻、退缩及某些刻板的行为，药物的选择要取决于儿童的年龄、疾病的严重程度及病程的长短，可选择阿立哌唑、齐拉西酮、奎硫平等药物，剂量也应根据每个孩子的具体情况从最小剂量开始，逐渐缓慢加量，直至出现适当的疗效为止。

在孤独症儿童共有的 3 大类临床表现基础上，结合中医辨证论治，可以分为以下 3 个证型。

（1）心肝火旺，小儿体属"纯阳"，"心常有余"、"肝常有余"。心火易亢，肝木易旺，加之暴怒愤郁，肝胆气逆，郁而化火，煎熬成痰，上蒙清窍，或因过喜伤心以及胃热上蒸，扰乱神明，故见患儿急躁易怒，任性固执，听而不闻，不易管教，情绪不宁，高声叫喊，跑跳无常，面赤口渴，狂躁谵语，夜不成寐，时有便秘溲黄，口干，舌尖红，苔黄，脉弦数。治疗宜清心平肝，安神定志。可使心火得清，肝阳得平则阴阳得调。

（2）痰迷心窍，因后天脾虚失运，痰浊内生，痰蒙清窍，脑神失养，脑虚失聪，心失所养所致。故见患儿神志痴呆，口角流涎，言语不清或喃喃自语，表情淡漠，对医生及父母的指令充耳不闻，舌体胖大，苔白腻。治疗宜补肾健脾、培养精血以充养脑神，豁痰化浊以开窍益智。

（3）肾精亏虚，因患儿体虚，五脏疲惫，肾精亏乏，精血不足，心肾不足，髓海空虚，脑脉失养所致。患儿面色苍白，消瘦，营养发育欠佳，语言发育差，发育迟缓，身材矮小，囟门迟闭，骨骼痿软，智力低下，精神呆钝，动作迟缓，舌淡。治疗宜养阴益肾以醒脑益智，填精补髓以开窍启语。

第　十　章

精神疾病治疗学

第一节　精神药物概述

一、精神药物的发展和分类

神经药理学和精神药理学都是近年来发展很快，并已成熟和独立的学科。它们的发展史有两种说法，一种是术语的形成和自身学科的发展，其时间不长，例如，精神疾病的化学治疗是从上个世纪的 50 年代才开始的。另一种观点，则是与它们密切相关的学科的发展起了至关重要的作用。显然，无论神经药理学还是精神药理学，都离不开神经生理学、神经化学、神经解剖学以及药理学的发展。

凡能直接影响精神活动的药物统称为精神药物，或亲精神药物或向精神药物。从理论和实践上，它都应该包括拟精神病药物和精神病治疗药物两部分，而我们要讨论的是后者。

传统的镇静催眠药如巴比妥类，有显著镇静作用，曾用于治疗某些精神病理症状，如兴奋和失眠，但效果不理想并可成瘾。根据动物实验和临床观察，利血平和氯丙嗪具有特殊的神经抑制作用，抑制自发运动和复杂行为，而不影响脊髓反射和无条件回避反射；诱导入睡，但仍保持对刺激的警觉反应；加大剂量一般不引起麻醉，与中枢神经抑制剂巴比妥类不同。因此将其称为安定剂，后来出现了"眠尔通"和"安定"，药理作用和治疗对象与氯丙嗪又有所不同，所以把氯丙嗪一类药称为强安定剂，但容易使人们产生误解，即认为它们仅是作用的强弱之分。1954 年法国精神病学家 Delay 主张应用神经松弛剂这一名词，指能减轻心理紧张来代替强安定剂，这类药物除能减轻心理紧张，缓解精神病理症状外，还可引起肌张力改变和锥体外系症状。虽然这一名词在欧洲大陆应用较广，但并未被全世界精神病学家所接受。

随着精神药理学知识的增长，近来对安定剂和神经松弛剂的概念提出异议，认为安定一词的含义太广，易导致概念上的混乱；神经松弛剂也不够确切，它在改善精神症状的同时引起锥体外系统的"神经紧张"，从而出现锥外系症状。另一方面，某些有类似作用的药物并不引起锥外系症状，因此建议以临床用途为主的命名原则。近二十年来，一般都已改用以临床为主要治疗作用为主的命名原则，能够治疗精神病性症状的药物称为抗精神病药物，能够治疗抑郁状态的药物称为抗抑郁药；有些药物能够治疗躁狂而称为抗躁狂药，由于它既能使双相精神障碍的抑郁得以好转，又能使躁狂趋于平稳，故也称心境稳定剂。同样，抗焦虑的药物称为抗焦虑药，最近还有人将抗强迫症的药物另立为抗强迫药物。

二、精神药物的作用部位

（一）抗精神病药物的作用部位

众所周知，脑内 DA 神经纤维组成黑质纹状体系统、中脑边缘系统、中脑皮质系统、结节漏斗系统及脑室周围系统等若干重要的投射系统，目前认为，抗精神病药物的抗精神病作用主要与它们对中脑皮质系统和中脑边缘系统 DA 传递阻滞有关。

（二）抗抑郁药的作用部位

抗抑郁药物的作用机制因类型不同而有所不同。但是具体的作用部位，也就是主要作用于大脑的某个部位还难以定论。曾认为，抗抑郁药物与抗焦虑药物一样作用于与情感活动密切相关的边缘系统。但是从一定程度上来说，边缘系统是一个相对广泛的概念，因此，这样认为有些牵强。从细胞水平来看，以 TCA 为例，它主要作用在突触前膜上的受体，阻止 NE 的重吸收。

（三）抗焦虑药的作用部位

苯二氮䓬类（BDZ）是目前最常用的一类抗焦虑药，70 年代发现 BDZ 类在脑内有特殊受体，受体大多集中在前脑边缘系统的脑皮质区域。随着认识的深入，进一步发现它与 5 - 氨基丁酸（GABA）之间有联系，研究发现，BDZ 受体被激活后可增加神经元细胞膜氯离子通道的传递，从而提高了 GABA 的抑制作用，从 BDZ 分布来看，它与 GABA 分布相平行。

（四）抗躁狂药（心境稳定剂）的作用部位

抗躁狂药物的一个重要机制是影响 GABA 系统，有研究显示，长期应用锂盐后激活了纹状体和下丘脑的 GABA 系统，特别是后者可能是锂盐抗躁狂效应的作用部位。

三、精神药物的作用机制

（一）抗精神病药物的作用机制

（1）多巴胺（DA）受体阻滞 一般认为 D2 受体与精神功能关系密切，是抗精神病药物的关键部位，哌速清、舒必利、氟哌啶醇、氟奋乃静、三氟噻吨片对 D2 受体亲和力强，而后三者对 D1 也有较强的亲和力。

（2）5 - HT 受体阻断 由于精神分裂症患者具有中枢 5 - HT 的代谢紊乱现象，因此，不少研究也提示 5 - HT 代谢亢盛与精神分裂症有关，阻断 5 - HT 受体，特别是非典型抗精神病药物对 5 - HT_2 受体阻断可治疗该病。其中氯氮平具有较强的 5 - HT_2 受体阻滞作用。

（3）NE 阻滞作用 抗精神病药的镇静和控制精神运动兴奋作用，与 NE 阻滞作用有关。临床上见到的各种抗精神病药物镇静和抗兴奋作用不同。例如酚噻嗪类的氯丙嗪抗兴奋和镇静作用最强，实际上它是中枢 NE 拮抗剂。

（4）调节中枢 DA 与 5 - HT 的平衡 近年来研究发现精神分裂症患者有中枢 DA - 5 - HT 相互作用的失平衡。因此，一些针对调节 DA - 5 - HT 相互作用的新型抗精神药物也应运而生。它们通过对 DA、5 - HT 受体共同阻断时的强度不同而调节两者之间的平衡，从而达到治疗阴、阳性症状的目的。

（二）抗抑郁药的作用机制

（1）单胺氧化酶抑制剂（MAOI） 单胺氧化酶具有降解单胺 NE、5 - HT、DA 作用，MAOI 抑制 MAO 活性，使单胺递质降解减少，突触间隙有效神经递质水平上升而发挥治疗作用，如吗氯贝胺等。

（2）环类抗抑郁药 主要是抑制突触间隙 NE 的再摄取过程，因为抑郁症病人的中枢 NE 能系统处于降低状态，通过上述作用，使功能低下的中枢 NE 能系统恢复正常。

（3）选择性 5 - HT 再摄取抑制剂（SSRI） 新型的抗抑郁药如氟西汀、氟伏草胺、帕罗西丁、舍曲林等药理特性均具有选择性抑制神经元回收 5 - HT，而对其他神经递质和受体没有明显影响。

（4）去甲肾上腺素和 5 - HT 再摄取抑制剂（SNRI） 这主要是通过选择性阻断去甲肾上腺素和 5 - HT 的再摄取，使突触间隙内的去甲肾上腺素和 5 - HT 的水平或功能增加，从而达到治疗目的。这种药物的显效时间相对短一些。代表药物有万拉法辛、米氮平等。

（三）抗焦虑药的作用机制

（1）苯二氮䓬类　应用放射配体结合技术在脑草内发现特异苯二氮䓬（BI）受体。目前有 BI_1、BI_2 两种受体，焦虑症可能与 BI_2 受体有关。苯二氮䓬类药对 BI 有较高的亲和力和特异性。药物通过与受体结合，影响 5 - 氨基丁酸（GABA），增强 GABA 能的神经传递而起治疗作用。

（2）5 - HT_{1A} 受体激动剂　包括丁螺环酮和坦度螺酮。是新近发现的一种新的、非 BI 类抗焦虑药，其药理性质与 BI 完全不同，其抗焦虑作用很可能是通过 5 - HT 能神经传导起作用的。

（四）抗躁狂药的作用机制

抗躁狂药锂盐对细胞内作用是多方面的，它可以抑制对去甲肾上腺素敏感的腺苷酸环化酶，可以重新调节钙通道，可以降低多种神经递质受体的敏感性及多个传递系统的受体密度，就目前研究而言，其机制可能是综合性的。

第二节　抗精神病药物

一、抗精神病药物的发展和分类

抗精神病药物的发展开始于 20 世纪 50 年代，1952 年以前没有一种对精神分裂症的某些特征性症状（如联想障碍、思维内向性、幻觉、妄想）有效的药物，也没有一种药物能预防精神分裂症的复发。1952 年出现了各种化学结构完全不同的抗精神病药物如氯丙嗪、利血平，对精神分裂症的治疗具有划时代的意义。随后，抗精神病药物逐渐问世，现在已经拥有高效、速效和长效各类抗精神病药物，仅酚噻嗪类就有 30 ~ 40 种。

抗精神病药物就是用于精神分裂症或精神病性障碍的一类药物。目前的分类方法比较多，有按照化学结构分类的，有根据效价进行分类的，但主要分为典型的抗精神病药物和非典型抗精神病药物。前者主要是老药，后者大多数是研发的新药。新型非典型抗精神病药物，通过不同程度地阻断 D2 和 5 - HT 受体而达到调节两者相互作用的目的，其具备以下优点：①对阴、阳性症状、情感症状都有效果；②几乎没有锥外系副作用；③抗胆碱能副反应少，对认知功能影响不明显。

药物分类主要包括典型和非典型两大类，见下表。

表 10 - 1　　　　　　　　　　　　抗精神病药物的分类

主类别	次类别	药名	英文名	剂型
第一代抗精神病药物	酚噻嗪类	氯丙嗪	chlorpromazine	片剂/注射剂
		奋乃静	perphenajing	片剂
		氟奋乃静	fluphenazine	片剂/长效
		三氟拉嗪	triflupenazine	片剂
		甲硫哒嗪	thioridazine	片剂
	硫杂蒽类	泰尔登	chlorprothixene	片剂
		三氟噻吨	fluopenthixol	片剂/长效
		氯噻吨	clopenthixol	片剂
	丁酰苯类	氟哌啶醇	halperidol	片剂/注射剂
	二苯丁哌啶类	哌迷清	pimozide	片剂
		五氟利多	penfluorid	长效/片剂
	苯甲酰胺类	舒必利	sulpride	片剂/注射剂
		阿米舒必利	amisulpride	片剂
		利莫必利	remoxipride	片剂
		泰必利	tiapreide	片剂
第二代抗精神病药物	二苯氧氮平类	氯氮平	clozapine	片剂
		洛沙平	loxapine	片剂
	二环类	利培酮（维思通）	risperidone	片剂
		西哌齐酮	ziprasidone	片剂
	三环类	奥兰扎平（再普乐）	olanzapine	片剂
		奎硫平	quetiapine	片剂

二、抗精神病药的药理作用

（一）中枢神经系统

（1）镇静和安静作用　几乎所有的抗精神病药物都有这类作用，但作用的强度各不相同。这种镇静为药物的抗精神病作用原因之一，但并非主要。

（2）抑制条件回避反射　药物在不引起镇静剂量的范围内，可抑制动物的条件回避反射。不抑制非条件性逃避反射。巴比妥类对两者均有抑制。

（3）加强中枢抑制药物效应　氯丙嗪能强化镇静催眠药、镇痛药和麻醉药的作用。因此与上述药物合用时，必须考虑到这种情况而相应减少用量。

（4）对脑生物电的影响 应用氯丙嗪 EEG 变慢，出现较多 θ 波，δ 波略增多，快 β 波减少，α 波减少或无影响，出现爆发活动及峰形波，伴有电压增加。氯氮平也有类似的更为明显的作用，导致 EEG 改变的异常率与用药量成正相关。EEG 主要表现为 α 节律极不规则，两半球见较多 θ 波和 δ 波，有时有尖波及尖 - 慢波发放，甚至有人根据这种 EEG 变化预测疗效。

（5）降低惊厥阈值 临床实践中可见到服用抗精神病药物病人出现癫痫发作。最为常见的是氯氮平，当剂量 ≥600mg/d 时发生率高达 14%，其次为氯丙嗪、泰尔登等药物，它们都可增强杏仁核自发放电，扩及皮层运动区时便导致惊厥发作。在这种情形下可合并抗癫痫药。

（6）止吐作用 止吐作用较强的有大多数吩噻类药物及舒必利，这可能与这些药物直接抑制了第四脑室底部的催吐化学感受器有关，虽然氯氮平具有抗多巴胺和中枢止吐作用，但临床可见一部分人出现恶心、呕吐，这似乎是一种矛盾的副反应。

（7）降低体温 抑制下丘脑体温调节中枢，使体温调节功能降低，故能降低体温。明显的例证是氯丙嗪可作为人工冬眠的主要药物。然而氯氮平却导致发热，这又是一矛盾反应，发热往往见于用药第一周，突然出现，酷似感冒症候，外周血象正常或略高，机制不甚明了。

（8）锥体外系作用 经典抗精神病药物几乎都是这类锥体外系反应，而非典型和新型抗精神病药物几乎没有，这与它们选择性作用于中脑边缘系统 D2 受体和选择性作用于 5 - HT$_2$ 受体，而很少作用于黑质 - 纹状体系统 D2 受体有关。

（二）内分泌系统

氯丙嗪等传统抗精神病药物对内分泌的突出作用是阻断下丘脑多巴胺受体，增加催乳素的释放，使血浆催乳素水平增高，临床上可见有乳房增大和溢乳。5 - HT 可能间接通过催乳素释放因子引起催乳素的分泌，因此，阻断 5 - HT$_2$ 受体的氯氮平、利培酮引起催乳素的变化不明显，往往仅呈一过性。除催乳素之外，典型抗精神病药物由于间接影响垂体前叶内分泌功能，减少促性腺激素、雌激素和孕酮含量，同时也可使 ACTH、肾上腺皮质醇和生长激素分泌减少。

（三）植物神经系统

几乎所有的抗精神病药物都有影响植物神经系统的功能，氯丙嗪既有外周抗胆碱作用，又有 α - 肾上腺受体阻断作用，因而对植物神经系统作用复杂，它的抗组胺作用、抗 5 – HT 作用进一步增加了其复杂性。

（四）心血管系统

抗精神病药物对心血管的作用有直接和间接两方面，前者为对心血管的直接作用，后者为对中枢和植物神经系统的间接作用。在经典抗精神病药物中，甲硫达嗪引起的心电图变化最为常见。氯氮平具有抗胆碱能作用，能抑制迷走神经，可导致心动过速，心电图显示心动过速、室性早搏、T 波低平，这种变化远比氯丙嗪的作用要强得多，另外，氯氮平也如氯丙嗪一样可导致体位性低血压和虚脱，甚至很少剂量即可导致此类现象。

（五）神经递质

抗精神病药物自身是通过影响某些中枢神经递质而达到治疗目的的，其中尤以 DA 和 T – HT 更为明显，同时也影响到 NE、Ach、GABA、组胺及某些重要的神经肽类，这些都构成了抗精神病作用的辅助机制或产生副作用的机理。

三、临床应用

（一）急性期治疗

急性期由于症状严重而明显，加之病人没有自知力而不愿或拒绝治疗，所以首先要保证药物进入人体，无外乎两种方法，即注射和口服。

（1）注射给药　注射给药往往是针对兴奋躁动治疗不配合或完全拒绝治疗者，如此时不及时控制症状，易造成某些危险。在这种情况下，注射给药显得十分必要。使用最多的是氯丙嗪和氟哌啶醇，前者可肌注和静脉给药，后者仅供肌肉注射。

实际上，对于极不配合、兴奋躁动的病人，氯丙嗪的效果是明显的，也是必要的，在约束状态下依病人情况可静脉推注 50 ~ 75mg 氯丙嗪，后再静脉滴注 50 ~ 100mg 氯丙嗪，2 ~ 3 天病人安静后改用口服，但必须严密观察血管反应。如应用氟哌啶醇也可收到同样效果，每次肌肉注射 10mg，可重复应用，一日内不超过 40mg，对兴奋躁动不能配合的病人效果较好。

（2）口服用药　一般来说，不同类型的药物的治疗量也是各不相同，但大都遵守一条原则，即 7 ~ 10 天甚至半个月内加至治疗量，在急性期应该使用治疗量维持治疗至少 4 周，然后在密切观察下逐步减量，直至治疗量的 1/3 至 1/4，作为维持量。

治疗量的变动范围较大，如氯丙嗪可在 100 ~ 500mg/d，氯氮平也在 200 ~ 400mg/d，这可视病人体质和病情而定，具体见下表。

表 10 – 2 　　　　　几种常用不同抗精神病药物的剂量和血药浓度范围

药物名称	类别	规格（mg）	剂量 mg/d	血药浓度
氯丙嗪	吩噻嗪	25，50	300～800	50～300ng/ml
奋乃静	吩噻嗪	2，4	20～60	0.8～1.2ng/ml
氟哌啶醇	丁酰苯	2	8～40	4～20ng/ml
舒必利	苯甲酰胺	100	200～1000	
氯氮平	二苯氧氮平	25	200～600	300～600ng/ml
利培酮	非典型	1，2	4～6	
奥氮平	非典型	5，10	5～20	
奎的平	非典型	100，200	600～800	
阿立哌唑	非典型	5，10	10～20	
齐拉西酮	非典型	20，60	120～160	

抗精神病药物的半衰期较长，一般不需要每日三次服药。如果药物本身没有镇静副作用，也可以每晚一次服药，也可以白天分次口服，否则，更宜在晚上服用，或者中午用1/3，晚上用2/3。目前广泛应用的氯氮平也大多是采用这种分配服用原则。

口服抗精神病药物是否需配服安坦，原则上不配用，一般是出现 EPS 时可配用。但不应常规应用。应用安坦时可白天使用，但量不宜大，时间不宜长。这是因为 EPS 会在晚上入睡时消失，此时安坦起不到治疗作用却表现出副作用，如口干等。只有白天才需要安坦来对抗 EPS。

（3）症状谱系　一般而言，氯丙嗪对兴奋躁动、幻觉、妄想控制较好，三氟拉嗪对淡漠退缩效果明显，而非典型抗精神病药物对所有症状都有效。事实上，抗精神病药物个个都是"广谱"。特别是将主要症状划分为阳性症状和阴性症状后，这种作用谱与症状谱间的关系日渐淡化。新型的抗精神病药物的作用谱仅高度概括为：对阳性症状有效，也可明显地治疗阴性症状。但是，不同症状对药物的反应各不相同。作为一般规律，最先好转的是兴奋躁动，然后是幻觉、妄想、思维障碍，最后是情感障碍。有的病人自知力能够恢复，有的则不能。临床上我们可以见到这种情况，症状完全消失，自知力恢复不好，而某些病人还有部分症状，但自知力存在，显然，这是一个十分复杂的问题。

（二）维持治疗

精神病性症状控制后的维持治疗究竟需要多长的时间，是一个变化很大的数字。因为各家的研究结果差异比较大。由于这是预防复发中一个很关键的变量，不少学者强调终身服药是有必要的，也是得到很多实践证实的；但无论是病人还是家属，或者是精神科医生，大都不愿接受这样的事实。但是，不用药就复发，这是一个很简单而又实在的道理。美国精神病学协会（APA）治疗指南建议，在精神分裂症症状首次发作缓解后维持治疗1年或更长时间，意思是不能少于1年的时间，这是最低的年限。反对长期维持治疗的一个主要原因是药物副作用，但是，现在的临床医生已经充分认识到，非典型特别是新型抗精神病药物已经没有了传统抗精神病药物的那些副作用，这对长期维持治疗者是一件好事。

有过2次或更多次发作的病人应该维持更长时间的治疗，还要强调的是，维持时间以不引起复发为适宜。通常来说，至少是5年，但这并不意味着精神分裂症的处理和治疗需要5年的时间，维持治疗的意思应该理解为，在症状完全缓解后，连续5年的维持治疗，并保持不复发，否则那将又是一次循环。所以，首次发作的精神分裂症病人，在第一次痊愈后，维持治疗5年是主要的，这一点应该向病人说明，让家人知晓，作为精神科医生，必须要明晰其中的道理。

最小有效剂量是维持治疗的剂量。为了避免药物副作用，提高病人的治疗依从性，应用最小治疗剂量是十分必要的。过去曾有人研究氟哌啶醇和氟奋乃静的最小治疗剂量，认为氟哌啶醇每月25mg，氟奋乃静每周1.25~5mg。应用最低剂量的氟哌啶醇25毫克/月时，其复发率可达到60%，有意义的是，应用PET研究发现，每月30~50mg的氟哌啶醇可引起纹状体70%的D2受体的占有率。50毫克/月的氟哌啶醇看起来是最低的有效剂量，它比25mg氟哌啶醇的复发率更低，因为很有可能，25mg氟哌啶醇可能太低，以致无法产生治疗效果。然而，高剂量的氟哌啶醇在1年内的复发率是15%~20%。

也有研究非典型抗精神病药物的最低有效剂量的，有研究发现，低剂量氯氮平对于原来反复发作的病人的长期预后和复发率要比应用典型抗精神病药物，如氟哌啶醇和氟奋乃静要好，其他的一些研究也提示，氯氮平治疗后的住院率远远低于其他典型抗精神病药物，说明了氯氮平等非典型抗精神病药物的特殊之处。至于氯氮平的最低有效剂量，有些报道认为，至少不能低于每天1片。显然这是太低了。一般公认的是治疗剂量的1/2~1/3。如果氯氮平的治疗量在350mg，则维持剂量在125~175mg之间。

维持治疗也可以应用长效制剂，每月一次或每半月一次。

长效制剂是针对每天服药麻烦、不愿服药、无法保证有效血药浓度而产生的。这对于病人的治疗或管理都有益处。目前的长效制剂有口服和注射两种。具体见下表。

表 10 - 3   常用的长效制剂药物

品种	英文名	效用时间	给药方式	剂量
五氟利多	penfluorid	1 周	口服	20 ~ 40 毫克/周
氟哌啶醇葵酸酯	halperidol decanoate	4 周	肌注	50 ~ 100 毫克/月
氟奋乃静葵酸酯	fluphenazine decanoate	3 周	肌注	50 ~ 200 毫克/月
奋乃静葵酸酯	perphenazine decanoate	2 ~ 3 周	肌注	20 ~ 100 毫克/月
哌泊塞嗪桐酸酯	pipothiazine palmitate	4 周	肌注	50 ~ 200 毫克/月
氟哌噻吨葵酸酯	flrpenthixol decanoate	3 周	肌注	20 ~ 60 毫克/月

（三）药物副作用

1. 锥外系统副反应　　肌肉动作是由大脑运动皮层的形如锥状的锥体细胞所发动的，例如，它们能命令肱二头肌收缩，使肘关节弯曲。与此同时需要其他肌肉配合，例如肱三头肌的放松，但这就不是锥体细胞的功能，而由锥体外系统（黑质与纹状体）管理。因此，人在用脚走路的时候，双手才会不自觉地摆动。锥外系统靠多巴胺（DA）和乙酰胆碱（Ach）两种递质传递。由于抗精神病药阻滞了 DA 受体，锥外系统的传递也受到了影响。本来，DA 与 Ach 的功能是平衡的，如今 DA 系统受抑，Ach 相对亢进，结果表现为"锥外系统症状（EPS）"。主要有以下 4 种：

（1）类帕金森症　　或称药源性帕金森症，其表现与患帕金森症的病人一模一样，主要为 3 大症：①运动不能：病人在服药后感到虽想动作而又感困难，因而动作明显减少，往往坐在那里一整天不移位置。医护人员往往以为是阴性症状使然，实际上是药物的副作用。②震颤：从神经科角度看，震颤有意向性震颤（在肢体作意向性动作时出现）、姿势性震颤（在肢体维持一定姿势时出现）及静止性震颤（在肢体静止时出现）之分。服抗精神病药后出现的主要是静止性震颤，表现为双手有规则地、有节律地来回抖动。其频率较慢，每秒 4 ~ 8 次，幅度较大，很有特点。有时也可表现在唇或下颌，有时在下肢。很少表现为头部抖动。③肌强直：当弯动病人的肢体关节时，会感到阻力。（注意：这与下面所说的肌张力异常不一样，后者是主动的表现，而肌强直是检查者的感受）

除了上述三大症状外，还有面具状脸、流涎、走路时双手不摆动、前冲步态等。以前曾有人误称此症为"震颤麻痹"，实际上只有震颤而没有麻痹，所以这个旧名称早已作废，国外文献早已不用。本症关键在于抗精神病药阻滞了 DA，于是 Ach 便相对亢进。治疗的方法是设法降低 Ach 水平，达到新的平衡。可用的药物有各种抗胆碱药，如安坦、东莨菪碱等，因为这些症状都在白天出现，所以安坦等也应该在白天服用。有人说安坦会降低氯丙嗪的血浓度，尚无定论，况且不能"因噎废食"。

（2）急性肌张力异常 往往有些年轻病人在服药早期会突然发生某个部位的肌张力异常，表现为躯体的扭转痉挛（身体向一侧扭转过去）、角弓反张（头部向后仰）以及所谓"动眼危象"（两眼向上翻，似乎要反过来那样），与此同时，患者感到极其难受和紧张，浑身大汗淋漓。治疗的方法也是应用抗胆碱能药，可以肌注东莨菪碱 0.3mg，往往"药到病除"。

（3）静坐不能 患者自己感到心神不定、坐立不安，于是走来走去，一刻不停，或拍动双手或轮换蹬脚。他们对这种情况大都具有自知，会诉说自己的难受之处，或向医生提出治疗要求。有时患者诉说"心里发痒"，指的就是这种难以描述的体验。这种副反应的治疗比较困难，常用的方法是心得安 10mg，每日 2～3 次；也可试用安坦；肌注东莨菪碱有时也能见效。确实无效时可以减少剂量，可更换品种。静坐不能必须与精神病病情的恶化相鉴别，前者都有自知，知道自己的坐立不安是不正常的，但又无法控制；后者往往否认异常。医生对于静坐不能应该十分重视，因为严重者都伴有抑郁消极情绪，如不慎重对待和及时处理，有可能造成严重后果，甚至自杀身亡。

（4）迟发性运动异常 或称迟发性运动障碍（TD）。这种锥外副反应与前几种不一样，往往发生在较长时期治疗之后，尤其在剂量变动之后。有一种说法认为是"长期得不到递质的受体对于难得的递质呈现了过敏，作出过分的反应"，但这种学说尚未获证实。TD 的表现为：开始时嘴唇和舌部时有不自主的动作，犹如舔食，也有的像在嚼什么东西。有的表现在肢体，出现除震颤外的各种不自主动作，例如舞蹈样动作（指肢体大关节处突然的、快速的、不规则的不自主动作）、指划样动作（手足徐动，指肢体远端小关节处的持久的、缓慢的、不规则的、蠕动样不自主动作）、舞蹈样指划动作（介乎上述二者之间，或其混合）、投掷样动作（指上肢作投掷东西样的大动作）。有的病人在脸上出现奇怪的快慢不定的扭动，称为"扮鬼脸"，以前往往被误认为精神症状，实际上也是 TD，是舞蹈样动作与指划样动作在脸部肌肉的混合表现。可以说，除了震颤以外的所有不自主动作都可以是 TD 的表现。这些症状都有不自主动作的特点：自己无法控制；在作其他自主动作时，不自主动作往往自行减轻或消失；在睡眠时完全消失。靠这几点可以与精神病人的怪异动作症状相区别。此外，还有一些病人的表现应该称为迟发性肌张力异常，例如头部持久地后仰，或持久地斜颈等，可以归入 TD，也可以另列一类。有的 TD 病例如在早期停药，或许症状能够缓解；有的病例，尤其是较晚期，即使停药，症状也不可能消失。有人声称某某药可以治疗 TD，实际上只是掩盖症状而已；增加抗精神病药药量也能达到这个目的，但这只是"饮鸩止渴"，并不可取。近日有人报道，卡马西平或氯硝西泮有治疗作用。美国有双盲研究证实维生素 E 对轻度 TD 有效，均可一试。

2. 过度镇静与嗜睡 有些品种有较强的镇静作用，例如氯氮平、氯丙嗪等；有些品种较轻，特别是高效价的，如氟哌啶醇等。镇静作用在急性期治疗时有很好的辅助作用，但对于康复期病人就是一种麻烦了。有人用利太林等振奋剂来对抗，据称有效，但是否会使精神症状恶化，尚待研究证实。嗜睡副反应往往会在数周内适应，不必过早用药干预，除非十分严重，影响了生活。

3. 恶性症状群 少数应用抗精神病药的病人会突然出现以下症状：高热、肌强直、意识障碍和植物神经功能紊乱，称为恶性症状群（NMS）。一般多见于应用高效价（指每天治疗量只要数十毫克的药物）者，尤其是氟哌啶醇，但也有发生于其他药物。不少病例还有白细胞计数增多以及血清肌磷酸激酶（CPK）明显升高。其原因尚未完全明了。治疗应先停用有关药物，可以先用多巴胺激动剂，如金刚烷胺和溴隐亭以及肌松药硝苯呋海因。后者效果迅速，剂量为静注 1~5mg，每 6 小时一次，症状改善后改为口服。有报道认为电休克治疗效果良好。

4. 癫痫 有些病例在用药过程中会出现全身抽搐发作，尤其是有癫痫史者，因为抗精神病药降低了抽搐阈值。以低效价的品种如氯丙嗪或氯氮平较为多见，可以同时服用抗癫痫药来预防再发。

5. 药源性抑郁 可发生在用药过程中，或在分裂症病情缓解之后。后者可能是所谓精神病后抑郁的一大部分。其发生往往与 EPS，尤其是静坐不能有关。治疗对策主要是：停用原来所用的抗精神病药（必要时更换品种）；需要时应用抗 EPS 药以对抗这种与药源性抑郁有关的副反应；给予抗抑郁药，必要时施以电休克。

6. 心血管系统反应 这方面副反应有毛细血管扩张、血压降低、直立性低血压、心动过速、静脉血栓形成以及心肌损害。心动过速较为常见，主要是窦性心动过速，不必作特殊处理。心电图常可出现 T 波变化，甚至 ST 压低；可以随访观察，必要时减少药量。在静脉滴注，尤其在推注时，偶见猝死，可能与药物对心脏的影响有关，但无定论。据称较多见于氟哌啶醇，但也见于氯丙嗪，甚至见于肌注时。至于低血压和直立性（体位性）低血压常见于能阻滞 α 肾上腺素能受体的品种，如氯丙嗪和氯氮平等。由于该受体被阻滞，而 β 受体仍能发挥作用，所以在抢救时不可应用肾上腺素，而应该用去甲肾上腺素，否则前者的 β 受体激动作用会使血压更加下降。

7. 皮疹 这是一种过敏性反应，较多见于氯丙嗪，以往认为发生率有 10%，其实远没有这么高。往往能自行消退，以后再用也不一定再发。

8. 肝脏副反应　早年报道氯丙嗪应用过程中会出现黄疸，认为也是过敏反应。近年很少见，与此相反，却较多见无黄疸的肝炎症状，可能有 SGPT 的升高，却不一定有食欲减退。有人统计长期住院应用氯丙嗪的慢性病人有 30% ~ 50% 曾有过 SGPT 增高的历史。此外还有少数病人出现肝硬化的现象，但是否一定为药物所致，很难确定。治疗并无特殊，原则上应更换品种为氟哌啶醇或氯氮平等。

9. 血象变化　精神药物引起粒细胞减少的发生率为 0.1% ~ 0.7%。其中以氯氮平最高，甚至达到粒细胞缺乏的程度。其机理尚未阐明。目前应用定期验血的方法进行早期发现和预防。提高白细胞的药物有"升白能"、"惠尔血"等，在此不予详述。用小量锂剂对白细胞数的提高有明显疗效，但对严重的病例效果如何，尚无研究报道。

10. 代谢和内分泌变化　服用抗精神病药后往往出现体重增加或肥胖，尤以氯氮平最为突出，原因尚未阐明，处理也较困难，只能鼓励病人多活动，尽可能节食。药物又往往能导致性欲减退，似以甲硫达嗪最重，氯丙嗪次之，氯氮平最轻。女病人有时会出现闭经或泌乳，可能与阻滞 DA 受体，使催乳素水平升高有关。治疗比较困难，必要时可尝试更换品种。

11. 其他　有些病人会出现两下肢周期性麻痹，伴有血钾降低的现象，机理未明。补钾后能很快好转，以后常服钾盐，可预防复发。氯氮平会产生流涎的副反应，严重者甚至影响生活，有人用抗过敏药能使之改善，有人用小剂量多虑平也能奏效，机理未明。有不少病人在服药后出现便秘，尤其是并用抗胆碱能药如安坦者，甚至可能发生麻痹性肠梗阻。这种情况应该予以重视，平时宜用药通便；在出现肠梗阻时应注意鉴别诊断，才能正确处理。

表 10-4　　　　　抗精神病药的副作用（典型抗精神病药物和氯氮平）

副反应	吩噻嗪类			硫杂蒽类	丁酰苯类	氯氮平类
	二甲氨基	哌嗪	哌啶			
嗜睡	+ + +	-	+ +	+ + +	+	+ + +
急性运动异常	+ +	+ + +	+	+	+ + +	-
静坐不能	+ +	+ + +	+	+	+ + +	-
低血压	+ + +	+	+ + +	+ + +	+	+ +
抗胆碱能反应	+ + +	+	+ +	+ +	+	+ +
心电图异常	+ +	+	+ + +	+ +	+	+ +
肝功能异常	+ + +	+	+	+ +	+	+
粒细胞减少	+	-	-	+	-	+ +
皮疹	+ +	+	+ +	+	-	-

注：+ + + 多见，+ + 较多见，+ 少见，- 无或罕见

表 10－5	非典型抗精神病药物副作用		
	体重增加	糖尿病风险	血脂异常
氯氮平	＋＋＋	＋	＋
奥氮平	＋＋＋	＋	＋
利培酮	＋＋	D	D
奎硫平	＋＋	D	D
阿立哌唑	＋／－	－	－
齐拉西酮	＋／－	－	－

注：＋＋＋多见，＋＋较多见，＋少见，－无或罕见，D 不确定

四、超量中毒及其处理

超量服用抗精神病药，往往会造成中毒，出现不同程度的意识障碍，从嗜睡至昏迷。除一般的抢救措施外，可以应用哌甲酯（利太林，RITALIN）10mg 肌注，或静滴。较轻病例往往在肌注后不久便恢复意识，神志清醒。较重病例可以继续静滴较大量，直至清醒。然后以肌注或口服维持一两天。临床应用证明效果良好，也无明显不良副反应。

哌甲酯能促使神经元释放 DA、NE 等递质，是对付超量中毒的较好办法。

若遇血压严重降低的情况，可以对症应用去甲肾上腺素静滴升压，但不可用肾上腺素，已如前述。

五、抗精神病药物的禁忌证

（1）严重心血管疾病如心力衰竭和重症高血压等，严重肝脏疾病、肾脏疾病如急性肾炎、肾功能不全。

（2）严重中枢性抑制或昏迷。

（3）严重血液病或造血功能不良。

（4）抗精神病药物过敏。

（5）急性感染、老人、孕妇、儿童慎用。

（6）酚噻嗪不宜与肾上腺素合用，以免引起肾上腺素作用逆转所致的严重低血压。

第三节　抗抑郁药物

一、抗抑郁药的发展

真正的抗抑郁药的问世是 50 年代初发现的单胺氧化酶抑制剂（MADIs），50 年代后期，Kuhn 在瑞士发现了抗抑物亚氨基苯苄胺衍生物丙米嗪，后来不久又由 Haflinger 及 Schindle 开发和报道，由于其结构与吩噻嗪相似，Kuhn 曾用其治疗精神分裂症，但收效甚微。随后便发现了丙咪嗪的可靠抗抑郁作用。随后的几十年间，抗抑郁药有了迅猛发展，与丙米嗪（米帕明）类似的药物如阿米替林、多塞平、氯米帕明等药物便先后进入临床，在此基础上开发的四环类药物，如马普替林（路滴灵）开发上市。70 年代以来，出现了一种不同于环类抗抑郁药的新型抗抑郁药，例如选择性 5–HT 回收抑制剂（SSRI），这些药物的共同特点是疗效与环类药物相当，比较安全，即使超量也不会致命；副反应少，特别是较少或没有抗胆碱能副反应，对于心脏没有明显毒性。近十年来，这类药物发展迅速，有替代三环类之势。

二、抗抑郁药的分类与命名

我们在此不按化学结构来分类，而是依据实用原则，分为第一代或经典抗抑郁药，第二代或新型抗抑郁药，由于 SSRI、SNRI、MAOI 明显不同于三环或四环类抗抑郁药的作用机制，故将其从中分出，这样共分 3 类。

1. 单胺氧化酶抑制剂　代表药物有苯乙肼、吗氯贝胺。

2. 环类抗抑郁药　有阿米替林、米帕明（丙米嗪）、多塞平（多虑平）、氯米帕明（氯丙米嗪）、麦普替林（马普替林）、米安色林。

3. 新型抗抑郁药物

（1）SSRI　氟西汀、氟伏草胺、帕罗西汀、舍曲林（左洛复）、西酞普兰

（2）SNRI　万拉法新、瑞波西汀。

（3）NaSSA　米氮平。

（4）其他

三、抗抑郁药的临床应用

（一）药物应用原则

（1）尽可能使用单一的一种药物，几乎不合用两种抗抑郁药物，实际上，这样既不能增加疗效，又增加副反应。

（2）初期用药的原则是剂量从小量递增，如三环或四环类药物，一般情况下剂量在 100~300mg/d，配以血药浓度测定更佳。而 SSRI 基本上是一片。

（3）用药后大约均在半个月后起效，因此不能因早期效果不显而换药。

（4）三环或四环类药物副作用明显，不仅需向病人及家属言明，而且还应注意禁忌证。

（5）对有严重自杀企图者不能马上奏效，可在早期配合其他治疗方法，如 ECT。

（6）根据不同临床特征选用药物，如帕米嗪对有行动迟缓、迟滞的抑郁症可能较好，对有明显激越和焦虑者，可选用阿米替林等。

（7）经济状况允许，最好应用新型药物。

（二）临床应用

（1）经典抗抑郁药物的治疗量大都在 150~300mg 之间，但一般多用 200 或 250mg，可以分 2 次，基本上都是口服给药，开始每天 25~50mg，以后每隔 1~2 天增加用量，大约半个月加至治疗量，同时应视个体反应情况调整增药速度。

初发病例在症状改善之后，应维持原剂量 4~6 个月，然后逐渐减量，在 2~3 月内停药。如果是第二次发作，则应该用原剂量维持 1~5 年，如果是第三次发作，则主张终生用药。

药物效果的出现往往在半个月后，症状的改善有先后之分，首先是植物神经紊乱症状得到改善，如失眠、食欲不振、体重减轻等好转，其次是精神运动机能的改善，表现为动作灵敏，言语流畅，与他人的接触增加，最后才是情绪的改善。

该类抗抑郁药不仅可应用于抑郁症，还可以应用于强迫症（氯米帕明）、恐惧症（米帕明）、慢性疼痛（阿米替林、马普替林）等。

该类药物应严禁用于闭角型青光眼、对该类药物过敏及心肌梗死恢复期患者。下列情况应慎重使用，即排尿困难、眼压增高、心绞痛、心律不齐、甲亢、癫痫、脑器质性疾病及严重肝、肾功能不全者。

（2）单胺氧化酶抑制剂（MAOI）有苯乙肼，因为副作用等问题，近年来较少应用。目前应用的药物是吗氯贝胺，副反应比较少，对肝脏没有毒性。这是一种新的可逆性、选择性地作用于 A 型 MAO，故又称为 MAOI－A。可以治疗抑郁症，剂型为50mg、100mg，治疗剂量是 100～400mg/d。没有以前 MAOI 对肝脏的毒副作用以及体位性低血压，有轻微口干、头晕等。

（3）新型抗抑郁药物又称为新一代抗抑郁药物，它至少包含 SSRI 、SNRI 和 NaSSA。SSRI 的起效时间与三环或四环类药物基本相似，大约在 1～2 周后方才起效，这一点必须向病人和家属说明。由于它们的半衰期为 18～26 小时，一般情况下，五种药物都仅需要一片即可，可以每天早晨服用，必要时可以加到 2 片，因此，用起来比较方便。这类药物的副作用比较轻，与三环或四环类相比轻得多，但也有一些轻微的副反应，如恶心、失眠、焦虑、头晕、嗜睡、食欲减退、性功能减退等。同时 SSRI 的安全性好，无论是哪一种 SSRI，即使超量顿服，也没有严重危险，这是与三环或四环类药物完全不同的。由于这类药物的副作用轻微，维持治疗的成功率大为提高，因此也显著地降低了疾病的复发率。

SNRI 中的万拉法新即可以阻断 5－HT 的中吸收，又可以阻断 NE 的回吸收，因此，治疗作用似乎比 SSRI 要快些。它的治疗适应证、副作用基本与 SSRI 相似，但有报道，万拉法新有导致烦躁的现象。

（三）副反应及处理

（1）心血管副反应是该类药物主要副反应　以三环和四环类抗抑郁药多见。常见窦性心动过速、血压降低。有抗心律失常药奎尼丁样效应，引起心脏复极化障碍和传导阻滞，心电图上可见 PR 间期延长，QT 间期延长，QRS 波群增宽，ST－T 段变化。轻度改变临床意义不大，但剂量过大、老年人或原有心脏疾病者可引起心律失常或传导阻滞，严重者可出现致死性心律失常。一般心动过速可不处理或用心得安对症处理，过量出现心律失常时处理同奎尼丁。

（2）自主神经系统副反应　主要是三环和四环抗抑郁药物多见，属周围抗胆碱性反应，主要有口干、便秘、瞳孔扩大、视力模糊、排尿困难及心动过速、震颤、出汗等。主要因药物的抗胆碱能及拟交感作用所致，一般在用药过程中能逐渐适应，严重者可致尿潴留、肠梗阻及加剧青光眼等并发症，需及时停药，对症处理。

（3）神经、精神副反应　多数经典抗抑郁药具有镇静作用，可引起 嗜睡、头晕、乏力等反应，以阿米替林、多虑平为著，SSRI、SNRI 药物也可以有这些副作用，但是相对比较轻微。三环或四环药物还可以降低抽搐阈值，可能诱发癫痫。偶可引起抗胆碱能危象，表现为意识障碍、生动幻视、激越等，多见于老年人、药物敏感或与抗胆碱药物合用者。此外，三环或四环药物、SNRI 对双相病人可能诱发躁狂发作。

（4）其他副反应　偶尔引起皮疹、中毒性肝损害、粒细胞减少，重者可停药，对症处理。也有引起阳痿、射精延迟、性快感缺失的报道。长期大剂量的骤然停药可导致撤药综合征，如严重焦虑，失眠，恶心、呕吐，故不宜骤然停药。

（四）适应证与禁忌证

（1）适应证　①各种抑郁症；②强迫症（SSRI、氯米帕明）；③恐惧症；④慢性疼痛；⑤遗尿症（米帕明或麦普替林）；⑥发作性睡病（米帕明）；⑦儿童多动症（米帕明或麦普替林）。

（2）禁忌证（主要指三环或四环类药物）　闭角性青光眼、对本类药物过敏以及心肌梗死恢复期者，均应列为禁忌。以下情况慎重使用：排尿困难，眼压较高，心绞痛，心律不齐，甲亢，癫痫等痉挛性疾病，脑器质性精神病，儿童和老年，严重的肝肾疾病、前列腺肥大等。

第四节　抗焦虑药物

一、抗焦虑药的发展

抗焦虑药物是主要用于减轻焦虑、紧张、恐惧，稳定情绪，兼有镇静催眠作用的药物。它是近 30 多年来提出的一个新名词，主要是由于苯二氮䓬类药物的广泛应用而出现的。在过去，这类药物称为镇静药物，多数镇静药物在睡前较大剂量的应用时可以起到催眠作用，因此在早期被称为催眠药。既往常用的巴比妥类镇静药物因中枢抑制作用明显、治疗安全性差和成瘾性，目前较多用于抗癫痫治疗以及静脉麻醉等。现在所说的抗焦虑药物主要是指苯二氮䓬类药物和新的其他抗焦虑药物。

二、抗焦虑药物的分类

真正的抗焦虑药物主要有两类。一类是苯二氮䓬类药物，一类是 $5-HT_{1A}$ 受体激动剂（丁螺环酮、坦度螺酮）。还有其他的药物，如早期的巴比妥类镇静药物，抗抑郁药物有时也被应用。同时一些作用在外周的相应药物，如心得安等也被应用于抗焦虑的辅助治疗。

　　苯二氮䓬类药物有地西泮（安定）、氟西泮（氟安定）、硝西泮（硝基安定）、艾司唑仑（舒乐安定）、氯硝西泮（氯硝安定）、阿普唑仑（佳乐定、佳静安定）、劳拉西泮（罗拉）、三唑仑。三唑仑已经作为一类精神药物管理使用。

　　5 - HT$_{1A}$受体激动剂包括丁螺环酮、坦度螺酮。

三、临床应用

　　（一）临床效应

　　（1）抗焦虑　这是这类药物的主要适应证。急性应激性焦虑由于病程短，所以较难做对照研究以准确评定这类药物的疗效，临床上主要用于神经症性的焦虑，而且效果比较肯定，同时也可以用于惊恐发作、广泛性焦虑、伴有抑郁的焦虑。

　　（2）催眠　很多抗焦虑药物都有催眠的作用。氟西泮是第一个作为催眠药推出的。但是国内三唑仑用得比较多。

　　（3）抗痉挛　癫痫持续状态时可以静脉用药。

　　（4）治疗戒断症状　首选 BZD 类药物，症状严重可以选择静脉注射地西泮或氯硝西泮。

　　（5）抗抑郁作用　阿普唑仑不仅可以抗焦虑，而且还有抗抑郁作用。

　　（6）药物联合应用　用于抗精神病药物联合应用，强化治疗效果。

　　（二）具体应用

　　（1）BZD 类药物　在抗焦虑的情况下，每天口服药物即可，每天两次，每次基本 1 粒。如果惊恐发作或伴有兴奋，还可以静脉给药，氯硝西泮 2mg 静脉缓缓推注。如果用于晚间的失眠，可以每晚一次睡前口服。在抗癫痫的情况下，剂量要有所增加。

　　（2）丁螺环酮、坦度螺酮　可以每天三次口服，每次 1～2 片。不仅有抗焦虑的作用，而且还有强化抗抑郁药物的作用。

　　（3）其他　还有其他的药物如抗抑郁药、心得安等也有一定的抗焦虑作用。

　　（三）不良反应

　　（1）神经系统　困倦、乏力、嗜睡、头晕、操作技能损害和降低学习新信息的能力。植物神经系统如口干、视力模糊等。大剂量可引起共济失调、吐词不清、遗忘、精神功能受损、意识障碍。

　　（2）呼吸循环系统　副反应轻微，主要是在静脉给药时可出现一过性呼吸抑制、低血压、血栓性静脉炎等。

（3）矛盾反应 少数器质性患者用药后可以引起失眠、多汗、心动过速、焦虑、恐惧、敌意、攻击性、幻觉、妄想、癫痫和躁狂状态，多见于治疗 1~2 周。

（4）皮疹、性功能失调、月经失调等

（5）戒断综合征 长期应用这类药物可产生精神依赖和躯体依赖，突然停药的戒断症状有焦虑、失眠、激越、抽搐、震颤、头痛、恶心、多汗、视物模糊、听觉过敏、畏光，甚至癫痫发作，症状多在数日内产生，在 4 周内消退。

第五节　电休克治疗

电休克治疗（ECT），也称电痉挛治疗，是用一定量的电流通过脑部，引起中枢神经系统癫痫样放电，并产生全身抽搐的治疗方法。其主要适用于重性精神病。现在对治疗和操作方法进行了改良，如无抽搐电休克等。

一、适应证

（1）严重抑郁，有强烈自伤、自杀行为者，明显自责自罪者。

（2）极度兴奋、躁动、冲动伤人者。

（3）拒绝进食、违拗和紧张木僵者。

（4）精神药物治疗无效或多数药物不能耐受者。

从以上的适应证来看，主要是抑郁症、躁狂症和精神分裂症。也有些教科书将产后精神病列入其中，主要是针对产后精神病的临床相而决定的。例如，抑郁症病人出现下列情况就应该或可以使用 ECT，而不是所有的抑郁症病人都要使用 ECT。

抑郁症 ECT 治疗指标：

（1）严重的抑郁症，因缺乏营养会导致生命危险者。

（2）抑郁性木僵。

（3）严重自杀或自杀倾向的抑郁症。

（4）激越或精神错乱的抑郁症。

（5）产后抑郁症。

（6）口服抗抑郁药物治疗失败。

（7）不能适应口服或注射抗抑郁药物的副作用。

（8）被临床认定为难治性抑郁症。

（9）以前 ECT 治疗有良好效应。

对于躁狂症的治疗，各国的应用观点有所不同。在国外不少地区，往往建议首先为躁狂病人使用 ECT，再用药物治疗，是一种有效而经济的做法，特别是在短期内控制症状有效。

精神分裂症如果出现适应证中的 4 种情况应该应用 ECT 治疗。大剂量的抗精神病药物可能会产生明显而严重的副作用，因此，也可以考虑 ECT 控制精神分裂症的急性症状。特别是一定剂量的抗精神病药物联合 ECT 对急性精神分裂症的精神错乱和抑郁症状比单一用药较为迅速有效。说明 ECT 治疗精神分裂症虽然不是普遍的，但的确有效。对有被害妄想、被动体验或妄想情绪的病人，并同时有抑郁表现者，ECT 尤其有效。

产后精神病是使用 ECT 的。因为及时控制症状是必须的，产妇需要照顾婴儿。同时还有一个重要因素，某些药物会通过乳汁进入婴儿的身体。所以，对于产后精神病患者，应该尽量少用药物。

二、禁忌证

ECT 没有绝对的禁忌证。要使治疗个体化，保证棘手治疗的利大于弊。有些 ECT 还需要麻醉。麻醉 ECT 本身会产生一系列躯体变化而影响心脏、血管和大脑，所以，以下的情况被列为禁忌：

（1）近期有心肌梗死。

（2）充血性心衰。

（3）缺血性心脏疾病。

（4）没有控制到正常水平的高血压。

（5）安装了心脏起搏器。

（6）主动脉瘤。

（7）脑肿瘤或脑出血史。

（8）颅内占位性病变所致的颅内高压。

（9）尚有发作的癫痫。

（10）近期脑外伤。

（11）颅内感染。

（12）肺部感染或哮喘等影响呼吸功能的疫病。

（13）颈椎疾病或颈面部畸形。

（14）视网膜脱落。

（15）嗜铬细胞瘤。

（16）导致麻醉危险的疾病。

三、电休克的操作

（一）治疗前的准备

（1）应详细查体和做必要的理化检查，包括心电图、脑电图，胸部 X 线与脊柱 X 线照片。应向病人解释，解除其紧张恐惧，争取合作。

（2）每次治疗前应测体温、脉搏、呼吸与血压。

（3）治疗前 6 小时内禁饮食。临治疗前排空大小便，取下活动假牙、发卡，解开衣带、领扣。

（4）治疗室应安静宽敞明亮，并备妥各种急救药品与器械。室温保持 18℃～26℃。

（二）治疗技术

一般上午进行。治疗时病人仰卧在治疗台上，四肢自然伸直，两肩胛间垫一小枕，使头部过伸脊柱前突。

（1）静注阿托品 1mg，以减少呼吸道分泌物与防止通电时引起的迷走神经反应造成心跳骤停。

（2）静注 2.5% 硫喷妥钠 9～14ml（约 5mg/kg），静注速度前 6ml 约为 3ml/min（较快），以后为 2ml/min（较慢），到睫毛反射迟钝或消失，病人呼之不应推之不动为止。

（3）硫喷妥钠静注 7.5～10ml 左右（约为全量 2/3）时给氧气吸入。

（4）0.9% 氯化钠 2ml 静注，防止硫喷妥钠与氯化琥珀酰胆碱混合发生沉淀。然后，氯化琥珀酰胆碱 1ml（50mg）以注射用水稀释到 3ml 快速静注（10 秒钟注完）。注射后 1 分钟即可见自脸面口角到胸腹四肢的肌束抽动（终板去极化），然后全身肌肉松弛，腱反射消失，自主呼吸停止。此时为通电最佳时间。

（5）在麻醉后期，将涂有导电胶的电极紧贴于病人头部两面颞侧（双侧电极放置）或右侧顶颞部（单侧电极放置），局部接触要稳妥，以减少电阻。

（6）停止供氧。用压舌板放置在病人一侧上下臼齿间，用手紧托下颌（如无抽搐电痉挛治疗也可不用压舌板，但必须紧托下颌）。电量调节原则上以引起痉挛发作阈值以上的中等电量为准。根据不同的治疗机适当确定通电参数，如交流电疗机一般为 90 - 110 - 130mA，通电时间为 3～4 秒。如通电后 20～40 秒内无抽搐发作，或产生非全身性抽搐时间短暂，可重复治疗一次，此时可增加电流 10mA 或延长时间 1 秒，但二者不宜同时增加，每次治疗通电次数不应超过 3 次。

（7）当睑面部和四肢肢端抽搐将结束时，用活瓣气囊供氧并作加压人工呼吸，约 5 分钟自主呼吸可完全恢复。

（8）治疗结束后如病人意识模糊，兴奋不安，应注意护理以防意外。

（9）治疗一般隔日一次，每周 3 次。急性病人可每日一次后改隔日一次。疗程视病情而定，一般为 6～12 次。

（10）电痉挛治疗可与精神药物合并应用，剂量以中小量为宜，但不可与利血平、锂盐并用。

（11）已接受过治疗的病人应详细检查上次治疗记录，根据痉挛发作时间长短和呼吸恢复情况增减电量和时间。电量过小，不足以引起充分的痉挛发作，影响疗效。电量过大，抽搐时间过长（个别也可能过短）可加重认知障碍和其他副作用。

抽搐阈的大小因病人性别、年龄、体型和应用影响抽搐阈的药物而不同，例如年轻男性，未用过镇静抗痉药，术中麻醉药用量较小者，抽搐阈较低，反之则高。

四、ECT 的治疗机制

目前尚不清楚 ECT 的治疗机制。但是，测量 ECT 治疗后单胺类神经介质受体的变化，发现 5 - HT$_2$ 受体密度增大。同时还发现 ECT 后有神经内分泌的变化，包括 PRL、ACTH、TSH、GH 和各种垂体后叶多肽等，不少研究发现这些物质多数升高，但是与治疗的关系尚不清楚，值得注意的是，5 - HT 拮抗剂二甲麦角新碱可以阻断实施 ECT 后的 PRL 的升高，提示 ECT 过程中神经介质传导系统发挥一定的作用。

五、相关法律问题

精神科医生有责任确保在可能的情况下，向患者和家属解释 ECT 治疗的必要性、治疗过程和可能出现的副作用。如果是改良的 ECT 还需要麻醉，若不 ECT，可能会出现不良结局等，但是必须简明扼要。同时需要签订相关文书。

有时遇到家属不愿意签订相关文书，但必须要向家属说明不采用这样治疗的后果。必要时药物治疗要配合好。

第六节　中医治疗

在现代西方精神医学未引入我国以前，中医中药、针灸、心理等治疗方法，曾经在我国精神疾病治疗方面起过重要作用，积累了不少宝贵经验，极大地促进了人们的心身健康。

中医对精神病的治疗，是在对精神疾病进行分类和症状描述的基础上，根据其病因病机进行辨证施治的，是整体观念的体现。如癫症用祛痰、活血等疗法；狂症用泻火等。单方、验方、针灸治疗、心理治疗、导引和睡眠疗法以及诸法并用治疗精神病，至今仍有实用价值。特别在心身疾病、神经症及症状性精神病的辨证施治方面具有独特之处，至今仍应用广泛，影响深远。现代中医精神病学在临床上取得了一些进步，尤其在减少现代精神药物治疗副作用、药物成瘾的治疗上取得较多的进展，值得重视和进一步发掘。

一、中医治疗

（1）**清热泻火法**　具体辨证选用：龙胆泻肝汤，主要用于肝胆郁火发狂；凉膈散，主要用于邪热内传阴阳、热结阴阳所致发狂。主治以精神运动性兴奋为主的各种精神病，如精神分裂症青春型、躁狂症等。一般治疗半月左右。

（2）**活血化瘀法**　可选桃核承气汤加味、新制柴胡汤、癫狂梦醒汤。适用于情绪不稳、行为紊乱、兴奋躁动、妄见妄闻为突出表现者，尤以伴月经不调，唇舌出现青黑紫红瘀点或瘀斑、脉涩等为指征。一般疗程 30～60 天。

（3）**涤痰开窍法**　所用方剂有涤痰开窍汤、温胆汤、解郁化痰汤，主治狂躁、易怒、伤人毁物者，以舌苔白腻或黄腻，脉弦滑、滑数者较适合，如精神分裂症，脑器质性精神病、一氧化碳中毒所致的精神障碍等。

（4）**清热养阴法**　所用方剂有谵安汤、龟板地黄汤、滋阴清热汤。主治兴奋躁动时间较长，有津液亏损阴虚火旺之证者及老年患者，尤以咽干口燥、尿赤便干，舌红苔剥，脉细数等阴亏阳亢者为佳。如老年期精神障碍、慢性躁狂症、感染中毒性精神障碍及某些神经症等。疗程 10～30 天。

另外，还有安神定志法、养血补心法、补虚扶正法、温阳兴奋法等。

二、针刺、电针及耳针治疗

针刺治疗精神病遵循辨证论治循经取穴的原则，一般取头部、督脉穴位为多，配伍远端四肢穴位。手法采取实则泻之即重刺提插；虚则补之即轻刺捻转；虚实夹杂即轻重兼施的原则。在此基础上又发展了电针、耳针等疗法。

（1）针刺治疗 适用于精神分裂症、情感性精神障碍、心理创伤后应激障碍、癔症、躯体化障碍等。但对于极度兴奋躁狂和不合作者，禁止采用督脉组穴位；体质极度衰弱者不宜。讲求辨证取穴，对证取穴。治疗方法为每次头面部穴位选 1~2 穴，躯干部各取一穴，交替轮流使用，根据病情留针 15~20 分钟或不留针，10~15 天为一疗程。注意预防晕针，对不合作病人禁用背部穴位。

（2）电针治疗 适用于精神分裂症、情感性精神障碍、心理创伤后应激障碍、癔症及其他神经症等。禁用于心、肺、肾、骨关节器质性疾病以及发热、体质衰弱者。对症取穴。治疗方法为取主穴与配穴 1~2 对，进针得气后，分别接通电治疗仪阴阳极，电治疗仪电量增加至出现局部肌肉抽搐，通电 15~20 分钟，每日 1~2 次，15~30 日为一疗程。

（3）耳针治疗 常配伍体针，耳针治疗多用于治疗失眠和幻听。

第十一章

社区常见精神疾病相关问题

第一节　精神疾病的个案管理

一、精神疾病个案管理的概念

精神疾病个案管理是一种由团队共同完成、精神疾病患者（案主）主动参与的社区服务设计，旨在帮助解决患者疾病问题的过程。

个案管理的服务是个体化的，通过工作人员（又称个案管理员）与患者建立融洽关系、个别评估和制订计划来提供大部分的治疗、康复及支持性服务，以满足患者达到其个人目标的需求，每位个案管理员承担的服务对象以 8~15 人为宜。

二、个案管理的团队

我国社区个案管理的团队的组成人员众多，常见的管理团队的组织名称有家访小组、监护小组、看护小组等；在社区中通常由精神疾病患者的家属、社区全科医生、社区公共卫生医生和社区管理的相关人员组成，这是社区个案管理的主要成员。此外，精神科医生、警察、民政协理员、残联助残员也参与团队的工作。目前，心理咨询师和心理治疗师也在介入此类社区服务。

三、社区个案管理的对象

1. 各类功能性精神病

（1）**重性精神疾病**　①精神分裂症；②心境障碍（躁狂症、抑郁症）；③分裂情感性精神病；④偏执性精神病；⑤感应性精神病；⑥周期性精神病；⑦急性应激性精神病。

（2）其他精神疾病 ①癔症性精神障碍；②对社会、家庭、自身有不良影响的各种人格障碍、性变态、冲动控制障碍（纵火癖、偷窃癖等）。

2. 器质性精神疾病

（1）慢性脑器质性疾病与躯体疾病所致的精神障碍。

（2）癫痫所致的精神障碍。

（3）吸毒及其所致的精神障碍。

（4）酒精所致的精神障碍。

（5）其他精神活性物质与非依赖性活性物质所致的精神障碍。

3. 精神发育迟滞

（1）中度及中度以上精神发育迟滞。

（2）精神发育迟滞伴发精神障碍。

4. 其他认为有必要纳入管理的精神疾病

四、个案的确定

（一）病例确定与诊断标准

1. 病例的确定

（1）根据 CCMD - 3 诊断标准，包括症状标准、严重程度标准、病程标准及排除标准。

（2）调查时点的确定：调查应在较短的时间内完成，以计算时点患病率。例如将 2002 年 10 月 1 日零时作为调查时点，凡在此时点以前发病，而在此时点仍然患病，即作为"现患病例"（统计时，计入时点患病率）；若在调查时点以前发病，在调查时点已治愈，即作为"即往病例"（统计时，计入总患病率）。

（3）治愈标准：疾病症状完全缓解，社会功能恢复（仍服药或已停药），必须达到三个月以上确定为治愈病例。已治愈的病例按既往病例统计，若在调查时点疾病已治愈但不足三个月的仍作为现患病例统计。神经症的治愈标准亦按此规定执行。

（4）如果某一病例不完全符合某种疾病的诊断标准，诊断时可写"可疑某病"；如果根据已有资料难以确定诊断，则可详细记录病史及检查，进一步随访观察。

2. 各种精神疾病的诊断标准参阅 CCMD - 3。

（二）调查的准备阶段

1. 建立组织

（1）建立三级精神病防治机构　根据我国行政区域的设置，一般为省、市、县三级精神病医院；目前许多地区也按分级管理设置精神病医院，即三级医院、二级医院、一级医院；也有许多地区按区域人口设置精神病医院和床位，一般10万人口控制在10到20张床位的设置。

（2）建立三级精神病防治网络　精神病防治网络是指县（市）、街道、社区三级防治网络，三级防治网络是完成社区精神病防治的技术力量，三级防治网络的人员结构在"个案管理团队"已说明。

2. 人员培训

（1）培训对象　管理人员、社区精防医生、精神科医师等参加调查的人员。

（2）培训目的　掌握病例确认、各类精神疾病的诊断标准、统一表卡使用方法，使调查结果有较高的一致性。

（3）培训内容　包括调查目的、对象、范围、方法及表卡的使用。

3. 调查工具　使用由"全康办"统一编制的表卡进行调查（线索调查登记表、线索调查问卷、报告卡等）。

4. 调查的支持力量

（1）与调查地区有关部门取得联系，密切配合。

（2）通过有关部门对居民开展宣传及发动工作，使调查得以顺利进行。

5. 物质准备

（1）调查经费的落实。

（2）调查所需的表卡由全康办统一编制，各地按实际需要量稍宽裕的原则印制，以保证各地调查的一致性、科学性。

6. 试点调查　在开展正式调查以前可先做一次试点调查，选择某个乡、镇或街道进行。所有参加的调查人员均集中在该试点进行调查，统一认识、统一方法、统一标准、统一要求，取得经验后再进行正式调查。

7. 确定个案对象

五、个案管理员的任务

个案管理员应与患者主动接触，建立融洽的关系，根据每个患者的个体特点，评估病人的需求，以制定满足病人需求的服务计划，定期随访病人并帮助他们积极治疗，能更好地处理症状，维持最佳水平。

第二节 精神疾病的维持治疗

精神分裂症的病程特征是持续性或者持续进行性，精神分裂症治愈后大多数情况下都可能复发，积极有效的巩固与维持治疗能够大大减少精神分裂症复发的可能性。

一、疾病复发的原因

引起精神病患者疾病复发的原因最常见的有停药或社会心理因素的刺激。

1. 停药 精神病人可能因为药物不良反应重或认为长期服药麻烦，害怕服药会影响生育等原因拒绝服药。所以患者对服药的态度很重要。对患者及其家属进行必要的健康教育也很重要，使他们认识到服药的必要性，使他们明白，任何药物不良反应都不比由疾病的复发带来的危害更大。医生在为患者选择用药时，也应考虑到药物不良反应，是否适合特殊的某个患者。

2. 社会心理因素 社会心理因素、生活事件对患者的打击同样也会诱使疾病复发。

二、抗精神病药物选择

（1）对于反复发作的精神分裂症的治疗，用药首先还是根据既往的治疗经验，选取疗效好的药物。

（2）对于服药依从性差的患者可以给予长效抗精神病药物合并短效抗精神病药物治疗。

（3）对于合并情绪障碍的患者，可以使用治疗情绪问题的药物，如碳酸锂、氟西汀等。

三、精神病人的维持治疗

1. 维持治疗的时间 精神疾病的维持治疗是通过较大药量控制住精神症状之后，在一定时间内，根据病情继续服用适量的药物巩固疗效，用于防止疾病复发。维持治疗至少要坚持3至5年，部分患者有可能长期不能脱离用药，甚至终生。

2. 维持治疗的病人态度

（1）精神疾病的特点　精神病患者在疾病状态中不能自知疾病，使药物治疗成了一个棘手的问题。很多家属为使患者能服下药品而绞尽脑汁，哄骗劝说，甚至采取一些"变通"的方法，比如将药品混入食物中让其服下。强迫一个精神病人服药，易引起其反感、敌视、怨恨，很可能将其激怒，加剧家庭关系的紧张程度。而将药物掺入食物之中"蒙混过关"，除去服药量不便掌握之外，一旦被患者察觉，也容易引起他们的疑心，加剧病态观念。患者若采取戒备、防范、对峙、反抗的态度和行为，吵闹不休，容易使家庭关系陷入僵持，对康复治疗极为不利。

（2）长期服药的担忧　尽管患者承认有精神疾病，也认识到药物治疗的重要性，但对长年服药，患者会产生各种各样的疑虑和担心，这些想法都会影响其坚持治疗的信心。

（3）治愈后的认识误区　另外，一些患者在病情稳定的情况下误认为自己已痊愈而自行断药，或以停药来证明自己已完全恢复正常，彻底摆脱了疾病。殊不知这样做的危害极大，很容易重蹈覆辙。

3. 如何解决患者服药的问题

（1）最重要的是要让患者经过系统治疗（如住院），达到自知力恢复或部分自知力恢复的程度。在他们承认有精神疾病，认为治疗有必要的前提下，才能保证维持治疗的顺利进行。

（2）维持治疗期以患者自觉按时按量服药为主，家属在其中起协助和督促作用，这样才能保证不间断治疗和减少麻烦。

4. 暂时停药和换药　在某种情况下，比如女性怀孕、哺乳期，为避免药物对后代的影响，患者或家属也不得不考虑停药，而停药有一定风险，最好是在医生指导下，在患者精神康复较好的一段时间内，来完成这些人生大事。

5. 病人拒绝服药是复发的先兆　患者在不经医生同意的情况下，突然拒绝服药，放弃治疗，不承认自己曾患有精神疾病，往往是疾病复发的表现，家属要格外注意并尽快陪患者就诊或加大服药量。

一些康复成功者的经验告诉我们：只有自觉坚持服药，遵循治疗规律，才能使患者几年甚至十几年不复发，同常人一样享受生活与事业的成功和快乐，享受到平等参与社会活动的权利。

第三节 精神疾病的康复

一、精神康复的概念

世界卫生组织（WHO）1969年提出的康复定义，指"综合地、协调地应用医学的、社会的、教育的、职业的和其他的措施，对残疾者进行反复训练，减轻致残因素造成的后果，以尽量提高其活动功能，改善生活自理能力，重新参加社会活动。"精神康复是指由于精神疾病造成精神残疾者在抗精神病药物的控制下，调整精神残疾所带来的限制，重新获得自理及社会功能。

二、康复的基本原则

（1）功能训练 通过心理活动、躯体活动、语言交流、日常生活、职业活动和社会活动训练，恢复人的基本功能。

（2）全面康复 指在心理上、生理上及社会生活上的全面的、整体的康复。

（3）重返社区 康复的最终目标，通过精神康复，使精神疾病患者在心理上、社会功能和地位上、躯体上和经济上恢复到病人最好的状态，能平等参与社会生活。

三、康复机构

（1）住院康复 改善住院环境，提供安全、舒适、卫生的基本环境条件。

（2）建立过渡性的家庭化管理式病房 如护理站、康复院，对无亲属照料的可安置在托老院。

（3）建立过渡性就业设施 如福利工厂。

（4）建设康复行为治疗中心 集娱疗、体疗、教疗为一体，丰富病人的住院生活，训练他们的生活技能、职业技能，更好地回归社会。

四、康复管理的组织

组织管理网络即成立有卫生、民政、公安、残联等部门参加的各级精神病防治工作领导小组，领导和协调开展各级精神卫生工作，技术指导网络以卫生部门为主。

（1）城市社区康复机构的组织形式 建立区－街道－社区三级网，区县级精神卫生保健所（院）门诊心理咨询（社区服务、门诊和住院部），街道医院、工厂医院、乡镇卫生院、学校医院（设精神科）社会服务（包括家庭病床）。

（2）农村社区精神卫生机构的组织形式　以市（县）为单位，建立市（县）、镇（乡）、居委会（村）三级组织管理网络及精神卫生防治康复网点，把防治知识普及到乡村医生一级，兼职医生、精防医生开展门诊、家庭病床及社区随访工作。

（3）企业精神卫生保健机构　一般在千人以上企业要成立精神病防治工作领导小组，以各级保健机构为基础，建立防、治、管三结合的精神卫生监护网。

（4）学校精神卫生保健机构

五、康复内容

精神疾病导致患者社会功能下降，包括个人生活能力、家庭职能、工作效能及社会活动（人际交往）。故在病人康复治疗中技能训练是康复工作的主要任务，主要从以下四方面入手：

（1）生活行为技能训练　为最基本的训练，精神病人特别是慢性精神分裂症病人，行为退缩，情感淡漠，生活懒散甚至个人生活不能自理。措施：以培训个人卫生、饮食、衣着、排便等活动，坚持每日数次手把手地督促、辅导，可配合行为治疗（代币法）予以行为矫正。

（2）学习训练　主要针对病后失去学习机会，又缺乏一技之长的病人、社会生存困难者，根据患者原有基础采取不同程度的培训，提高其文化知识及一般技术，如采购物品、园艺操作、家庭烹饪、绘画书法、电脑操作等。

（3）就业行为训练　根据患者病前与目前可适应的职业先进行评估，然后安排病人在监护性就业设施中，进行模拟就业机会，当患者在监护性设施中取得成功，可实施过渡性就业训练，即在精神卫生或康复专业人员的管理下参加工作，并获得一定的劳动报酬，最后进入社会参与社会自然工作。

（4）社交技能训练　主要对患者进行社会适应能力、活动能力训练，可通过督促、指导患者参与社会活动，特别是娱乐活动。娱乐活动往往富有吸引力，能激发起心理上的满足与愉快感，同时娱乐活动往往比较轻松，易使人介入，参与集体活动可以促进和发展患者间交往与合作，可训练其整体观念，改善人际关系。

社区医生作为三级预防中的重要组成部分，其任务大约有以下几个方面：

（1）提供精神卫生咨询服务，开展精神疾病防治康复知识的宣传和普及，编制宣传资料。

（2）对出院的精神病人建立档案，并建立家庭病床制度，规范家庭病床的管理和病历书写工作。

（3）定期到社区精神病患者的家庭进行随访和健康教育，开展家庭治疗，指导康复用药。

（4）对精神症状严重且有一定的经济来源者进行住院指导，包括对住院指征的评估和复发的早期识别。

（5）与家属建立良好的沟通关系，共同协助、督促病人严格、规范、定时、定量地继续接受药物治疗。

（6）及时发现院外治疗过程中可能出现的副作用，并进行对症处理。

（7）定期对社区内的精神病人进行家访，评估精神康复程度，及时调整药物，开展对应的康复训练。

（8）集中与分散相结合为精神病患者进行精神疾病防治康复知识的授课和健康知识的辅导。

（9）组织社区精神病人集中到工疗站进行体育锻炼。

（10）调节精神病人与其家属的矛盾或冲突，降低复发的外部条件。

因此，社区医生不仅是一个基本的初级照管的执行者，同时也在精神科专业服务人员与精神病人及其家庭中起到一个中介作用，没有这种中介作用，精神科专业人员也难以在基层开展专业工作。

但是精神病人出院在家，社区医生不可能24小时进行监护，而接触最多的还是精神病人的监护人或家属。监护人对精神病患者的影响较大，在精神病社区康复中有重要作用。这主要与监护人对精神病知识的了解程度以及同患者关系密切度等因素有关。提示在治疗精神病的同时，也应加强对监护人的知识教育。作为精神病人的监护人或家属，第一，应通过各种途径来了解被监护人所患精神病的性质和特点，这是最为重要的，它将改变监护人的监护理念；第二，监护人应该履行自己的监护义务，特别是需要长期坚持服药维持治疗的，应该教育、督促、鼓励被监护人严格、规范、定时、定量地继续接受药物治疗；第三，协助社区医生及时发现复发的早期表现或异常现象，及时进行必要的干预措施，包括住院治疗；第四，为被监护人提供良好的家庭环境，避免不必要的冲突，及时化解可能的矛盾，积极参与由社区医生开展的家庭治疗，并积极配合社区医生的家访；第五，积极参加由社区举办的心理卫生知识培训，学会如何与精神病人相处，掌握必要的精神病学基础知识；第六，在监护精神病人服药的同时，注意有无副作用的出现，并与社区医生建立良好的沟通关系；第七，积极鼓励并护送精神病人到社区工疗站参与工疗或其他康复训练；第八，积极训练和培养康复期精神病人的社交技能，在社区医生的指导下，有序开展相关的训练活动；第九，对拒绝服药的精神病人，应积极与社区医生联系，必须保证药物维持治疗的连续性；第十，为康复期的精神病人提供良好的生活条件，建立良好的生活制度，包括饮食与睡眠。

第四节　精神疾病应急处置

精神病人在社区中常会出现三类紧急情况，一是精神疾病本身引起的冲动及伤害性行为，二是精神症状控制后产生心理问题后出现的继发行为，三是精神疾病治疗过程中药物引起的毒副作用。

一、精神病人出现的紧急情况

（1）精神疾病本身引起的冲动及伤害性行为　精神病人在疾病的急性期，由于受精神症状的支配，发生冲动伤人或自杀、自伤等危险行为；有的精神病人还可以发生出走等行为，在外面也可能发生冲动伤人的行为或被他人所伤害。

（2）精神症状控制后产生心理问题后出现的继发行为　精神病人经系统治疗出院后，在社会生活中遇到各种困难或挫折，产生自卑心理、抑郁情绪，以致自杀。

（3）精神疾病治疗过程中药物引起的毒副作用　由于长期大剂量服用抗精神病药，产生较多的毒副作用，个体特异质反应也常见。

治疗精神病，不仅要使病人精神症状消失，更重要的是使病人恢复正常的精神功能，重新回归社会，成为自食其力的劳动者。这就必须在精神症状缓解后采取精神康复措施，给病人以职业训练，使之不同程度地恢复劳动能力、社会适应能力、生活自立能力，以达到全面康复，重返社会劳动岗位。

二、精神病人发病的应急处置

1. 应急处置的范围

（1）现场处理有暴力攻击行为（包括对他人和自我）的患者，对病人提供紧急药物治疗和保护性约束等。

（2）社区药物治疗的患者中出现的与抗精神病药相关的急性毒副作用。

（3）需要紧急住院治疗的患者。

2. 暴力攻击行为处置原则

（1）评估 根据病史及目前的状况，评估冲动和暴力行为发生的可能性以及可能带来的不良后果，我国制定的暴力行为五级评估法（精神病人的肇事肇祸倾向的评估）。

1级：口头威胁，喊叫，但没有打砸行为。

2级：打砸行为，局限在家里，针对财物。能被劝说制止。

3级：明显打砸行为，不分场合，针对财物。不能接受劝说而停止。

4级：持续的打砸行为，不分场合，针对财物或人，不能接受劝说而停止。

5级：持管制性危险武器的针对人的任何暴力行为，或者纵火、爆炸等行为。无论在家里还是公共场合。

（2）非药物性干预措施 ①一般的安全技巧：与对方保持一定的距离，避免直接的目光对视，不要随便打断患者的谈话，要有安全的逃离通道，及时发现患者愤怒的迹象，取走患者携带的凶器等。②检查技巧：避免给患者过度的刺激（声光），予以足够的个人空间，尽量保持开放的身体姿势，尊重、认可患者的感受，向患者表示随时愿意提供帮助。多做言语的安抚，以减少患者的恐惧，劝阻患者停止暴力无效时，则予以身体约束。

（3）药物干预措施 快速镇静，如使用氟哌啶醇肌肉注射（5~10毫克/次）或氯硝西泮（2毫克/次）肌肉注射，必要时可考虑重复注射。为避免急性锥体外系副作用，建议注射氟哌啶醇的同时注射东莨菪碱0.3毫克/次。

（4）其他 积极处理原发疾病，必要时送精神病医院住院治疗。

3. 药物急性毒副作用的应急处置 抗精神病药副作用较多，特异质反应也常见，所以处理和预防药物的不良反应与治疗原发病同等重要。

（1）锥体外系反应 系传统抗精神病药最常见的神经系统副作用，急性锥体外系反应主要包括3种表现：①急性肌张力障碍：呈现不由自主的、奇特的表现，包括眼上翻、斜颈、颈后倾、面部怪相和扭曲、吐舌、张口困难、角弓反张和脊柱侧弯等。常去急诊就诊，易误诊为破伤风、癫痫、癔症等，服抗精神病药史常有助于明确诊断。处理：肌注东莨菪碱0.3mg可即时缓解。有时需减少药物剂量，加服抗胆碱能药盐酸苯海索（安坦）（2毫克/次，2~3次/日）。②静坐不能：表现在治疗1~2周后最为常见，发生率约为20%。表现为无法控制的激越不安、不能静坐、反复走动或原地踏步。易误诊为精神病性激越或精神病加剧，故而错误地增加抗精病药的剂量，使症状进一步恶化。处理：苯二氮䓬类药（如阿普唑仑 0.4 毫克/次，2~3 次/日）和受体阻滞剂如普萘洛尔（10 毫克/次，2~3 次/日）等，而抗胆碱能药通常无效。有时需减少抗精神病药的剂量。③帕金森综合征：表现最为常见。治疗最初 1~2 月发生，发生率可高达 56%。女性比男性更常见，老年患者常见，并因淡漠、抑郁或痴呆而误诊。主要表现为：运动不能、肌张力高、震颤和自主神经功能紊乱。最初始的形式是运动过缓，体征上主要为手足震颤和肌张力增高，严重者有协调运动的障碍、僵硬、佝偻姿势、慌张步态、面具脸、粗大震颤、流涎和皮脂溢出。处理：服用抗胆碱能药物盐酸苯海索（2 毫克/次，2~3 次/日）。使用抗精神病药时，应缓慢加量或使用最低有效量。

（2）恶性综合征 恶性综合征的表现是一种少见的、严重的不良反应。临床特征是：意识障碍（波动）、肌肉强直、高热和自主神经功能紊乱。最常见于氟哌啶醇、氯丙嗪和氟奋乃静等药物治疗时。如药物加量过快、用量过大、出现脱水、营养不足、合并躯体疾病以及气候炎热等因素，可能与恶性综合征的发生发展有关。患病时可有肌酸磷酸激酶（CPK）浓度升高，但不作为确诊的指征。处理：立即停用抗精神病药，给予支持性治疗。可以使用肌肉松弛剂硝苯呋海因和多巴胺激动剂溴隐亭等治疗。

（3）体位性低血压 体位性低血压表现在治疗的头几天最为常见，氯丙嗪肌肉注射时最容易出现。患者在突然体位变化（站立或起床）时可以出现头晕、晕厥（无力）、摔倒或跌伤。应嘱咐患者起床或起立时动作要缓慢。有心血管疾病的患者，增加剂量时应缓慢加量并注意反应。处理：让患者以头低脚高位卧床；严重病例应输液并给予去甲肾上腺素、阿拉明等升压药，禁用肾上腺素。

（4）过量中毒 过量中毒表现多见于精神分裂症患者，患者常常企图服用过量的传统抗精神病药自杀。意外过量见于儿童。需要转诊至专科医院处理。过量的最早征象是激越或意识混浊。可见肌张力障碍、抽搐和癫痫发作。脑电图显示突出的慢波。常有严重低血压以及心律失常、低体温。过量中毒的急救措施包括早发现、早诊断、洗胃和支持治疗以及对症治疗。如抢救不及时可致命，如果合并其他药物尤其是中枢神经系统抑制剂如酒精、巴比妥类或苯二氮䓬类药物，后果更严重。由于多数抗精神病药的蛋白结合率较高，血液透析用处不大。抗胆碱能作用使胃排空延迟，所以服过量药数小时后都应洗胃。由于低血压是和肾上腺素能受体同时阻断，只能使用作用于受体的如阿拉明和去甲肾上腺素等升压药，禁用肾上腺素。

第五节　会诊联络精神病学

一、会诊联络精神病学的概念

会诊联络精神病学是指精神科医师在综合性医院开展精神科医疗、教学和科研工作，重点研究综合性医院中心理卫生、社会因素、躯体疾病和精神障碍之间的关系，加强精神科与其他临床各科之间的联合和协作，从心理、社会和生物因素多维度为患者提供医疗和康复服务。

二、会诊联络精神病学的工作范畴

联络可视为会诊联络的简便形式，是指联络精神科医师和内外科或特殊部门的医务人员进行定期接触，精神科医师为治疗小组成员；会诊是精神科医师应邀对某些问题提出建议或意见，并不被视为治疗小组成员，从狭义上看，联络的目的是帮助或指导非精神科医务人员识别和处理在治疗过程中患者所发生的心理社会问题和精神医学问题，同时也是患者和医务人员的联系途径。

三、综合医院开展会诊联络精神病学现状

（一）综合性医院门诊的精神卫生

综合性医院门诊患者中，约多于1/3的患者为躯体疾病，近1/3的患者属于心理疾病范围，其余1/3的患者则是与心理因素密切相关的躯体疾病。当前，我国综合性医院中的临床医师缺乏应有的精神卫生知识。内科医生对心理障碍的识别率远低于国际平均水平；而且对已识别的心理问题，其治疗率也很低。由于非精神科医师忽视了患者的精神症状，使绝大多数综合性医院中伴发心理障碍的患者没有得到应有的处理。

（二）综合性医院精神卫生的发展

近十年来，国内许多精神科专业人员从要求精神科会诊理由、会诊后诊断、会诊率等不同角度报道了在综合性医院中开展会诊联络精神病学的状况，要求精神科会诊的前三位原因是躯体疾病所致精神障碍（57.6%）、躯体化障碍（26.2%）和躯

体疾病伴发精神障碍（11.0%）；其中器质性精神障碍41.0%、神经症21.4%、躯体疾病所致心理反应13.0%、情感性障碍3.8%、精神分裂症8.6%。情感障碍在综合性医院就诊者中十分常见，而且易被普通临床医师所忽视。

（三）在综合医院设立精神医学科

现代精神卫生工作的范围应涵盖各类精神疾病的防治和减少各类不良心理及行为问题的发生。因此，首先要加强行政管理部门和人员的精神卫生服务意识，充分认识精神卫生工作所产生的巨大的社会效益和价值，积极拓展精神卫生服务的渠道，通过行政法规及相关政策，在综合性医院开设精神医学科、心身医学科或临床心理科，为精神卫生工作的可持续发展提供政策保障。

四、会诊联络精神病学的任务

（一）医疗服务

为非精神科专业的临床各科医师提供正式或非正式的精神科会诊或联络服务，旨在提高他们对各科病人伴发心理社会或精神科问题的识别。深入临床各专科，甚至建立定点联系，综合应用生物医学、心理学、社会学等方法和手段，协同处理各类患者。

1. 焦虑和抑郁状态的干预 积极开展对抑郁症、焦虑性疾病的治疗，开展对躯体疾病伴发的焦虑、抑郁的治疗，对各种危机提供有效的干预。

2. 及时处置精神科问题 开展对脑器质性精神障碍、躯体化障碍、躯体病伴发的抑郁障碍、药物及酒精依赖、影响健康的心理因素及性功能障碍进行处置。

3. 问题的处置 开展对病人的依从性问题、药物的行为副反应、躯体病伴发的焦虑、病人自身的人格因素、负性情绪及临终反应、自杀及自伤企图、慢性疼痛、睡眠障碍的处置。

4. 提供治疗方案 对各种障碍或问题的产生，提供精神药物的应用、精神药物副反应的处理，必要时开展电痉挛治疗（含无抽搐治疗）。

5. 开展心理治疗 在医疗诊治工作中运用适当的心理咨询、心理治疗、行为治疗、家庭治疗、科普教育和整体医疗护理方法，提高医疗服务水平。

（二）教学培训

其主要领域有对躯体疾病的心理社会反应、变态疾病行为（诈病和躯体形式障碍）、心理和行为治疗对躯体疾病的疗效、内科病人精神障碍的发生率以及对会诊联络精神病学医疗及教学工作的综合评估；大力开展面对非精神科医师的有关精神卫生的继续医学教育，把到精神医学科轮转纳入住院医师的规范化培养计划，尤其要提高抑郁症的识别率，提高抑郁症患者接受治疗的比例，加强常见精神疾病的早期识别、有效处理和及时转诊。

（三）临床研究与评估

开展本专科内的科学研究和交叉领域问题的科学研究；包括对生物精神病学研究和联络精神病学服务、教学的效果进行评估。

21世纪是行为医学时代。随着患病率的不断上升，精神疾病（包括心身疾病）将成为危害人类健康的主要疾病。人们对心理健康的重视，综合医院医生掌握精神卫生知识，改善知识结构，提高综合素质是适应疾病谱变化、全方位满足患者需求的现实需要。

参考文献

1. 姜乾金. 心身医学. 北京：人民卫生出版社，2007.

2. 杜文东. 医学心理学. 江苏：江苏人民出版社，2004.

3. 徐斌. 心理生理障碍. 北京：中国医药科技出版社，2005.

4. 刘瑶. 心身医学概论. 安徽：安徽大学出版社，2004.

5. 张孝娟. 中医临床心理学. 北京：中国医药科技出版社，2006.

7. 董湘玉. 中医心理学基础. 北京：北京科学技术出版社，2004.

8. 朱志先. 现代心身疾病治疗学. 北京：人民军医出版社，2002.